TRAITÉ
SUR LA NOUVELLE
PHYSIOLOGIE
DU CERVEAU.

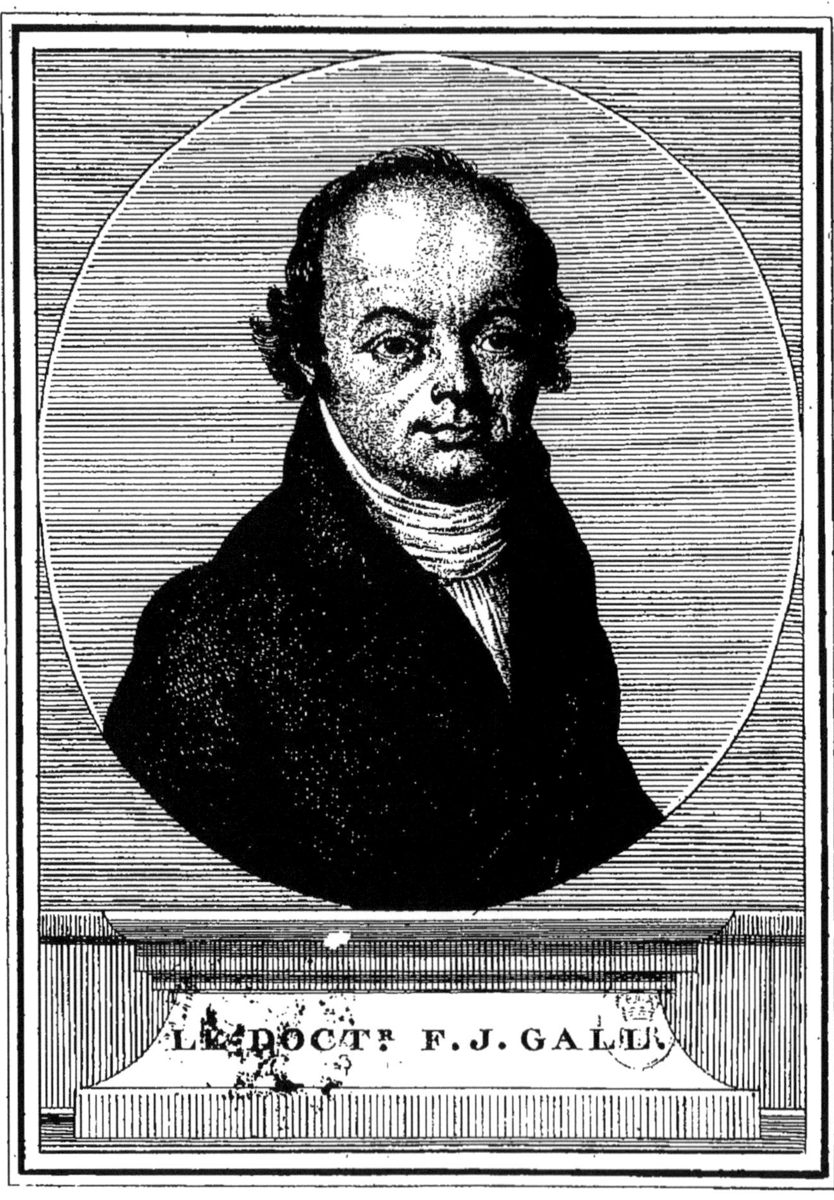
LE DOCT^R F. J. GALL.

TRAITÉ
SUR LA NOUVELLE
PHYSIOLOGIE
DU CERVEAU,
OU
EXPOSITION

De la doctrine de GALL sur la Structure et les Fonctions de cet Organe;

Ouvrage accompagné de beaucoup de Notes sur différens points de cette doctrine, et orné de Planches.

PAR J. B. NACQUART,

Docteur en Médecine de l'École de Paris, Membre de la Société de Médecine de la même Ville, et Médecin de Bienfaisance du 7.e Arrondissement.

Γνῶθι σαυτόν.
Connais toi toi-même.
PAUSANIAS, lib. X.

A PARIS,
Chez LÉOPOLD COLLIN, Libraire, rue Gît-le-Cœur, N.° 4.

1808.

De l'Imprimerie de P. N. Rougeron, rue de l'Hirondelle, hôtel Salamandre, n.° 22.

A MONSIEUR

JACQUEMIN,

MÉDECIN DE PARIS,

Membre des Académie et Société de Médecine de la même Ville.

MONSIEUR ET CHER CONFRÈRE,

J'AI voulu que cet Ouvrage, en paraissant sous vos auspices, fût un témoignage public du sincère attachement que je vous ai voué, et devînt l'interprète de ma vive reconnaissance, pour l'amitié dont vous m'honorez.

NACQUART.

a..

TABLE

DES MATIÈRES.

a....

PARTIE ANATOMIQUE.

FIN DE LA TABLE DES MATIÈRES.

INTRODUCTION.

L'Anatomie et la Physiologie du cerveau fixent en ce moment l'attention de tous les savans. Une nouvelle manière de disséquer cet organe, une nouvelle méthode employée à en expliquer les fonctions, nous sont données comme bien supérieures à celles qui ont été suivies jusqu'à ce jour. Leurs résultats sont tels, que déjà ils servent de base à un système complet de Physiologie du cerveau, dans lequel on prétend assigner, non plus comme autrefois, les fonctions générales de l'encéphale, mais même celles des diverses parties dont il se compose. D'un autre côté, la sphère de ces fonctions, loin d'être circonscrite et bornée comme elle l'a été jusqu'ici, reçoit une extension telle, que nos facultés, nos penchans, toutes nos qualités enfin, rentrent dans le domaine de cette Physiologie.

Les inductions que l'on tire de la nouvelle méthode anatomique, celles qui composent la Physiologie, sont d'un ordre tel, que toutes les classes savantes ont droit d'en espérer d'immenses avantages, si elles sont fondées. Le psychologiste croit, par leur secours, débrouiller le cahos si obscur de nos idées; en expliquer la formation, et déterminer le degré d'aptitude départi à chaque individu. Le moraliste y trouve la raison des penchans divers qui sollicitent les hommes, et apprécie les moyens de s'opposer à leur développement, s'ils sont nuisibles, comme il veille à leur extension, s'ils sont favorables. Le physiologiste vient y puiser des lumières sur les fonctions d'un organe dont il connaissait déjà toute l'importance, mais dont il soupçonnait à peine le mode d'action. Le médecin, enfin, attend de ces découvertes un nouveau jour sur la liaison intime des affections morales et physiques, et il réclame d'elles une pathologie du cerveau, ou une histoire des aberrations des facultés intellectuelles.

Une doctrine, qui se rattache à tant de branches de nos connaissances, qui promet tant d'avantages, et annonce des conquêtes aussi neuves qu'importantes, doit heurter presque toutes les opinions reçues, et par conséquent froisser bien des intérêts, humilier bien des amours-propres. De là naît la diversité des jugemens qui en ont été portés. De là aussi les succès divers qu'elle a obtenus en différens endroits. Je range dans quatre classes ceux qui ont émis des opinions sur elle. Les uns, sectateurs enthousiastes, ont adopté sans examen, comme ils ont loué sans réserve; d'autres, détracteurs opiniâtres, fondés sur quelques objections raisonnables, n'ont gardé aucune mesure dans leur critique, et ont tout rejeté comme faux ou absurde ; d'autres encore, sans oser s'attaquer aux bases sur lesquelles repose la nouvelle science, se sont hâtés d'en déduire des conséquences funestes, et ont répandu l'effroi dans les ames timorées ; enfin un plus grand nombre, sans prendre la peine d'approfondir la nouvelle Physiologie du cerveau, a aiguisé contr'elle l'arme toujours si puissante du ridicule.

Mais parmi tous ces jugemens si opposés, en est-il un qui puisse satisfaire l'homme sage? Persuadé qu'une science, en naissant, ne peut encore être parfaite, il se défie des enthousiastes, comme il rejete l'opinion des seconds, assuré que de grands suffrages recueillis présagent de grandes connaissances, et commandent un examen réfléchi. Au milieu de cette fluctuation d'idées, que doit devenir l'opinion publique, quand tout tend à l'égarer?

Après avoir suivi plusieurs Cours du docteur

docteur Gall, recueilli des notes assez exactes, et médité leur rédaction, témoin de cette incertitude qui règne sur cette doctrine, je me suis décidé à la présenter sous un nouveau jour. J'ai cru que le compte, que je rendrais de mes opinions propres sur chacun des points dont elle se compose, pourrait être de quelqu'utilité, moins en servant de jugement, qu'en fournissant des matériaux propres à le fixer. Plein de ce projet, j'ai cherché à me défendre de toutes préventions; je me suis rendu un nouveau compte de nos connaissances sur les mêmes sujets, et j'ai tâché d'éviter avec un égal soin ces deux excès, dans lesquels il est si facile de tomber. L'histoire de toutes les découvertes dans les sciences m'apprenait combien il était difficile de juger les nouveautés, sans doute parce qu'elles sont trop près de nous; elle me montrait combien il était rare que le jugement des contemporains fût ratifié par la postérité. La médecine, plus que toutes les autres sciences, ne fournit-elle pas de nombreux exemples de ces jugemens erronés, que l'on craindrait d'avouer quelque temps après ? Harvée détermine les lois de la circulation déja entrevue avant lui. Ses contemporains, ou rejetent la découverte comme absurde, ou l'adoptent sans mesure ; ceux-ci voient la vie toute entière dans la circulation, et trouvent la cause de toutes les maladies dans les obstacles qu'elle rencontre, ou dans l'altération des liqueurs qu'elle met en mouvement. Ils vont jusqu'à essayer de substituer un sang jeune et vigoureux à un sang sénile et appauvri. Cependant la circulation n'est pour nous qu'un beau fait de Physiologie, mais peu utile au médecin praticien. L'électricité, perfectionnée par les physiciens du siècle dernier, est appliquée au corps humain. Bientôt on lui attribue la guérison d'une foule de maladies, quoique l'on sache aujourdhui que ses effets sont nuls ou très-bornés. Volta complète la découverte de Galvani : la pile est inventée. Le nouveau fluide qu'elle met à la disposition des médecins-physiciens est aussitôt dirigé sur certains organes ; et l'on publie entr'autres guérisons des cures de surdités. Que sont devenues toutes ces promesses si séduisantes ? elles ont éprouvé le sort de toutes les hypothèses physiques, mathématiques et chimiques, appliquées à la science médicale qui les repousse. Leur existence d'un moment n'est plus attribuée qu'à une erreur de jugement, produite par l'enthousiasme qu'elles ont excité en naissant.

C'est donc se rendre également coupable que d'adopter sans discernement, ou de rejeter sans examen. Mais plus les avantages, présentés comme des résultats des nouvelles connaissances sur le cerveau et sur ses fonctions, sont étendus, plus on doit apporter de rigueur dans la discussion des faits qui leur servent de bases, de la méthode qui coordonne ces faits, et de la logique qui en déduit les conséquences. Le premier objet dont il faut s'occuper ici, n'est-il pas de bien déterminer le point d'où on est parti, en isolant ainsi ce qui appartient au docteur Gall d'avec ce qui avait été vu auparavant lui? Cela n'a pu avoir lieu que pour l'Anatomie; mais au moins sera-t-on convaincu de l'indiscrétion de ceux qui ont avancé que, jusqu'au docteur Gall, le cerveau n'avait été considéré que comme une masse ou bouillie presqu'inorganisée. Que ces exagérateurs se contentent d'ouvrir Vieussens (*Nevrographia universalis*) et ils seront bientôt convaincus que la disposition rayonnée, tubuleuse, de la substance blanche, ainsi que la forme globuleuse de la pulpe grise, étaient connues depuis long-temps etc. etc. Le docteur Gall a assez de découvertes qui lui sont propres, sans que l'on cherche à lui en attribuer que sans doute son honnêteté repousse.

Mais quant à la partie physiologique, il a été impossible de lui appliquer cette méthode historique. Peut-on établir un parallèle entre deux choses qui n'ont nulle analogie ? Il faut en convenir, jamais, jusqu'à présent, on n'avait songé à réunir autant de choses sous le titre de fonctions du cerveau. On savait bien que le cerveau était l'organe qui présidait à nos actions, et imprimait la vie animale ; qu'il était aux fonctions intellectuelles ce que nos sens extérieurs sont aux sensations que nous recevons des corps étrangers ; en un mot qu'il était le siége du *sensorium commune ;* mais jamais on n'avait réuni toutes ces actions en corps de doctrine. De sorte que la nouvelle Physiologie du cerveau diffère de l'ancienne autant par le nombre des choses qu'elle embrasse que par la méthode qu'elle emploie. Dès-lors plus de rapprochemens.

Le cadre de la nouvelle Physiologie est immense. Elle comprend toutes nos facultés, tous nos penchans ; elle embrasse l'universalité de nos connaissances, dont elle détermine les causes; elle traite de toutes nos actions. En effet, le cerveau est tellement lié à la manifestation de l'intelligence, et celle-ci est dans une proportion tellement rigoureuse avec les divers états de cet organe, que l'on doit regarder les facultés intellectuelles comme ses propres fonctions. D'où il suit que la Physiologie du cerveau est la vraie philosophie de l'homme.

Ce que je viens de dire des attributions de la nouvelle Physiologie du cerveau, semblerait la présenter comme une partie de la métaphysique, et pourrait lui attirer les préventions que nous avons contre une science, hérissée de tant de raisonnemens hypothétiques, surchargée de tant de subtilités, et environnée de tant de difficultés pour un esprit juste ; on pourrait la regarder comme un nouveau systême d'idéologie. Mais ce serait en prendre une idée fausse que de la ranger parmi ces connaissances presqu'occultes. La nouvelle Physiologie du cerveau, quoique presque toute de raisonnement, se rattache aux faits et y cherche un appui. Ce sont toujours des faits qui soutiennent l'édifice de ses combinaisons. Ainsi la proposition développée dans le premier Chapitre, *que nos dispositions sont innées*, une fois admise, on n'éprouve plus aucune difficulté dans le reste de l'exposition.

Cependant il s'en faut bien que la partie anatomique soit assez avancée pour justifier toujours les assertions de la Physiologie. Celle-ci est obligée de supposer beaucoup de choses que nous ne connaissons pas encore, mais que ce que nous avons déjà vu, rend plus ou moins probable. Nos moyens d'observation sont d'ailleurs si grossiers, relativement à la délicatesse de l'organe, à sa nature complexe; que l'on sera moins étonné de la lacune, sur-tout en réfléchissant que nous sommes nouvellement encore rendus à la vraie méthode d'exploration du cerveau. Il suffit que dès à présent rien de ce que nous connaissons ne soit contraire à ce que l'on est encore forcé de supposer.

C'est donc bien peu connaître la Physiologie du cerveau, que de l'appeler *cranologie* ou *craniologie*, comme beaucoup de gens affectent de le faire. Le toucher du crâne, loin de lui être essentiel, n'en est qu'une des conséquences plus ou moins rigoureusement déduites; on ne peut l'envisager que comme une application dont je fixerai la vraie valeur. On verra alors que cette pratique, au moins dans l'état actuel de nos connaissances, surcharge la nouvelle Physiologie plutôt que de l'éclairer; et que, dégagée de ces moyens grossiers, elle se rangerait avec plus de dignité et d'éclat au premier rang de nos connaissances ; car l'homme n'est-il pas le sujet dont l'étude importe le plus à l'homme ?

On sera étonné de ne point trouver, dans ce Traité, ces applications si fastueusement annoncées ; je les crois toutes prématurées, et je laisse au temps à les déterminer. Les lecteurs me sauront d'autant plus gré de cette réserve, qu'elle leur laissera la faculté de faire celles qui leur paraîtront convenables. Ce que j'ai dit de la *pathognomonie* à substituer à la *physiognomonie*, appartient au docteur Gall lui-même.

J'ai peu besoin de revenir sur l'esprit dans lequel ce Traité a été composé ; ce que j'ai dit des écarts de mes devanciers montre assez que je me suis proposé une route moyenne, également étrangère à une critique outrée et générale, comme à une adoption sans restriction ; je le répète, j'ai plutôt soumis mes opinions particulières au jugement de mes lecteurs, que cherché à fixer invariablement ce jugement. Mon dessein a été de présenter des doutes pour solliciter de nouveaux éclaircissemens.

Je n'ai pas eu la prétention d'imaginer une méthode d'exposition de la doctrine, préférable à celle employée par le docteur Gall lui-même ; il enchaîne les assertions principales avec les objections qu'elles peuvent faire naître; et en s'attachant à réfuter celles-ci, il met les premières dans tout leur jour. A mesure que les faits se sont offerts à moi, j'ai exposé mon opinion sur chacun d'eux, et j'ai discuté ce qu'ils me paraissaient avoir de douteux ou même quelquefois de contraire à l'observation. Mes remarques sur les bases de la Physiologie ont été peu nombreuses, mais elles se sont multipliées, comme malgré moi, dans l'exposition des organes : on pourra même trouver que des notes aussi fréquentes et souvent aussi longues, en interrompant le texte, rendent la lecture de l'ouvrage plus difficile, cet inconvénient ne m'a point échappé : cependant j'ai cru ne devoir point m'y arrêter; j'ai voulu que, simple historien dans la plus grande partie du texte, on ne pût m'accuser d'avoir défiguré les faits, tronqué les propositions ou mutilé les explications, pour les accommoder à ma manière de voir, et les disposer à une critique plus sévère.

Je n'ai pu suivre cette marche dans la partie anatomique, j'en dirai les raisons ailleurs.

Qu'il me soit permis maintenant de dire un mot du médecin, auquel nous devons la doctrine que je publie en ce moment. Le docteur Gall est un de ces hommes trop peu connus, trop peu appréciés, savant aussi modeste qu'aimable; il accueille avec la plus grande obligeance ceux qui veulent s'instruire : je dois dire ici combien, outre ses Cours, ses conversations particulières m'ont été utiles, et combien d'éclaircissemens je leur dois. On l'a accusé d'une odieuse vénalité ; on l'a peint comme un charlatan audacieux, colportant une science mystique dont il vendait au poids de l'or les moindres secrets. Ceux qui l'ont vu ici savent combien toutes ces inculpations sont dépourvues de fondement. Je fais aussi mes remerciemens au docteur Spurzheim, son compagnon de voyage, dont je me plais à louer l'adresse et le vrai talent. Les dissections particulières, qu'il a bien voulu faire en ma présence, m'ont été du plus grand secours.

Les Planches, jointes à cet ouvrage, ont été dessinées et gravées par M. Morin, anatomiste aussi recommandable par ses connaissances qu'artiste distingué par ce double talent (1). Elles con-

(1) On doit à M. Morin les Planches qui accompagnent l'édition de Vicq-d'Azyr, publiée par M. Moreau.

tiennent trois sortes de sujets ; la première représente une tête qui m'a été donnée par le docteur Spurzheim, sur laquelle il a dessiné les organes admis par le docteur Gall; la seconde montre différentes parties du système nerveux ; deux des figures(n.os 5 et 6) qu'elle contient m'ont couté beaucoup de travail avant de pouvoir être exécutées ainsi sur mes propres dessins. Ceux qui ont suivi le docteur Gall, et qui ont entendu ce qu'il dit des deux ordres de nerfs du cerveau, jugeront si j'ai bien conçu la pensée de ce professeur, et ils me tiendront compte, je crois, de l'avoir ainsi exposée aux yeux. J'ai réuni dans la troisième Planche des têtes d'animaux dans différentes positions ; les unes, pour montrer la progression que suit le cerveau en avant, les autres, pour faire juger de la différence entre la place qu'occupe le cerveau des carnivores et celui des herbivores. Ces Planches n'ont pu toutes être assez promptement achevées, pour que l'explication en fût toujours jointe au texte. Je réparerai cette omission par une courte explication que j'ai placée à la fin de l'Ouvrage.

TRAITÉ
SUR LA NOUVELLE
PHYSIOLOGIE
DU CERVEAU.

CHAPITRE PREMIER.

Que nos dispositions sont innées.

Nous apportons en naissant des dispositions tellement liées à notre organisation, qu'elles changent avec elle, et se modifient comme elle. Ces dispositions ou penchans sont un résultat nécessaire de notre organisation, une conséquence de notre structure, et doivent en suivre les variations. De là vient la différence qui se remarque entre les animaux. Essayons de le démontrer (1).

(1) Nous aurons souvent occasion, dans ce Traité, de comparer l'homme aux animaux, soit pour la conformation physique, soit pour les penchans qui leur

Chaque espèce a des dispositions constantes, des facultés également constantes. Un chien, par cela même qu'il a reçu l'organisation de ceux de sa race, en possédera toujours les penchans, le genre de vie. Un lion doit les penchans de son espèce à sa conformation. Ces dispositions étant essentiellement liées à l'organisation, se transmettent héréditairement comme elle. Aussi les mœurs des

---

sont communs. Cette comparaison n'a rien qui dégrade l'espèce humaine, et le savant y trouve au contraire de nouvelles raisons pour déterminer la prééminence de l'homme.

Je sais que l'on a beaucoup abusé de ces comparaisons avec les animaux; je sais aussi que souvent on a fondé sur elles des systêmes absurdes, en faisant des rapprochemens faux; mais il n'en est pas moins certain que l'anatomie comparée peut prêter de grands secours à la science des fonctions de l'homme, comme la psychologie comparée doit éclairer beaucoup l'histoire de nos facultés.

L'homme a beaucoup de qualités qui lui sont communes avec les animaux. Dépendant nécessairement des mêmes lois, elles doivent découler d'une même organisation. Quel temps fut jamais plus propre à montrer les avantages de l'anatomie comparée, que celui où elle est professée avec tant d'éclat par l'illustre M. Cuvier?

animaux n'ont-elles éprouvé aucunes altérations depuis des milliers de siècles. Le castor doit à la structure de ses organes le penchant qui le détermine à se construire des habitations. L'abeille lui doit ses hexagones, le rossignol son chant, l'araignée ses filets. Ainsi construire, chanter, tisser, sont, pour ces différens animaux, des penchans innés, ou, ce qui revient au même, une conséquence de leur organisation.

La même chose se remarque chez l'homme. Les enfans laissent apercevoir de grandes différences avant que nos institutions aient pu influer sur eux. Dès leurs premières années, ils ne diffèrent pas moins par leurs goûts, leurs caractères, que par les talens dont ils montrent le germe. De deux hommes élevés à peu près de même, soumis aux mêmes circonstances, dirigés de la même manière, l'un est Pascal, qui publie à douze ans un Traité des Sections Coniques, et l'autre ne sera qu'un homme plus qu'ordinaire.

C'est à de semblables différences dans l'organisation qu'il faut attribuer la diversité des penchans, des goûts, suivant les sexes et les âges.

Chaque sexe est lié à un ordre de pensées,

à un mode de sentimens qu'il ne peut pas plus changer que son organisation propre.

Mais l'identité entre l'organisation et les penchans n'est jamais aussi-bien démontrée que par ce qui arrive chez l'homme à mesure qu'il avance en âge. Qui ne sait que nous voyons différemment les mêmes choses aux diverses époques de notre vie? L'enfant juge de tout avec la légèreté, la mobilité de son âge. Il effleure tout, et n'arrête encore son attention sur aucun objet. Le monde est pour lui un tableau mouvant dont les scènes se succèdent continuellement. L'adolescent porte dans ses goûts, dans ses passions, la vivacité, l'impétuosité qui résultent de l'harmonie qui règne dans sa constitution. L'essai qu'il fait de son existence ne lui permet pas encore de lui assigner des bornes; et son ame ne connaît pas plus de frein dans ses élans. L'adulte dont l'organisation vient d'atteindre son complément, imprime à ses jugemens la fermeté de ses organes. Il est dans la position la plus favorable pour bien juger de tout ce qui l'entoure. N'ayant rien perdu, il tourne sans regret ses regards vers le passé, et interroge avec sécurité l'avenir dont il n'a encore rien à redouter. Le vieillard, au contraire, dont les organes s'affaiblissent, dont la sensibilité s'émousse, ne reçoit plus des impressions aussi vives ; et loin d'accuser de ce changement sa propre organisation, il se plaint que le monde a dégénéré, lorsque lui seul a subi des altérations.

Le développement naturel de quelques génies, loin du commerce des hommes, et sans que l'éducation y ait présidé, est une nouvelle preuve que nos dispositions sont innées. (1)

Si les dispositions n'étaient pas innées,

(1) Un pâtre de Lorraine, Duval, par la seule contemplation des astres, fait d'étonnans progrès dans l'astronomie, montre l'énergie naturelle d'une éloquence inculte et sauvage, et possède des connaissances qui lui méritent la place de bibliothécaire de l'empereur François Ier.

Bourguet, simple potier de terre, s'élève, sans effort, de l'observation attentive des grands témoignages de l'histoire du globe, recélés dans les entrailles de la terre, à une grande et sublime découverte, que M. de Buffon a ensuite revêtue de toute la pompe de son style, dans ce qu'il appelle *ma Théorie de la Terre*. (Husson, Essai sur les Tempéramens).

et conformes à l'organisation, les hommes, placés dans des circonstances aussi différentes, n'auraient pu conserver pendant tant de siècles une constance invariable dans leurs goûts, dans leurs penchans. De même, ils ne seraient pas susceptibles d'une morale toujours la même, de lois toujours semblables, si ces lois, cette morale ne découlaient de leur organisation.

On objecte contre la doctrine des penchans innés, l'état des différens sauvages trouvés dans les forêts, et dans lesquels on n'a observé aucunes traces des penchans ordinaires à notre espèce. Mais que sont ces individus? Si on les considère avec attention, on reconnaît que tous sont idiots; que chez tous l'organisation est plus ou moins vicieuse. Ils ont le col très-gros, la tête le plus souvent très-volumineuse, le front toujours déprimé et aplati. On est donc en droit de regarder ces prétendus sauvages comme des enfans nés imbécilles, et qui se sont égarés d'eux-mêmes, ou ont été exposés par leurs parens, qu'affligeait le spectacle de leur nullité. Cette manière de les envisager est d'autant plus vraisemblable, que, chez aucun, l'éducation n'a pu développer des facultés d'un ordre élevé. (1)

Mais on craint, en admettant des dispositions innées, que l'éducation soit rendue inutile. Voyons ce que peut l'éducation, et ensuite si ces craintes sont fondées.

L'éducation ne peut créer de facultés si on n'en a les premières dispositions. Elle ne peut que développer, modifier, étouffer des penchans dus à notre organisation. Elle sert à nous présenter des choses en rapport avec les organes de nos facultés. Cela se voit sur-tout chez les hommes de génie. Ils saisissent rapidement et devancent même bientôt ceux qui les dirigent. Il ne faut que leur montrer le sujet pour lequel ils ont reçu des dispositions si actives.

A douze ans, Pascal apprend que les mathématiciens expriment les différentes formes des corps par des figures régulières. Il les multiplie à l'infini, cherche à en saisir les

(1) Cela s'applique aussi au sauvage de l'Aveyron, que tous les moyens imaginés par M. Itard, et employés par lui avec tant de constance, n'ont pu apprendre à parler, ou rendre susceptible d'un certain degré d'éducation. (*Voyez* les deux Rapports de ce médecin).

rapports, et parvient à découvrir que les trois angles d'un triangle peuvent se mesurer par un demi-cercle ; ce qui est le sujet de la trente-deuxième proposition d'Euclide. Mozart étoit un grand musicien à sept ans. Le jeune Roscius voit représenter la mort de Roland, et bientôt après il étonne la ville de Londres par la perfection et la profondeur de son jeu.

Cependant les choses ne se passent pas toujours ainsi. Si quelques hommes semblent se soustraire à l'ascendant de l'éducation, elle est toute-puissante sur les hommes médiocres. Elle les façonne à son gré. C'est avec eux aussi qu'elle est le plus nécessaire. Ainsi elle n'exerce presque aucun empire, d'une part sur l'homme de génie, parce que ses penchans ont trop d'impétuosité ; de l'autre sur l'idiot, parce qu'il ne peut en recevoir les impressions, ou en apprécier les influences. Nous verrons par la suite que l'adoption des penchans innés, loin de renverser le principe de l'éducation, le fortifie en lui traçant une route certaine. L'art de l'instituteur devra donc consister à favoriser ou étouffer le développement des penchans, suivant qu'ils seront bons ou funestes. L'éducation doit sur-tout offrir aux hommes le plus grand nombre possible de motifs pour les mettre en état de résister.

A quoi se réduit maintenant cette dispute élevée entre les philosophes, au commencement du siècle dernier, sur l'origine de nos idées? tous les efforts de Locke et de Condillac, pour les faire dériver de nos sens, ne sont-ils pas vains, si l'on n'admet que nous avons une organisation intérieure qui nous dispose à les recevoir? c'est donc en quelque sorte une dispute de mots, comme je vais le prouver. Si l'on entend par *idée innée* une connaissance distincte et réfléchie des choses, il est évident qu'il n'y a pas d'idées innées. Mais si, restreignant l'acception de ce mot, on lui fait signifier seulement un rapport entre notre organisation et les choses extérieures en vertu duquel nous pouvons en prendre connaissance, alors il est incontestable que les idées sont innées. Qui oserait nier que nous ne pourrions jamais avoir une idée de la musique, si notre organisation intérieure n'y étoit disposée?

Pour éviter toute équivoque fondée sur les mots, nous nous servirons constamment des expressions de *penchans* et de *dispositions*.

Il y auroit d'ailleurs quelques inconvéniens à redouter de l'usage du mot idée innée. Il ne convient point aux animaux et encore moins aux hommes. En effet, il semble exprimer la marche que doit suivre l'animal, sans qu'il paraisse conserver de liberté, et avec elle de choix pour se décider ; au lieu que par *disposition* il faut entendre *la possibilité d'exercer une faculté, sans entraîner son acte*. Aussi la disposition ne suppose-t-elle jamais nécessairement l'action. Les animaux ne sont pas sans liberté, sans moyens de résister à leurs penchans. Ils ne font pas non plus d'une manière automatique ce que leur indique leur instinct. Le castor varie la forme de sa maison en raison des localités : l'araignée raccommode une portion de sa toile. Il y a donc là une sorte de réflexion.

CHAPITRE II.

Que le cerveau est l'organe de l'ame. Considérations générales sur le cerveau et le systéme nerveux.

Les philosophes ont beaucoup écrit sur la nature de l'ame sans avoir éclairé une question qui est insoluble. La vraie philosophie doit se borner à étudier les fonctions de l'ame, ou les phénomènes qu'elle détermine. Contentons-nous donc de rechercher les conditions que l'ame exige pour manifester ses fonctions. Ces conditions matérielles sont les organes. Sur-tout ne confondons pas les organes, qui sont des instrumens, avec l'ame elle-même qui les met en jeu.

Si la nature de l'ame a été l'objet d'un nombre infini de recherches, si elle a produit des milliers de faux raisonnemens, on en peut dire autant des tentatives faites pour lui assigner un siége. Quelques-uns ont pensé que nos dispositions, nos facultés résultaient de l'ensemble de l'organisation, sans avoir de siége propre. Ils s'étayaient sur l'enchaînement qui lie la plupart des organes de nos fonctions : ainsi l'estomac cesserait d'agir si le sang cessait de lui arriver, si ses communications nerveuses étoient interrompues. Mais cela peut s'appliquer seulement à la vie organique, la vie animale ayant une indépendance réelle dans chacun de ses organes. J'expliquerai bientôt ce qu'il faut entendre par ces deux vies. D'autres ont assigné un siége déterminé à l'ame dans une partie précise du cerveau. Descartes la logea dans la glande pinéale ; la Peyronie dans le corps calleux ; Sœmmering dans l'eau des ventricules ; Willis lui assigna pour siége les corps cannelés, etc. Quel fut le but de Descartes, dans le choix qu'il fit de la glande pinéale ? Persuadé que l'ame, pour être indivisible, pour être unique, devait avoir un siége également unique et borné à un faible espace, il a cherché dans le cerveau des parties impaires et de peu d'étendue. Mais si l'on réfléchit que ce point ne peut jamais être sans étendue (1), non susceptible de division, alors on appréciera le degré de valeur de recherches fondées sur une base aussi fragile.

(1) M. Cuvier.

Au lieu de prétendre déterminer quelle partie du cerveau est le siége de l'ame, lorsque toutes, au contraire, servent à la manifestation de ses fonctions, établissons seulement que le cerveau en est le siége, qu'il est nécessaire à sa manifestation, et alors nous aurons démontré que le cerveau est l'*organe de l'ame*.

1.° Si on réfléchit, c'est à la tête que l'on éprouve de la fatigue.

2.° Tous les viscères peuvent être malades et plus ou moins désorganisés, sans que le cerveau y participe; l'ame conserve alors l'intégrité de ses facultés.

3.° Avec les affections du cerveau coïncident celles des facultés intellectuelles. L'observation de la Peyronie sur les effets produits par l'accumulation du pus dans le cerveau a été répétée par le professeur Richerand, A mesure qu'il comprimait le cerveau mis à nu par une carie chez une femme, il faisait par degrés baisser ses facultés jusqu'à l'amener au point de cesser de sentir, de perdre la conscience de son existence, et de s'interrompre au milieu d'un mot. Cette expérience, n'étant pas douloureuse, fut répétée jusqu'à trois fois, et toujours en produisant les mêmes phénomènes.

4.° Une inflammation, une blessure du cerveau portent le trouble dans les fonctions de l'intelligence.

5.° Les animaux qui n'ont pas encore de cerveau, comme les zoophytes, ont déjà la sensibilité et la vie, rien encore qui soit analogue à nos facultés intellectuelles. Mais à mesure que la nature ajoute de nouvelles masses nerveuses, on voit naître des penchans et des facultés. Les insectes, qui n'ont encore que deux globules au lieu qu'occupe le cerveau, se rapprochent, s'accouplent, font des nids, etc. Les facultés croissent dans les classes supérieures en raison du volume du cerveau. Nous verrons bientôt que ces additions faites au cerveau le compliquent autant qu'elles en augmentent la masse. Vicq-d'Azyr et M. Cuvier ont bien exprimé ces proportions.

Le cerveau de l'homme est le plus parfait, et celui qui est composé du plus grand nombre de parties. Cette complication était nécessaire, puisque l'homme est celui des animaux chez lequel les facultés sont les plus nombreuses et les plus étendues (1). Le cerveau de l'homme n'est cependant pas le plus volumineux, en le

---

(1) Il semble même que, dans quelques cas, la

prenant d'une manière absolue. Le cerveau de l'éléphant le surpasse en grosseur.

On a cherché différens moyens pour apprécier la masse du cerveau dans ses rapports avec les autres parties, et on a pensé trouver dans ces comparaisons une mesure certaine de l'intelligence. Voyons quels résultats ont produits ces efforts.

On a dit que le cerveau étoit d'autant plus volumineux, relativement à la totalité du corps, que les facultés de l'animal étaient plus étendues; mais cette règle est trop visiblement fausse. La souris en aurait plus que l'homme, et l'éléphant moins que l'animal le plus stupide.

On a comparé les masses nerveuses entre elles, et sur-tout le cerveau avec les nerfs du corps; et voyant que, dans les animaux, la masse des nerfs qui sortent par les trous du crâne pour se rendre à toutes les parties

---

masse du cerveau soit proportionnée à l'étendue de génie que montre l'individu.

A l'ouverture du corps de Pascal, « on remarqua » avec étonnement que son crâne contenait une quan- » tité énorme de cervelle, dont la substance était fort » solide et fort condensée ». (Vie de Pascal, édition in-8.° 1779.

était très-forte, relativement au volume du cerveau, au contraire de ce qui se remarque dans l'homme, on en a tiré cette conclusion, que, *plus les nerfs, au moment de leur origine, étoient considérables, eu égard au volume du cerveau, moins l'animal avait d'intelligence.*

Mais ces comparaisons générales ne peuvent jamais être d'une utilité réelle. Au lieu de comparer des masses ensemble, il faut mettre en parallèle le système nerveux avec les fonctions qu'il doit remplir. Ce qui est d'autant plus juste que chaque système nerveux a des fonctions particulières qu'il exerce indépendamment des autres. Nous pouvons ramener ces systêmes nerveux à trois principaux.

A. *Nerfs qui partent de la moelle épinière dans son trajet, et sont destinés sur-tout aux organes des mouvemens spontanés ou volontaires.* Plus ces organes seront exercés et forts, plus les nerfs qui les desservent seront considérables : aussi remarquons-nous que ces nerfs sont très-volumineux chez les animaux et bien moindres chez l'homme.

B. *Nerfs des sens.* Il faut, pour arriver à des résultats positifs, comparer entr'eux les différens

différens nerfs des sens, avec les organes auxquels ils distribuent un ordre spécial de sensibilité ; car on retomberait dans le défaut de la première méthode en les confondant. Quelques exemples vont prouver combien ces nerfs diffèrent entr'eux, n'ayant d'autre mesure dans leur dévéloppement que l'énergie de l'organe auquel ils se rendent. Les nerfs optiques de l'aigle égalent en grosseur ceux de l'homme. On sait quelle est la force, et le dégré de précision de la vue de cet oiseau. On observe à peu près les mêmes proportions dans ceux du faucon. Les nerfs olfactifs de la taupe égalent aussi ceux de l'homme, tandis que ses optiques sont comme des filets capillaires. Dans cet animal, un odorat très-fin remplace la vue. Le nerf olfactif du chien est proportionné à l'étendue de ses fosses nasales.

C. *Nerfs des fonctions intellectuelles*, formant le cerveau et sur-tout ses hémisphères. Ces fonctions étant, chez l'homme, bien plus étendues que dans tous les autres animaux, leurs nerfs doivent aussi l'emporter d'une manière bien marquée (1). On sait en effet,

(1) Quoique cette comparaison ne soit pas neuve dans la science; précisée, ainsi, elle sera de la plus grande utilité dans l'anatomie comparée.

depuis plusieurs siècles, que c'est à cette perfection de l'intelligence de l'homme qu'il faut attribuer le volume et la complication de son cerveau.

Cette méthode de comparer seulement les nerfs avec les fonctions auxquelles ils servent, est bien plus exacte, plus précise que celles imaginées jusqu'à ce jour.

Mais ces comparaisons seraient sans bases réelles comme sans avantages, si nous ne déterminons ce que nous entendons par qualités chez les animaux. Il y a deux manières de les estimer, 1.° regarder comme bien supérieurs ceux qui ont le plus grand nombre de facultés analogues aux nôtres. 2.° Tenir compte cependant aux animaux des facultés qu'ils montrent pour leur propre conservation et celle de leurs petits ; car ce sont-là leurs vraies qualités. La manière dont ils exercent leurs facultés dans l'état sauvage constitue la vie psychologique des animaux. C'est la partie la moins avancée de leur histoire, quoiqu'elle en soit la plus intéressante (1).

---

(1) Nos connaissances sur l'intelligence des animaux sont assez étendues ; mais, comme elle a été

Je reprends l'exposition des preuves qui établissent le cerveau comme l'organe de l'ame.

6.° Le développement des facultés intellectuelles coïncide, au moins d'une manière générale, avec celui du cerveau. On sait que le plus grand nombre des idiots a la tête d'un moindre volume. Il en est même quelques-uns chez lesquels cette petitesse de la tête, cette espèce d'atrophie du cerveau sont bien remarquables. Le docteur Gall présente la tête d'une fille de vingt ans complètement imbécille, laquelle n'égale pas en grosseur celle d'un enfant de deux ans. Le professeur Pinel en possède une toute semblable recueillie sur un sujet également frappé d'idiotisme.

---

exagérée ou dégradée suivant le systême qu'avaient adopté leurs auteurs, il semble que cette branche de la psychologie comparée doive être reprise sous de nouveaux rapports. On a en ce genre un ouvrage qui montre ce que peut l'homme qui observe pour accommoder ses remarques à son systême, non pour élever un systême sur des faits bien observés. Leroy, dans ses Lettres sur les animaux, laisse à peine apercevoir des bornes à leur intelligence, tant il en pose à regret à leur perfectionnement.

7°. Lexcitation du cerveau change l'état de l'ame. L'usage du vin en est un exemple. L'excitation qu'il produit amène des effets variés comme ses degrés. On sait combien certains hommes montrent alors un accroissement sensible de moyens (1). Si cette excitation est portée plus loin, elle peut causer le transport, la fureur; enfin, dans son état extrême, elle produit l'assoupissement.

On objecte contre cette liaison intime entre l'ame et le cerveau, qu'il est des animaux qui, tels que le polype, dépourvus de cerveau et de système nerveux, jouissent de la vie, sont doués de la sensibilité, et succeptibles de sensations; que des enfans sans cerveau, même sans tête, ont vécu jusqu'au terme de l'accouchement; que par conséquent la sensibilité peut exister sans le cerveau. Mais alors on confond ce qui est de la vie organique, entièrement indépendante du cerveau, avec ce qui appartient à la vie animale, laquelle ne peut susbsister sans la participation de cet

(1) Plutarque nous a conservé l'histoire de son père, qui disputait contre les philosophes avec beaucoup plus de succès lorsqu'une pointe de vin l'animait.

organe. On est forcé d'admettre deux ordres de fonctions dans l'économie animale, les unes liées à l'organisation même, les autres destinées à mettre l'individu en rapport avec tout ce qui l'entoure. Ces deux ordres de fonctions ont reçu le nom de vies. (1) La prémière a été nommée *vie organique* ou *végétative*, la deuxième *vie animale* ou *relative*. Les phénomènes que l'on regarde donc comme opposés à ce qui a été dit précédemment n'y ont aucun rapport, puisque tous supposent seulement le concours de la vie organique à laquelle les fonctions du cerveau sont étrangères. Sans cette distinction, si l'on vouloit rapporter à l'ame tous les phénomènes de la vie, il faudrait en donner une aux polypes, aux plantes mêmes : car qui sait jusqu'où va l'irri-

---

(1) Cette distinction, déjà aperçue par quelques philosophes et par quelques physiologistes, a été mise dans tout son jour par Bichat. Elle est un des beaux titres de la gloire que s'est acquise ce médecin trop tôt enlevé à la médecine française, *dont il eût agrandi le domaine, si l'impitoyable mort ne l'eût frappé dans sa* 31e. *année* (Expressions de l'arrêté par lequel l'Empereur ordonna qu'un marbre placé à l'Hôtel-Dieu serait consacré à sa mémoire, ainsi qu'à celle de Desault le *Restaurateur de la chirurgie française*).

tabilité des plantes ? Dans tous ces cas, il n'y a ni conscience, ni pensée, ni volonté. Il n'y a donc rien qui dépende de l'ame ; c'est un pur effet de la vie organique, qui n'est elle-même que le résultat de l'organisation. On peut résoudre par là les objections dont il me reste à parler. Duverney, dit-on, a enlevé tout le cerveau d'un pigeon, et cet animal a continué quelque temps ses fonctions. Mais peut-on porter la crédulité jusque-là? Cette expérience n'a pas réussi au docteur Gall, même sur des tortues, animaux à sang froid, dans lesquels la sensibilité est moins concentrée. Ces animaux, après l'extraction, ont paru perdre une grande partie de leur sensiblité ; ils sont restés engourdis, et dans un état de torpeur.

Le même Duverney, ajoute-t-on, a vu et décrit dans les Mémoires de l'académie royale des Sciences, un cerveau de bœuf pétrifié comment concilier cette ossification du cerveau avec la nécessité de cet organe ? Le docteur Gall a vu un semblable cerveau à Amsterdam, un autre à Gottingue. Son opinion sur ces ossifications mérite d'être exposée ici. Il pense que ces masses, loin d'être la substance même du cerveau ossifiée, ne sont que des excroissances osseuses, des exostoses, qui, de la base du crâne se développent dans sa cavité, et en remplissent l'espace au détriment du cerveau qui est refoulé (1).

Quelques anatomistes, au nombre desquels il faut encore ranger le même Duverney, ont soutenu que, dans beaucoup de cas d'hydrocéphale, on n'avait point trouvé de cerveau, mais seulement une grande quantité d'eau, quoique ces personnes eussent conservé l'intégrité de leurs facultés intellectuelles. Morgani (2) a déjà blâmé sévèrement ces anatomistes inconsidérés, qui avaient nié l'existence du cerveau dans l'hydrocéphale.

L'hydropisie du cerveau n'est pas, comme on l'a cru, incompatible avec la conservation des facultés intellectuelles : on voit au contraire un grand nombre d'hydrocéphales

---

(1) Le docteur Jacquemin, dont l'amitié m'honore autant qu'elle m'est précieuse, possède une semblable ossification, recueillie également dans la tête d'un bœuf. Cette substance a toute la dureté et la blancheur de l'ivoire. Il faut remarquer que l'animal n'avait éprouvé aucune altération dans ses fonctions, au contraire de celui qui fait le sujet du Mémoire de Duverney, lequel était singulièrement amaigri.

(1) Epist. Anat. medica XII, art. 14.

jouir de la plénitude de leur intelligence ; les livres de médecine en contiennent un grand nombre d'exemples ; plusieurs autres sont propres au docteur Gall. Il a vu à Copenhague une fille de quinze ans dont le crâne peut contenir treize livres d'eau ; elle conserve ses facultés intellectuelles. Il en a vu une autre de quatorze ans à Augsbourg avec quatre livres d'eau. Il connaît maintenant cinq hydrocéphales à peu près dans le même cas. Mais peut-on croire qu'alors il y ait dissolution, décomposition du cerveau, lorsque ses fonctions subsistent ? que se passe-t-il donc alors ? le cerveau qui est une membrane plissée sur elle-même, se déplisse par l'accumulation de l'eau dans son intérieur (1).

Avant de quitter ce qui est relatif à l'hy-

(1) L'ouverture du crâne exige alors les plus grandes précautions. D'une part, les os sont généralement amincis, et veulent être sciés avec bien du soin, de l'autre, si l'on déchire brusquement la dure-mère, l'eau s'échappe à flot, le cerveau s'affaisse, tombe sous forme de pulpe mollasse ; et un anatomiste, peu exercé, peut regarder cette expansion molle comme une autre membrane du cerveau, quoiqu'elle soit le cerveau lui-même. Morgani a fait cette remarque (*Loco citato*).

drocéphale dont j'exposerai la vraie nature, en donnant l'anatomie du cerveau, je dois observer cependant que plusieurs sont imbécilles, ou privés des fonctions d'un ou plusieurs sens; ce qui tient à la pression trop forte de l'eau contenue dans les ventricules.

Quelques cas particuliers sembleraient néanmoins prouver qu'il n'y a aucune connexion nécessaire entre l'état du cerveau et l'intelligence, celle-ci n'ayant point été troublée par la lésion de ce viscère. Voici une observation de cette nature. Le docteur Gall a vu un prêtre qui prêcha, trois jours avant sa mort, un sermon qu'il venait de composer; il fut frappé d'apoplexie. A l'ouverture du crâne, on trouva le cerveau d'un côté presqu'entièrement détruit (1); sa substance était devenue friable, et paraissait comme sphacelée; l'autre côté était sain. Comment expliquer cette lésion profonde et nécessairement ancienne du cerveau, lorsque l'on n'aperçoit nulles traces d'altération dans les facultés intellectuelles? Reprenons les choses d'un peu plus haut.

Tous les organes de la vie animale sont

(1) On trouve des exemples analogues dans la Peyronie, Morgani, Petit de Namur, etc.

symétriques ou formés par l'adossement de deux parties semblables (Bichat). Le système nerveux est double, soit dans le cerveau, soit dans la moelle épinière, soit dans les nerfs qui en partent. Cette duplicité du cerveau avait déjà été admise par Hippocrate qui dit qu'*elle existe dans l'homme comme dans les animaux*. Si le cerveau est double, chacune de ses moitiés ne peut-elle pas exercer isolément les fonctions de l'ensemble, comme un œil, une oreille peuvent remplacer leurs organes congénères ?

Lorsque les deux cerveaux sont parfaitement semblables, leurs fonctions étant les mêmes, il en résulte une sorte d'unité ; quelques cas pathologiques, en faisant cesser cette égalité, ont également rompu l'harmonie de leurs fonctions.

Mais il ne faut pas regarder comme une dissemblance digne de remarque, l'inégalité de quelques circonvolutions des hémisphères ; qu'importe comment est plissée la membrane du cerveau ? S'il peut y avoir quelqu'inégalité dans les parties moins essentielles du cerveau, en retour celles de la base affectent une régularité rigoureuse ; et à mesure que le cerveau se trouve réduit à ses parties indispensables, on voit disparoître ces légères irrégularités.

On remarque la même différence dans la force relative des organes symétriques, sans que cette variation paraisse capable d'influer sur leurs fonctions. Très-rarement les deux côtés sont égaux. Presque toujours l'œil droit est plus grand que le gauche ; la même chose peut se dire de tout ce côté du corps. De là vient que nous sommes plus portés à nous servir du côté droit ; ce qu'il ne faut pas attribuer à l'habitude, puisque les enfans le préfèrent aussi. Les cas contraires sont assez rares pour ne devoir être regardés que comme des exceptions. Comment expliquer la supériorité de force du côté droit sur le gauche ; et surtout comment faire dériver une action unique et simultanée de deux organes inégaux ?

Mais si une disproportion légère entre l'énergie des deux hémisphères du cerveau peut subsister sans troubler l'harmonie de ses fonctions, il se présente des cas où cette inégalité est assez prononcée pour déterminer des phénomènes pathologiques. Quelques faits semblables seront une dernière preuve que le cerveau est l'organe de l'ame. Un enfant meurt quelques jours après avoir reçu un coup sur le pariétal. On ne trouve à l'extérieur aucune trace du coup ; le pariétal étoit fêlé, point de sang extravasé de ce côté ; mais le cerveau opposé étoit très-enflammé. Si cet enfant eût survécu, deux organes aussi différens dans leur degré d'excitation n'eussent-ils pas également différé dans leurs fonctions ?

Beaucoup de phénomènes doivent être rapportés, dit le docteur Gall, à cette inégalité des deux côtés du cerveau ; il dit avoir observé que dans la migraine il se porte plus de sang du côté affecté : les veines de ce côté malade sont plus dilatées chez ceux qui ont été long-temps atteints de cette maladie.

On lit dans l'ouvrage de Tiedemann, sur les philosophes, qu'un homme, insensé d'un côté, conservait de l'autre assez de jugement pour observer sa maladie (1).

Un ministre de Vienne croyait toujours entendre à sa gauche des paysans qui lui disaient des injures ; tandis que le côté droit de son cerveau lui apprenait que c'étoit une erreur. Une fièvre rhumatismale à laquelle il

---

(1) Je ne suis pas à même de consulter l'ouvrage de Tiedemann ; mais je pense que l'on peut appliquer ici la note relative à Pascal, laquelle se trouve à la page suivante.

était sujet, ou l'usage trop peu réservé du vin, en excitant trop son cerveau, troublaient même le côté sain, et l'empêchaient de se rectifier.

Le docteur Gall a appris à Lintz l'histoire d'un frère de la Miséricorde, qui croyait toujours voir à sa gauche un canonnier prêt à mettre le feu à une pièce de canon. Quoiqu'il sût que ce n'était qu'une illusion, il assurait souvent qu'il ne serait guéri que lorsque la pièce serait déchargée. Cet état ayant duré trois mois, il se déclara une inflammation dans l'orbite suivie d'une fonte purulente, et l'illusion cessa en même temps. Ne doit-on pas penser que cette idée fut due à une inflammation partielle du cerveau ?

Pascal croyait voir d'un côté un précipice, tandis que de l'autre il savait que c'étoit une erreur (1).

(1) Je n'ai rien trouvé dans diverses Biographies de Pascal, qui confirmât cette assertion du docteur Gall. Ses différens historiens rapportent, à la vérité, qu'il croyait souvent voir un précipice auprès de lui; mais aucun ne dit que cette idée tirait son origine d'un côté de son cerveau, et était rectifiée par l'autre. On sait que la cause de cette affection mélancolique fut la frayeur que lui causa un accident qui pensa lui coûter la vie. Un jour qu'il se promenait dans un carrosse

Les philosophes spéculatifs ont nié la duplicité du cerveau, et la possibilité de l'isolement d'action de ses deux moitiés dans la crainte d'anéantir l'unité de l'ame. Ils ont dit que si le cerveau était double, l'individu, au lieu d'avoir une seule conscience, aurait deux *moi*.

Van-Swieten a déjà répondu à ces objections, et le docteur Gall répond avec lui : « que nous voyons avec deux yeux, que, peut-être, nous avons en même-temps une sensation dans chacun de ces deux organes, et que cependant la perception qui en résulte est simple ».

Auparavant que de chercher comment une perception simple peut résulter d'une sensation double, ne faut-il pas examiner si nous avons réellement une sensation double ; ou, ce qui revient au même, si deux organes symétriques agissent simultanément ou successivement ?

---

attelé de quatre chevaux, et s'était dirigé vers le pont de Neuilly, les chevaux prirent le mors aux dents, et s'approchèrent d'un endroit du pont où il n'y avait pas de balustrades. Les deux chevaux de devant se précipitèrent dans l'eau, et eussent entraîné les autres avec le carrosse, si les traits ne se fussent rompus.

Commençons par l'examen de quelques organes des sens. Voyons-nous avec les deux yeux en même temps? Il n'est personne qui, d'abord, ne serait tenté de l'affirmer; cependant l'observation, et peut-être le raisonnement s'élèvent contre cette opinion. La disposition des yeux, chez les animaux, ne permet à aucun d'eux de voir à la fois le même objet des deux yeux; le cheval, même le chien, sont dans ce cas, quoique l'impossibilité soit bien plus absolue chez le cheval. Ces animaux tournent un côté pour voir, ou présentent alternativement l'un et l'autre vers l'objet de leur attention. L'homme serait-il seul excepté de cette disposition générale? (1)

---

(1) Sur quoi fonde-t-on l'analogie de fonction lorsqu'il n'y a pas analogie de conformation? Dans le cheval, les yeux sont placés sur les côtés et dirigés en dehors. Il est évident que l'animal ne peut voir à la fois des deux yeux un objet placé devant lui. Mais l'anatomie comparée ne nous montre-t-elle pas que cet éloignement des yeux cesse à mesure que les animaux se rapprochent plus de l'homme; que dans le chien il est bien moindre; et que, considérable encore dans les dernières races de singes, il est presque nul dans l'orang-outang? Ne serait-on pas fondé à voir ici la nature disposer les animaux les plus parfaits à employer

Mais avant d'approfondir cette question, remarquons qu'il y a deux manières d'exister relativement au monde extérieur, ou que nous avons deux manières d'être affectés par ce qui nous entoure. L'une, dans laquelle nous recevons les impressions des objets, c'est l'*état passif* en quelque sorte; l'autre, dans laquelle nous réagissons sur ces mêmes objets, ce second état est celui d'*activité* de nos organes, ou de réaction de nous-mêmes.

Dans l'état passif, il se peut, il est même probable que les deux organes d'une même sensation soient en action, si toutefois on peut appeler *action* la manière vague, peu prononcée et presque sans objet dont ils sont frappés et agissent alors.

Mais les choses sont toutes différentes lorsque nous réagissons; lorsque, ne nous bornant plus à *voir*, par exemple, nous voulons *regarder, nous fixons*; alors nous n'em-

---

à la fois deux organes symétriques? L'éloignement des yeux dans les animaux, comme dans l'homme, n'est-il pas un caractère de stupidité?

Et quand bien même l'isolement des yeux ou des oreilles favoriserait cette opinion, pourrait-on se déterminer à penser que les deux côtés de la langue apprécient alternativement les saveurs?

ployons

ployons plus qu'un seul œil, et toujours c'est du plus fort dont nous faisons usage. On pourrait apporter mille preuves que l'homme ne *fixe* jamais des deux yeux, lorsqu'il porte toute son attention sur un objet quelconque. Bornons-nous aux suivantes.

Regardez une bougie en tenant un stilet entre elle et vous, et placez ce stilet au point où il vous cachera la lumière. Que l'on observe alors sur quelle partie de votre figure tombe l'ombre du stilet : elle sera sur le milieu du nez, si vous avez fixé des deux yeux en même temps ; et cependant elle est toujours sur l'un des deux yeux, sur le plus fort.

Essayez de viser avec un fusil en vous servant des deux yeux, cela vous sera impossible.

Que l'on cherche à aligner une suite de jalons sur un jalon donné en regardant avec les deux yeux, ils seront toujours placés en zig-zag ; ce que l'on évitera facilement en se bornant à un seul œil.

C'est aussi la raison pour laquelle les sentiers que nous traçons sans instrumens ou sans réflexion ne peuvent être parfaitement droits. (1)

---

(1) On peut objecter à ces exemples qu'ils prou-

Ces faits prouvent que nous ne *regardons* qu'avec un seul œil. Nous présentons les yeux alternativement à l'objet qui doit produire notre sensation. La même chose peut se dire de l'oreille.

Il se peut donc que la difficulté d'expliquer comment une seule perception résulte de deux sensations, disparaisse en démontrant ainsi que cela n'a pas lieu.

Appliquons ces raisonnemens au cerveau. Sa division en deux hémisphères ou en deux cerveaux ne peut-être révoquée en doute. Le raisonnement est ici d'accord avec l'anatomie. Plein des grandes vues qu'il a portées dans la Physiologie, Bichat a été jusqu'à penser que le cerveau était double pour que ses

---

vent seulement que nous employons un œil lorsque nous voulons, ou observer un seul point, ou tracer de l'œil une ligne droite. Ici nous excluons un œil pour que le rayon visuel soit simple ou direct, ce qui n'a pas lieu en regardant des deux yeux. Dans ce dernier cas, l'axe visuel est composé, devant être une ligne moyenne entre les deux axes optiques. Mais il me semble que l'on ne peut conclure de ce qui arrive là, à ce qui se fait en regardant un objet développé devant nos yeux.

deux parties pussent se suppléer. Cette idée est-elle entièrement sans fondement ? (1)

---

(1) Morgani, Bonnet, et tous les Traités d'Anatomie Pathologique contiennent des exemples analogues à celui du prêtre de Vienne, rapporté page 25. Ces faits semblent établir d'une manière positive que chaque partie du cerveau peut agir isolément, et que les deux côtés peuvent se suppléer mutuellement; mais aucun ne prouve que, dans l'état sain et habituel, un seul côté agit, l'autre demeurant passif.

CHAPITRE III.

Qu'admettre des dispositions innées, ne peut mener au fatalisme.

Si les dispositions sont innées et fondées sur l'organisation, nous n'avons donc, a-t-on dit, aucun empire sur nos actions ? Cette doctrine mène donc au *fatalisme*.

Pour qu'une doctrine puisse être accusée de fatalisme, il faut qu'elle tende à anéantir la liberté morale, ne nous laisse aucune liberté dans nos actions, et enseigne que *tout* arrive par une force inévitable. Voyons si la nouvelle physiologie du cerveau peut avoir de semblables résultats.

Le docteur Gall, avant que de démontrer la fausseté de cette inculpation si souvent renouvelée, fait observer combien il est injuste, ou même imprudent, d'intéresser la morale et sur-tout la religion à combattre les découvertes. Lorsque Galilée, fixant le soleil dans l'espace, rendit à la terre le mouvement qu'elle avait reçu de la nature, sa découverte fut-elle moins réelle, parce que son auteur fut accusé d'avancer des opinions contraires au texte des livres saints?

Il est vrai que nous ne sommes pas maîtres de notre organisation, et par conséquent de nos penchans qui en résultent; mais si on se rappelle que j'ai dit que le penchant n'entraînait jamais irrésistiblement l'acte, sur quoi est fondée cette crainte? D'un autre côté, personne ne nie la réalité des penchans: or qu'on les attribue à l'ame sans le secours de l'organisation (ce qui est impossible), ou à l'organisation elle-même, ou enfin qu'on les regarde comme acquis, en serons-nous plus libres?

Mais, en nous bornant à regarder les penchans comme dus à l'organisation, la question se réduit à ces termes: Sommes-nous nécessités d'obéir à un penchant basé sur l'organisation? ou, l'action est-elle une suite irrésistible de la disposition? pouvons-nous résister, ou sommes-nous entraînés? Voyons d'abord les animaux. Un chien, un chat surmontent, par l'éducation, le penchant qu'ils ont à se repaître, lorsqu'ils ont faim, de la chair qui est à leur portée. Sans les coups qu'ils ont reçus, ils s'abandonneraient à ce penchant. Cependant l'un et l'autre peuvent alors garder une table servie de viandes sans obéir, non seulement à leur penchant, mais encore à la faim qui les dévore. Ils sont donc en état de choisir et de résister; il y a donc, même pour eux, une espèce de liberté qui consiste dans la possibilité de faire autrement que leur organisation ne leur commande. C'est-là, dans l'homme, la *liberté morale*, que l'on doit définir la faculté de choisir entre les choses que nous pouvons faire.

Peu content de cette liberté morale, qui repose, d'une part sur les penchans, de l'autre sur les motifs pour y résister, on a beaucoup parlé de la *liberté indéfinie*, autrement nommée de *pure indifférence;* mais cette liberté ne peut exister. Nul être créé ne peut être indifférent; car il ne serait susceptible d'aucuns motifs, tirés ou de l'éducation, ou de la morale, ou de la législation.

On doit donner le nom de *velléité* au penchant, et celui de *volonté* à la combinaison des motifs. Ainsi, dans le chien affamé, il y a tout à la fois *velléité* (penchant qui le porte à se nourrir de la chair qui est près de lui); *volonté* (résultat des motifs fournis par son éducation) qui lui défend d'y toucher. La liberté morale repose donc sur la faculté que nous avons d'opposer à notre gré la *volonté* à la *velléité*.

Mais si l'on trouve déjà chez les animaux des moyens de résister aux penchans, que sera-ce chez l'homme dont l'organisation est si supérieure ? outre les motifs qu'il tire de son organisation même, n'a-t-il pas le langage, cette source féconde d'idées soit propres, soit acquises par la communication facile qu'il établit ? n'a-t-il pas la conscience du juste et de l'injuste ? son éducation ne peut-elle pas l'élever à connaître le passé, dont il tire des exemples, à prévoir même pour l'avenir les suites de ses actions, et lui donner ainsi une entière liberté de se décider dans le choix des objets présens ? N'a-t-il pas la morale et la religion qui lui fournissent de nouveaux et puissans motifs ? Car, la religion, qu'est-elle autre chose qu'une collection de motifs pour rendre l'homme heureux et vertueux ?

Ainsi, combien de moyens secourent l'homme contre ses propres penchans ! Sans cette liberté qui nous permet de saisir le bien et de rejeter le mal, les jurisconsultes prescriraient-ils des châtimens, les théologiens promettraient-ils des récompenses ou des pennes ?

Mais il est, dit-on, des penchans tellement

affreux, que l'on ne peut les regarder comme innés sans frémir. Dieu a-t-il pu, ajoute-t-on, nous donner de semblables dispositions? sans doute il est des penchans défavorables, et qui peuvent même devenir funestes. Mais si l'on était sans penchans qu'il nous importe de surmonter, où serait la vertu? car la vertu peut-elle exister sans combats? Sans la vertu, l'immortalité de l'ame est une chimère. Cette manière d'envisager la vertu a été celle de tous les SS. Pères. Ils l'ont fait résider dans la volonté prononcée qui nous fait préférer le bien au mal. C'est dans ce sens que saint Augustin a dit que celui que la chair ne tente pas ne pourra vanter sa continence comme une vertu.

Notre existence morale est fondée toute entière sur les penchans innés qui nous impriment des directions et que nous corrigeons, suivant notre volonté, par l'effet des motifs que nous fournit la société.

Ainsi donc la doctrine des penchans innés, loin de mener au fatalisme, pourrait amener une conséquence toute contraire, puisqu'elle détermine la liberté morale dont nous jouissons, en précise l'objet, et montre la nécessité d'une éducation soignée, l'appui de la morale, le secours de la religion. C'est l'éducation qui multiplie les motifs, les renforce, et nous les présente comme des moyens auxquels nous ne pouvons plus nous soustraire. C'est elle qui nous arme contre nos propres penchans. On ne saurait donc faire trop d'efforts pour étendre le bienfait de l'éducation à tous les hommes.

CHAPITRE IV.

Que le cerveau n'est point un organe unique, mais qu'il est composé de différens organes, assignés aux diverses facultés de l'intelligence.

Nous avons vu précédemment que le cerveau était l'organe de l'ame, dans ce sens qu'il est la condition matérielle de sa manifestation. Examinons maintenant si, pour remplir cet objet, il peut être un organe unique, ou s'il est formé par une collection d'organes. On a attribué de tous temps diverses facultés à l'ame. La question est donc de savoir si elle manifeste ses diverses facultés par un seul organe, ou si une portion du cerveau est affectée à chaque faculté.

Consultons d'abord l'analogie, car la nature est constante; et si quelquefois elle paraît s'écarter du plan qu'elle avait suivi d'abord, c'est le plus souvent parce que l'imperfection de nos moyens ne nous permet pas de saisir les nuances par lesquelles elle passe sans changer de plan.

Chaque action du corps, chaque sécrétion, par exemple, a un organe particulier. Les sens externes, qui sont des instrumens au moyen desquels la nature nous révèle certaines qualités des corps extérieurs, sont distincts dans leur organisation, comme dans leurs fonctions; mais on a attribué la différence des sensations que nous donnent les sens, seulement à l'appareil extérieur de l'organe, et on a nié que les nerfs fussent différens comme les fonctions qu'ils doivent remplir. C'est dans ce sens que l'on a dit que si le nerf auditif entrait dans l'œil, il serait frappé par la lumière, et deviendrait propre à la vision.

On a supposé que la nature recherchait l'unité la plus rigoureuse, et variait seulement les formes; mais on reconnaît facilement que la nature a créé autant de causes qu'elle a eu d'effets différens à produire. Elle a différencié les causes comme les instrumens et leurs produits; aussi nos sens ont-ils été créés différens suivant la différence des qualités des corps qu'ils devaient nous faire connaître.

C'est donc une supposition purement gratuite, établie sur une hypothèse moins réelle encore; et si l'œil n'aperçoit pas toujours des différences bien prononcées dans la structure des différens nerfs, d'autres faits ne tendent-ils pas à l'établir? d'abord l'inspection anatomique suffit pour séparer le nerf optique de tous ceux des autres sens ; d'un autre côté, la constance de distribution des nerfs aux mêmes facultés, n'indique-t-elle pas que leur structure est en rapport avec leurs fonctions ? Par exemple, le nerf vague (*pneumo-gastrique*) se rend aux poumons et à l'estomac. Une direction droite l'y conduit dans l'homme et les quadrupèdes ; mais chez les poissons, où les poumons, sous forme de branchies, sont placés aux parties latérales de la tête, ce même nerf se détourne pour s'y rendre. Enfin si on met un des nerfs des sens en action, indépendamment de l'organe auquel il se distribue, on lui voit produire les mêmes effets que si l'organe étoit en jeu : ainsi un coup sur l'œil, en ébranlant le nerf optique, donne la sensation de la lumière. Ainsi un coup semblable sur l'oreille produit un son. La différence des fonctions tient donc essentiellement à la différence des fibrilles nerveuses.

L'anatomie du cerveau nous montre cet organe comme composé de faisceaux qui, réunis dans les pédoncules, s'écartent, divergent et s'épanouissent pour former chacun une portion de sa surface. Ne doit-on pas regarder chacun de ces faisceaux comme un organe particulier? (1) On objecte que tout est confondu dans le cerveau, que ces faisceaux sont tellement unis, qu'ils ne peuvent avoir des fonctions isolées. D'abord il ne règne dans l'organisation du cerveau aucune confusion ; les directions y sont constantes ; et pour ce qui est du rapprochement des faisceaux, ne peut-onpas dire aussi que les facultés de l'ame sont loin de s'exercer isolément ; qu'il y a entr'elles une connexion intime ?

Si quelques faits physiques tendent à établir la pluralité des organes dans le cerveau, les notions psychologiques viennent en foule fortifier cette assertion.

1°. Après une méditation forcée ou longtemps continuée sur un même objet, on éprouve de la tension et une véritable impossibilité de continuer à s'occuper de la même chose. On peut alors se reposer en changeant d'objet d'étude : ainsi passer des mathématiques à l'histoire. Que fait-on alors? on emploie un autre organe du cerveau, et cette interruption de travail permet au premier de ressaisir ses forces épuisées. C'est ainsi que des gens de

(1) Je dirai, dans la Partie Anatomique, combien est peu fondée cette assertion.

lettres devenus sujets à des faiblesses, à des accès nerveux, en travaillant trop long-temps sur le même sujet, ont été guéris, non en les faisant travailler moins opiniâtrement, mais en leur prescrivant des études plus variées. Cela pourrait-il avoir lieu si le cerveau était un seul organe, si l'exercice de chaque faculté de l'ame entraînait l'action de tout le cerveau ? Les sens extérieurs sont dans le même cas que le cerveau : après avoir fatigué sa vue en regardant long-temps un tableau, on peut encore se donner tout entier à la musique. Le même résultat ne doit-il pas découler des mêmes causes ?

2°. Lorsque l'on s'exerce trop exclusivement sur un même sujet, ou, ce qui revient au même, lorsque, par un exercice trop suivi d'un même organe, on augmente son développement outre mesure, l'action trop grande de cet organe peut aller jusqu'à le soustraire à la volonté, ou mieux à la spontanéité : c'est là l'idée fixe ou dominante, sorte de manie (1). Le traitement consiste à engourdir, en quel-

---

(1) Cet état, dans lequel il y a idée fixe ou dominante, est proprement ce que l'on appelle la mélancolie.

que sorte, cet organe par l'inaction à laquelle on le condamne en excitant les fonctions de plusieurs autres. Rien ne produit plus sûrement cet effet que les voyages qui changent tout ce qui entoure l'individu, multiplient ses affections et les varient à chaque instant.

3.° Si le cerveau était un seul organe, à quoi tiendrait la diversité des talens chez les différens hommes ? Si l'ame n'avait qu'un seul organe, ne porterait-elle pas la même facilité dans toutes ses fonctions ? Ainsi celui qui serait bon mathématicien, serait aussi bon musicien, aussi bon poète, etc.; il aurait autant de jugement, de génie dans chacun de ces talens. Au lieu de cela, nous voyons que chacun a une ou quelques facultés dans lesquelles il excelle à l'exclusion des autres; car il est inutile de prouver de nouveau que ces facultés ne dépendent ni du hasard des circonstances, ni de l'espèce d'éducation. N'est-ce pas encore ici la même chose que pour les sens extérieurs, et ne faut-il pas y voir une même cause ? Ainsi un homme peut avoir la vue très-bonne et entendre à peine.

La même différence dans les penchans se remarque aussi dans les animaux d'une même espèce. Un chien a peu d'attachement et beaucoup de mémoire des lieux, par exemple, au contraire d'un autre chien qui retient mal les lieux qu'il a parcourus, tandis qu'il est très-susceptible d'attachement.

4.° Déjà plusieurs anatomistes avaient pensé que certaines facultés de l'entendement devaient être rapportées à certaines parties du cerveau, sans quoi tous les animaux ayant un cerveau devraient avoir les mêmes penchans et les mêmes qualités. Vicq-d'Azyr était celui de tous qui avait le mieux reconnu cette nécessité. Il a dit positivement que le cerveau se composait de nouvelles parties dans les animaux à mesure que leur intelligence augmentait; et suivant toujours cette idée, il avait avancé qu'en retranchant diverses portions du cerveau humain, on pouvait, suivant la dégradation qu'on lui faisait subir, l'amener à être un cerveau de quadrupède, ensuite d'oiseau, puis de poisson, etc. Il avait dit aussi qu'on pouvait composer un cerveau humain en ajoutant toujours de nouvelles masses à celui des animaux des dernières classes. Comment n'a-t-il pas ajouté que chacune de ces parties était l'organe de la faculté que l'animal acquérait en la recevant?

5.° On

5.° On peut devenir aveugle sans perdre l'ouïe ou le goût, parce que les organes de ces facultés sont séparés. Cela se pourrait-il s'il n'y avait qu'un seul organe pour les sens? De même on peut perdre une ou plusieurs facultés de l'intelligence sans que les autres soient lésées, ou bien l'une d'elles peut être singulièrement exaltée sans que les autres partagent la même ampliation. Broussonnet, au rapport de M. Cuvier, perdit la mémoire des substantifs, sans que ses facultés fussent autrement altérées. Un homme de Vienne, auquel on avoit tiré sa chaise lorsqu'il voulait s'asseoir, perdit le souvenir des noms propres; il a oublié même le sien. Un homme de Marseille a mandé dernièrement au docteur Gall que, par suite d'un coup de fleuret dans l'œil, il avait également oublié les noms propres, même celui de son père. Le docteur Gall fut consulté pour un homme qu'on lui présenta comme maniaque, et chez lequel il ne trouva d'abord pendant deux heures aucun dérangement dans les idées. Cet homme répondit d'une manière sensée à toutes les questions qui lui furent adressées; mais après ce temps, il laissa apercevoir en lui le penchant à la hauteur porté jusqu'à l'idée fixe ou dominante. Cet homme se disait roi.

6.° Nos qualités ne se développent pas en même temps dans l'enfant, et ne s'éteignent pas ensemble chez le vieillard.

Le cerveau est donc un assemblage d'autant d'organes qu'il y a de facultés différentes. Plutarque, Tertullien ont bien connu les différentes facultés de l'ame, et ont pensé qu'elles devaient avoir des siéges différens. Albertus Magnus, évêque de Ratisbonne, a même écrit un traité sur le lieu du cerveau où s'exécute chaque fonction de l'intelligence. Il y a joint une figure sur laquelle sont assignés au dehors les différens siéges de la mémoire, de l'imagination (1), etc. Bonnet, dans sa Palingénésie, a présenté sur le cerveau presque les mêmes idées que le docteur Gall; seulement

---

(1) Dans le livre intitulé: *Tractatus de conditione Creaturæ rationabilis*, après avoir exposé les fonctions du corps, et la manière dont l'intelligence agit sur les organes corporels, il ajoute : *Sunt quoque præter has occultiores et nobiliores virtutes, quæ habent organa interiora in cerebro : ut sunt sensus communis, imaginativa, fantastica, æstimativa, memorativa* (Cap. 17. pag. 119. edit. Ambergæ 1705.

il faut substituer le nom d'organes à celui de fibrilles nerveuses qu'il a employé, parce que nous ne connaissons pas la nature intime de la fibrille nerveuse. Willis, Lancisi et autres anatomistes, ont aussi admis différens organes. Boerrhaave a pensé que, dans le sommeil, l'imagination seule restait active, tandis que, dans la veille, il y avait de plus l'attention. Il concluait de là que ces deux facultés devaient avoir, dans le cerveau, des siéges différens.

Mais la doctrine de la pluralité des organes dans le cerveau a été exposée dans tout son jour par Mayer, dans un ouvrage qu'il a publié à Francfort sur l'Oder, il y a environ trente ans. (1)

Pourquoi ces savans ont-ils borné là leurs recherches ? ils étaient persuadés que l'ame était simple; et dans cette idée, ils craignaient de la diviser, en attribuant ses facultés à diverses parties de l'organe. Mais nous pouvons demander avec Tiedemann, quelle confusion il régnerait dans nos idées si

---

(1) Je n'ai pu me procurer cet Ouvrage à la Bibliothèque Impériale.

toutes les impressions se réunissaient en un seul point. (1) Ne nous attachons donc jamais à connaître en elles-mêmes les opérations de la nature, mais seulement les conditions matérielles nécessaires à leur exercice.

---

(1) Si une idée ne paraît pas étendue, il faut cependant un espace pour la graver dans la mémoire ; un espace est nécessaire pour l'exercice des fonctions de l'intelligence ; la compression, en le diminuant, supprime ces fonctions (M. Cuvier, Cours de 1807 au Muséum d'Hist. Nat.).

CHAPITRE V.

De quelques autres phénomènes qui servent de preuves à la pluralité des organes dans le cerveau, tels que le sommeil, la veille, les rêves, le somnambulisme, les visions, etc.

PARMI les phénomènes que je vais exposer, les uns trouvent leur explication dans la doctrine fondée sur la pluralité des organes, les autres lui servent de preuves. En admettant la pluralité, on voit presque toutes les fonctions de l'intelligence s'expliquer avec une facilité égale à la difficulté qu'opposait à ces explications l'unité du cerveau.

Pour entendre l'histoire de la veille et celle du sommeil, il faut se rappeler, 1.° Que les hémisphères du cerveau sont les organes législatifs de la vie animale. 2.° Que les organes de la vie végétative, purement nutritifs, ne sont pas soumis à la volonté, qui maîtrise les organes de la vie animale. 3.° Qu'il faut entendre par *spontanéité* une espèce de volonté moins morale, moins réfléchie, et avec moins de conscience que la volonté proprement dite ; que par conséquent nous sommes éveillés tant que nous conservons la *spontanéité* sur les organes de la vie animale. Car il ne faut pas dire,avec Bichat, que la veille soit l'état d'action de tous les organes de la vie animale, puisque ces organes agissent bien rarement ensemble : ainsi lorsque j'écoute, mes oreilles et les organes correspondans de mon cerveau sont en action, tandis que les autres demeurent passifs. 4.° Que la vie végétative ne peut s'épuiser, ses organes continuant sans interruption leurs fonctions du premier moment de la vie à son dernier terme, tandis que ceux de la vie animale ont besoin de repos ; ainsi le sommeil est le repos parfait des organes de la vie animale. Il n'y a plus ni sensations, ni idées (1).

Une fausse philosophie a fait discuter gravement des questions aussi oiseuses qu'insolubles. Ainsi on a demandé si l'ame pouvait être entièrement sans action, et quel était son état durant le sommeil ; persuadés que l'état

(1) Il peut y avoir suspension de la vie animale sans sommeil, c'est alors maladie ; ainsi, dans la syncope, l'asphyxie, etc.

actif seul la constituait, et la distinguait de la matière qui était inerte, ces philosophes ont dit que la différence qu'il y avait entre la veille et le sommeil, c'est que dans ce dernier état, nous n'avions pas conscience de son activité. Heureusement ces explications ne sont plus admises. On se contente des faits.

Des Rêves. Le rêve est l'état actif d'un ou de plusieurs organes de la vie animale, mais sans spontanéité. Il a lieu lorsque les organes du cerveau persistent dans leur action, les autres restant endormis. On rêve presque toujours de la chose qui affecte le plus vivement : ainsi le musicien croit, dans ses rêves, être transporté dans des concerts, ce qui tient à la prédominance d'action de cet organe sur les autres. Le rêve est simple lorsqu'un seul organe est éveillé. Il est composé lorsque plusieurs, étant en action, embrassent un plus grand nombre d'idées. Ce rêve a lieu surtout vers le matin, lorsque les organes du cerveau étant déjà presque complètement reposés s'éveillent par la moindre excitation. Aussi arrive-t-il quelquefois que ces rêves ont une sorte d'ensemble, une espèce de justesse dans les rapports d'idées, tellement même que l'on doute, en s'éveillant, si le souvenir qui en reste est celui de choses réelles ou imaginaires. Mais dans aucun cas, et quel que soit le nombre des organes éveillés, nous n'avons la spontanéité sur eux.

A mesure que l'on récupère ses forces par le sommeil, les organes ont plus de tendance à s'éveiller, et obéissent alors à la moindre impression. Aussi les mêmes causes, qui n'eussent pas agi sur un homme qui vient de s'endormir, réveillent-elles celui qui a déjà consacré un long temps au sommeil. Une lumière vive est dans ce cas. Elle ne frappe pas celui qui s'endort, et au travers des paupières (qui ont un certain degré de transparence), elle va exciter le nerf optique de celui qui dort depuis long-temps, l'éveille et lui fait rêver qu'il voit.

C'est donc à tort que l'on a dit que les seuls appareils extérieurs des sens nous faisaient connaître les qualités des corps, puisque dans le rêve, nous percevons la lumière, ou du moins, nous en avons la conscience, sans que l'organe extérieur soit impressionné par le moindre rayon lumineux.

Le rêve concourt donc à prouver la pluralité des organes dans le cerveau ; car si cet organe était unique, on rêverait à la fois de tout.

Du Somnambulisme. Quand un ou plusieurs organes du cerveau sont en action, ils excitent les nerfs qui se rendent aux organes des mouvemens volontaires, et leur impriment de l'activité. C'est là le somnambulisme qui diffère du rêve, en ce que dans celui-ci il n'y a aucun des organes extérieurs qui soient éveillés. L'homme et les animaux font souvent des mouvemens, s'agitent pendant le sommeil : c'est un degré de somnambulisme. Lorsque l'action des organes du cerveau se porte sur les nerfs des organes de la locomotion, l'individu marche. Si ce sont ceux de la voix qui sont éveillés, il parle. L'excitation du nerf acoustique le fait entendre. (On sait que l'homme, dont quelques organes seulement sont éveillés, entend, peut parler, et avouer tout ce qu'il sait, l'organe de la circonspection n'étant pas encore éveillé). On voit également en dormant, par l'excitation du nerf optique. Un meunier d'Augsbourg va chaque nuit travailler à son moulin. Le travail auquel il se livre alors ne laisse pas de doute qu'il voie. Il se couche ensuite, et ne conserve le lendemain aucun souvenir de ce qu'il a fait. Hufeland et le docteur Formé ont fait voir à Berlin, au docteur Gall, un épileptique, qui, dans ses longs accès terminés par un état de somnambulisme, voyait et repoussait la main que l'on passait devant ses yeux.

On raconte des merveilles opérées par les somnambules. En gardant une juste sévérité dans la créance qu'il faut accorder à ces récits, on ne peut méconnaître sur-tout leur adresse. Cela tient à ce qu'ils n'ont pas peur Si nous y réfléchissons bien, nous verrons que la peur seule nous empêche d'entreprendre les mêmes choses. L'homme,qui est ferme dans un appartement , frémirait si tout à coup ce qui l'entoure s'enfonçait dans un abîme, et qu'il ne restât que le point sur lequel il repose, quoiqu'il fût bien assuré que ce point ne pût s'ébranler. Dans cet état d'isolement, il tomberait. Le somnambule, qui ne verrait pas le danger, ne courrait aucun risque. Si on l'éveille, il périra. On voit la même chose arriver aux enfans et aux jeunes gens. Ignorant le danger qu'ils courent, ils réussiront dans des entreprises où l'homme raisonnable échouerait. La difficulté n'est donc pas tant dans la chose que l'on fait, que dans la circonstance dans laquelle on la fait.

Outre les choses physiques attribuées aux somnambules, on sait qu'ils composent, se surpassent même alors. Les idées sont plus vives et on saisit mieux des rapports qui avaient échappé à la réflexion la plus profonde. Alexandre le Grand, arrivé près d'Arbelles, entrevoit toutes les difficultés qu'il va éprouver, s'endort, et le lendemain, en s'éveillant, son plan est arrêté : il est vainqueur. La même chose est arrivée à Frédéric II. Un jeune homme passionné et très-jaloux rentre chez lui, bien décidé à se suicider. Il écrit à sa mère pour lui faire ses adieux. Cette lettre le touche au point de le faire tomber en une défaillance qui dure quatre heures. Au sortir de cet état, il est gai, ne pense plus à se détruire. Son esprit avait alors démêlé le fil de l'intrigue dont il faillit être la victime, et qu'il n'avait pu débrouiller jusques-là. Tacite rapporte que les Allemands, auparavant de prendre des décisions importantes, se réunissent en banquet, s'excitent par les boissons, se font mutuellement des observations sur l'objet de la délibération. Ils se séparent ensuite, et le lendemain tiennent conseil.

Expliquons ces faits. Pour réfléchir, on s'isole, on ferme les yeux, on concentre toute sa vie sur un petit nombre d'organes du cerveau. Alors on saisit mieux les rapports qui échappaient lorsque trop d'organes étaient en action dans le même temps. C'est le cas du somnambule qui, n'étant éveillé que de quelques organes, concentre sur eux toutes ses forces. On peut attribuer à la même cause le plus de justesse que montre l'esprit le matin, un petit nombre d'organes seulement ayant encore été excité.

Des Visions. Une vision est une perception très-vive que nous rapportons à l'extérieur. Un homme fortement occupé croit voir une personne qui lui est chère, il avance les mains pour la toucher; elle disparaît, c'était une illusion. Cependant il l'a vue. Ses traits; sa démarche l'ont frappé. Comment cela peut-il s'expliquer? L'image ou la représentation d'une chose existent en nous comme une idée seulement. Si l'organe, qui est dépositaire de cette idée, entre en action, il nous représente cette image. Mais si son action est plus vive, au lieu d'en avoir seulement la représentation, vous avez la chose elle-même. Qu'alors vous soyiez absorbé par un autre sujet, vous personnifiez cette idée, vous transportez cette image au dehors, et vous voyez la personne qui en étoit l'objet. Voilà une *vision*.

Les visions peuvent être passagères comme dans les rêves, ou permanentes comme dans l'idée fixe ou dominante, premier degré de l'aliénation mentale. Un maître d'anglais, à Vienne, croit toujours être poursuivi par la police. Il s'est déjà jeté deux fois par les croisées pour la fuir. Voilà une vision permanente qui a produit l'idée fixe. Un homme de Manheim se croit entouré par des génies. Lorsque l'excitation est moins vive, il croit qu'ils le suivent sous la terre seulement, au lieu que, dans l'état d'excitation très-forte, il les voit près de lui. Les visions augmentent ordinairement suivant le degré d'irritation du cerveau. Il y a aussi des visions périodiques.

Ceux qui, sujets à de semblables visions, méditent beaucoup de livres magiques, finissent par se rendre ces visions familières, et l'impression qui leur en reste est tellement profonde et si nette, qu'ils la réalisent. Ce sont ceux que l'on a appelés *sorciers*. Outre la lecture qui les dispose à toutes les impressions fantastiques, ils aident à ces écarts de leur intelligence en usant de narcotiques, et en se frottant les parties les plus tendres du corps avec des onguents très-forts. L'état de leur corps influe alors sur leurs rêves. Et les anxiétés qu'ils éprouvent, les tourmens qu'ils endurent pendant leur sommeil, sont attribués par eux à des causes surnaturelles. On en eut la preuve en Hollande. Des femmes soumises à ces expériences ayant été frappées à coups de cannes pendant leur profond sommeil, dirent à leur réveil que le diable les avait précipitées de rochers en rochers, et que leurs corps étaient encore meurtris des coups qu'elles en avaient reçus.

CHAPITRE VI.

Que la pluralité des organes dans le cerveau n'entraîne pas le matérialisme pour conséquence.

POUR que l'on fût fondé à accuser de matérialisme la doctrine de la pluralité des organes, il faudrait qu'elle tendît à démontrer que l'ame n'est pas simple et immatérielle : car alors, dit-on, toute matière devant être anéantie, il n'y aurait plus d'immortalité de l'ame.

Mais on a reconnu dans tous les temps que le cerveau était l'organe de l'ame ou son siége. N'a-t-on pas avoué aussi qu'elle avait besoin d'un siége ou organe matériel ? Il doit être indifférent que le cerveau en masse soit l'organe de chaque faculté de l'ame, ou que chacune de ses parties soit affectée à une fonction correspondante de l'ame. Une seule masse organique est-elle moins matérielle que vingt-sept organes réunis dans cette même masse ? Le matérialisme ne découle donc pas davantage de la pluralité que de l'unité des organes dans le cerveau.

Il faut bien différencier la force qui met l'organe en jeu, d'avec l'organe lui-même. En distinguant l'ame de son organe, il ne peut plus y avoir d'accusation de matérialisme. On dit chaque jour que l'œil est l'organe de l'ame pour la lumière, y a-t-il là du matérialisme ?

Il est bon de remarquer, ajoute le docteur Gall, que toutes les découvertes ont été d'abord accusées de matérialisme. Vésale, Harvée, Descartes, Galilée, Leibnitz, M. de Buffon en furent tous accusés. D'où cela peut-il venir ? De deux définitions fausses dont on a craint de s'écarter, celle de la matière et celle de l'ame que voici. L'ame a la conscience de soi-même, elle est immatérielle. La matière est inerte et étendue. Mais qui a dit que la matière fût inerte ? Au moment de la découverte de l'attraction, de l'affinité, des lois de la cristallisation, on cria au matérialisme, parce qu'il fallait donner une ame pour cause à ces actions, ou reconnaître que la nature n'était pas inerte; ce qui en anéantissait la définition. Ne vaudrait-il pas mieux abandonner ces définitions

définitions générales, qui peuvent être en contradiction avec les phénomènes que présente la nature, que de les opposer comme des obstacles insurmontables à des progrès ultérieurs dans les sciences ?

La même opiniâtreté jeta dans une autre erreur. Pour que les animaux n'eussent pas d'ame, il fallait les réduire à l'état de simples machines, en faire des automates. C'est ce que fit d'abord M. de Buffon qui ne voulut pas que les bêtes, sentissent, se souvinssent comme nous, quoique toutes leurs actions parussent conspirer à le prouver. Mais il s'en fallait de beaucoup que ce fût là la véritable opinion de cet homme célèbre : on peut s'en convaincre par ce qu'il écrivit au philosophe de Nuremberg (Leroy), *qu'il était bien différent de faire parler les bêtes à Nuremberg ou à Paris.*

Il pourrait être très-dangereux d'admettre l'automatisme chez les animaux, car si vous bornez tous leurs mouvemens, si vous rapportez toutes leurs actions à une cause purement mécanique, ne pourra-t-on expliquer de la même manière tout ce que nous observons dans l'homme ?

C'est de plus une grande imprudence que

d'attacher des conséquences dangereuses ou funestes à une nouvelle doctrine, parce que si cette doctrine se trouve vraie, elle établit avec elle ces conséquences. On doit donc combattre une doctrine basée sur des faits, en attaquant ces mêmes faits qui entraîneront tout l'édifice s'ils sont faux, et avec lui toutes ses conséquences.

Les vérités physiques, si elles sont certaines, ne sauraient donner naissance à des choses morales funestes ou fausses. Car le moral ayant toujours son origine dans les faits physiques et des rapports nécessaires avec eux, il y aurait opposition entre deux choses qui découlent d'une même source; il y aurait contradiction entre les actes de la création. Dès-lors on serait nécessité d'admettre deux principes, l'un pour le bien, l'autre pour le mal, ce qui est absurde. Cependant telle a été la religion de beaucoup de peuples; et les manichéens mêmes ont admis un homme double, entraîné vers le mal ou vers le bien par deux principes opposés entr'eux. Donc une vérité physique ne peut jamais nuire au monde moral.

CHAPITRE VII.

Que les organes du cerveau se manifestent à sa surface, et par suite à celle du crâne, le crâne recevant sa forme de cet organe.

Après avoir démontré que le cerveau est l'organe de l'ame, et le siége des penchans innés; qu'il est formé par la réunion de plusieurs organes desservant les diverses fonctions de l'intelligence, examinons si l'inspection du crâne a pu amener à découvrir ces organes, et ainsi conduire à une vraie philosophie du cerveau.

Plusieurs conditions sont indispensables pour que l'examen du crâne décèle l'état des organes du cerveau, 1.° que les organes soient à la surface du cerveau; 2.° que le cerveau imprime sa propre forme à la face interne du crâne; 3.° enfin, que la face externe du crâne corresponde à l'interne.

1.° Le plus grand nombre des organes placés dans le cerveau doit aboutir à sa superficie, comme nous le démontrerons dans la description anatomique. Là on verra que le cerveau est formé par une réunion de faisceaux, qui, de la moelle allongée d'où ils tirent leur origine, viennent aboutir à la surface du cerveau sur laquelle ils s'épanouissent. D'où il suit que la surface du cerveau doit être formée par la réunion des différentes terminaisons des organes (1).

2°. On demande si, par la surface du cerveau, on peut apprécier le degré de dévelop-

---

(1) En admettant que toute la surface du cerveau est formée de terminaisons d'organes, c'est se condamner à en ignorer toujours un grand nombre. On sait qu'une partie de la surface du cerveau n'aboutit pas au crâne, ou ne le touche que dans des endroits au dessus de nos recherches. De ce nombre sont, 1°. les deux surfaces des hémisphères dans leur application à la grande faux ; 2° les faces inférieures des lobes moyens et postérieurs du cerveau, lesquels portent, l'une dans la fosse temporale, la seconde sur la tente du cervelet. Remarquez que je ne parle que de la surface grise ou plissée du cerveau, faisant abstraction des parties moyennes et blanches de la face inférieure dans lesquelles il ne peut y avoir d'organes. J'indiquerai à la fin de l'ouvrage comment on pourrait lever cette difficulté, en faisant quelques changemens à la doctrine.

pement d'un de ses organes. Consultons l'analogie. Les nerfs des sens ont leur terminaison dans les organes auxquels ils se rendent. Ces organes en sont comme l'épanouissement. Or, ici on voit un rapport constant entre la force du nerf, et sa grandeur dans l'organe extérieur. Le nerf olfactif du chien est très-gros ; ses cavités nasales sont très-spacieuses ; et cette proportion est toujours exacte. La grosseur des nerfs optiques coïncide toujours avec la force de l'œil et son développement. Cette analogie serait-elle fausse ? ce qui est vrai, pour les nerfs des sens extérieurs, cesserait-il de l'être pour les nerfs des organes du cerveau ? leur terminaison dans la membrane médullaire ou cérébrale ne serait-elle plus en rapport avec leur grosseur dans leur trajet ? Il est donc raisonnable, ou plutôt nécessaire, d'admettre, que, plus un organe est développé, plus il doit occuper de place à la surface du cerveau.

3.° Y a-t-il un rapport constant entre le développement d'un organe et sa force ? C'est une loi invariable dans l'organisation, que, plus un organe est développé, plus sa fonction est étendue et active. Car c'est ici juger du rapport qui lie la cause à l'effet. Un nez très-

5...

ample chez un chien fait présumer que son odorat est très-fin. L'odorat de la taupe pourrait être apprécié *à priori*, par la seule inspection de son nerf olfactif. J'en dirai autant de la vue de l'aigle, laquelle correspond à la force de son nerf optique.

Remarquons ici une imperfection nécessaire de la manière d'estimer la force des organes du cerveau. Dans tous les autres organes du corps, nous avons deux données pour juger de l'étendue d'une fonction, la quantité et la qualité de l'organe qui l'accomplit. Le crâne nous interdit toute connaissance sur la qualité des organes. Mais les conséquences tirées de la grandeur n'en demeurent pas moins justes.

Les organes du cerveau peuvent augmenter d'action en vertu d'un excitement durable ou passager. Dans le premier cas, l'organe ne tarde pas à acquérir un développement proportionné à la faculté qu'il doit remplir. Dans le second, il n'est pas possible de juger de l'étendue de la fonction par la force de l'organe, le stimulus ne changeant alors que sa qualité. Voici quelques faits qui établissent la réalité de cette excitation passagère. Haller cite l'histoire d'un homme qui, naturellement médiocre, montra un génie très-pénétrant, aussi long-temps que dura une inflammation de cerveau. A sa guérison, il fut rendu à son premier état. M. Gall a vu une chute dans un escalier produire le même accroissement de facultés. Mais l'individu fut plus heureux que celui dont parle Haller, puisqu'il conserva les facultés accidentellement développées chez lui. La même chose arriva au Père Mabillon. On sait qu'après une chute qui nécessita l'application du trépan, il se fit une ampliation notable de ses facultés intellectuelles. D'autres fois l'excitation peut être bornée à un seul organe. C'est le cas de ce jeune homme qui fut trépané par Acrel, fameux chirurgien suédois, et qui, ayant été parfaitement honnête jusques-là, fut dès ce moment irrésistiblement porté au vol. J'en reparlerai plus tard (1).

(1) Tous les médecins ont vu des malades donner des signes de plus de génie dans le cours d'une fièvre inflammatoire, ou d'une simple excitation nerveuse, comme les accès hystériques. On trouve aussi, dans le traité sur la Manie, des exemples d'accès de manie qui amenaient un accroissement extraordinaire dans les fonctions de l'intelligence de ceux qui en étaient attaqués.

5....

Cette différence d'action des organes du cerveau, suivant le degré d'excitation actuelle, n'est donc pas une raison pour en nier l'existence comme on l'a fait. Ne sait-on pas qu'une augmentation accidentelle de la sensibilité de l'œil peut faire voir la nuit ? qu'une semblable cause portée sur l'oreille peut faire entendre un grand bruit, lorsque l'air est à peine agité par quelques légères vibrations ?

Il est donc certain que la forme générale du cerveau peut faire juger du degré de développement de chacune de ses portions que nous nommons *organes*. Passons à la seconde condition.

La face interne du crâne reçoit-elle sa forme de celle du cerveau ?

On voit quelques circonvolutions empreintes à la face interne du crâne, particulièrement sur les orbites. Mais si ces impressions sont rares dans l'homme, elles le sont moins dans les animaux. Un crâne de chevreuil, par exemple, montre des sillons très-exactement tracés d'après la surface du cerveau. Il paraît que la grande épaisseur de la dure-mère contribue à rendre ces impressions plus rares chez l'homme ; car, ajoute le docteur Gall, on en trouve un plus grand nombre, et de plus profondes, lorsque l'individu a succombé à une très-longue maladie. Alors les membranes du cerveau sont tout à la fois plus minces et moins consistantes (1).

Déjà les plus célèbres anatomistes, sur-tout ceux qui ont cultivé l'anatomie comparée, ont reconnu que la face interne du crâne était l'empreinte la plus exacte du cerveau. Quelques remarques sur l'ossification du crâne, et son développement, acheveront de convaincre de la réalité de cette assertion.

Le cerveau existe déjà tout formé, lorsque ses enveloppes sont encore purement membraneuses. Ainsi le crâne n'est dans son premier état qu'une sorte de membrane cartilagineuse adaptée au cerveau dont elle reçoit la forme. C'est dans cette membrane que sont placés les points d'ossification.

Pourrait-on attribuer la forme de la tête à l'impression des choses extérieures? Mais celle des fœtus avant terme en présente déjà des variétés. L'accouchement, et celui qui l'opère,

---

(1) Il me semble que ceci est en contradiction avec ce que je vais rapporter de l'émaciation du système nerveux en général, et du cerveau en particulier, dans les grandes maladies.

peuvent bien modifier la forme du crâne, mais l'élasticité des os, et plus encore l'action du cerveau lui rendent bientôt sa forme première. Cependant si l'enfoncement est trop considérable, il surpasse l'étendue d'élasticité des os, ou offre trop de résistance au cerveau; alors la réduction s'opère peu à peu, et devient complète en quatre ou cinq ans.

Mais il faut convenir cependant qu'une compression forte, exercée long-temps, peut changer presqu'entièrement la forme de la tête, comme cela se voit chez les Caraïbes, qui, sous le prétexte d'une beauté imaginaire, enferment la tête de leurs enfans dans des planches. Cette compression ne peut agir qu'aux dépens des facultés intellectuelles. Aussi est-il bien important de défendre aux sages-femmes de pétrir la tête des enfans, procédé qui serait inutile s'il était peu continué, funeste si on insistait.

L'action du cerveau sur le crâne est rendue bien sensible par beaucoup de faits. Les vaisseaux de la dure-mère s'impriment dans les os, plutôt que de sillonner la surface du cerveau. Dans les anévrismes des artères des membranes, dans les fongus de ces mêmes membranes, la tumeur perce les os du crâne sans faire une dépression notable sur le cerveau.

On demande maintenant si le cerveau peut encore influer sur la forme du crâne lorsque l'ossification est complète.

Ce qui arrive dans les fongosités de la dure-mère en est une première preuve. Mais ce qui se passe dans toute la vie établit cette influence d'une manière bien plus positive encore. Cette action permanente est basée sur les changemens qu'éprouvent continuellement nos parties. On sait qu'il se fait une résorption par le moyen de laquelle les molécules sont sans cesse reprises et remplacées, de manière qu'un même organe n'est pas deux jours de suite composé des mêmes parties. A mesure que le cerveau s'agrandit, les molécules osseuses sont déposées dans un segment de cercle plus grand, ce qui donne de l'ampliation au crâne. La chose a lieu en sens inverse si le cerveau diminue. Une expérience facile à répéter montre combien ce changement dans les os peut être rapide. Si l'on fait l'amputation de l'œil à un chien, et que l'on guérisse la plaie, on voit, en tuant l'animal un mois après, que la cavité de l'orbite a déjà diminué d'une manière bien sensible.

Nos facultés ne se développent pas en même temps, mais d'une manière successive; les organes du cerveau suivent le même ordre, et la tête éprouve des changemens correspondans dans sa forme.

Dans l'enfant qui vient de naître, le front est très-déprimé, fort aplati. Vers le quatrième ou sixième mois, il se redresse, et devient même bombé en avant. Arrivé à la douzième année, il s'abaisse de nouveau. Cet avancement du front est déterminé par le développement des organes du cerveau dans cette partie. Les facultés psychologiques des enfans sont toujours en rapport avec lui. La nature emploie leurs premières années à les instruire, à leur faire saisir les rapports des choses extérieures. C'est une induction naturelle, une sorte d'instinct qui leur est donnée pour observer les objets qui les entourent et avec lesquels ils sont en rapport. On doit attribuer à cette organisation les espérances que donnent tous les enfans, quoique le plus grand nombre doive rester médiocre.

Après cette première éducation, due au développement des organes de la partie antérieure de la tête, la nature abaisse de nouveau le front, perd de vue ces organes, et veille au développement de ceux d'un autre ordre. Bientôt s'annoncent les premiers développemens du cervelet, qui est l'organe législatif de la faculté productrice. Peu développé d'abord, il est au cerveau comme un est à cinq dans l'adulte, et seulement comme un est à huit dans l'enfant (1). A mesure que cet organe prend plus de volume, naît l'intérêt que commande le sexe, puis le penchant, enfin le besoin.

Le développement de ces différens organes modifie beaucoup les os du crâne. Avec ceux de l'induction, le front qui les recèle s'élargit, se relève ou s'abaisse. L'occipital, qui figurait dans l'enfant une sorte de cône dont le sommet tronqué répondait au grand trou occipital, dans l'adulte est plus élargi, au point même que la base de l'os occipital égale toute la largeur de la tête.

Les os du crâne, qui, dans les premières années, étaient minces, s'épaississent avec l'âge. Les deux tables qui les forment se séparent peu à peu, de telle sorte que, chez l'adulte, le parallélisme entr'elles est moins exact, et

---

(1) Sœmmering.

qu'alors aussi la table externe ne représente plus rigoureusement la surface du cerveau, au moins dans tous ses points. Mais cette légère différence ne peut changer en rien la doctrine de l'inspection du crâne, ou la *craniologie* proprement dite. Pour le prouver, faisons les réflexions suivantes : 1.° Chaque organe occupe dans la surface du cerveau une place assez étendue, et produit une élévation très-sensible. 2.° Une protubérance due à un organe est une élévation mousse, lisse, assez étendue, que l'on ne peut confondre aucunement avec les empreintes musculaires. 3.° Ce n'est pas seulement la surface externe du crâne qui est bombée dans une protubérance, mais la lame interne qui est déprimée et présente une concavité que doit remplir la portion correspondante du cerveau. 4.° Le crâne est plus mince dans les lieux où des organes font saillie. 5.° Il n'y a pas d'insertions musculaires dans le plus grand nombre d'endroits où les organes font saillie. Ainsi sur le sommet du crâne, même au front dont les muscles sont peu considérables, il y a souvent des protubérances. Lors même que les empreintes musculaires correspondent avec les saillies des organes, il est toujours facile de les en distinguer.

Les choses ne restent pas long-temps dans un état aussi favorable à la recherche des organes par l'inspection du crâne. Avec l'âge s'affaissent toutes les parties du corps, et le systême nerveux, qui joue un si grand rôle dans l'économie animale, est loin d'être épargné (1). Le cerveau diminue de volume, perd de sa consistance; ses circonvolutions sont moins saillantes, et les anfractuosités qui les séparent deviennent plus larges, souvent même il se forme des espèces de creux, des excavations en différens points de sa surface.

On n'a pas fait jusqu'ici assez d'attention à ces changemens qui peuvent survenir au systême nerveux, on a même été jusqu'à les nier. Pour se convaincre de leur réalité, il suffit

(1) Le systême nerveux est l'essence de l'animal; par lui il existe pour lui-même et pour l'univers; il lui doit son *moi*. Tous les autres systêmes lui sont subordonnés; toutes les parties de l'animal, os, muscles et vaisseaux sont là pour le supporter ou le servir. Le systême nerveux est le centre de l'organisation (M. Cuvier, Cours de 1807).

de comparer, ainsi que l'a fait Sœmmering, les nerfs des lèvres de l'enfant aux mêmes nerfs chez le vieillard. La différence, suivant cet anatomiste, est telle, que ceux-ci sont de deux tiers, ou plus de moitié, moins volumineux.

Le cerveau peut être affaissé aussi dans des proportions egalement très-fortes, soit par des maladies très-longues et d'épuisement, soit par la quantité et l'espèce des alimens (1). Le docteur Gall a vu que chez des lapins, que l'on faisait longuement périr par une trop petite quantité de nourriture, le cerveau était inférieur en volume, d'environ un tiers, à celui de semblables lapins nourris avec soin. Il a vérifié la même observation à Copenhague sur des singes.

Par ces changemens on se rend compte de

---

(1) En admettant cet affaissement du cerveau dans les longues maladies, il faut reconnaître que ses circonvolutions doivent devenir moins saillantes; elles sont peu propres alors à s'imprimer à la surface des os, comme il a été dit précédemment.

Cette observation est éminemment du nombre de celles qui veulent être vues plusieurs fois pour ne laisser aucun doute.

la

la différence des jugemens que nous portons des mêmes choses dans les différens âges. Les nerfs desséchés et racornis du vieillard doivent être susceptibles d'impressions moins vives, par des causes excitantes semblables.

Mais ce ne sont pas les seuls changemens que l'âge amène dans le cerveau. De même que les organes des sens se détériorent et finissent dans un ordre successif, de même aussi les organes du cerveau dépérissent, entraînant avec eux la perte des fonctions de l'ame auxquelles ils sont affectés. Cette perte successive des organes ainsi que des fonctions de l'intelligence est la mort naturelle. Cependant il arrive quelquefois que l'un d'eux persiste dans son état d'intégrité; ce qui a lieu le plus souvent pour celui qui était le plus développé. Ainsi on explique comment des hommes très-âgés, chez lesquels le plus grand nombre des qualités de l'intelligence est anéanti, conservent encore presqu'intacte la faculté qu'ils ont le plus cultivée, celle par laquelle ils se sont distingués. Aussi n'est-il pas sans exemple, que des hommes très-âgés se soient signalés encore à la fin de leur carrière dans la partie des connaissances humaines à laquelle ils s'etaient voués.

Des changemens aussi notables dans le système nerveux, et sur-tout dans le cerveau, doivent influer beaucoup sur les os du crâne. C'est ce qui a lieu. Ces changemens mêmes sont tels, qu'ils rendent impossible alors l'application des données exposées jusque ici sur l'examen du crâne. A mesure que le cerveau diminue, la cavité du crâne devient plus petite, ses parois suivent toujours l'affaissement du cerveau. Cette dépression du crâne, si elle était régulière, ne changerait rien aux recherches craniologiques, puisqu'elle donnerait toujours la connaissance vraie de la forme du cerveau ; mais les choses ne se passent pas ainsi. S'il arrive que quelquefois les deux tables suivent le cerveau, assez souvent l'interne seule s'enfonce ou du moins l'externe ne la suit pas également, et il se forme entr'eux une grande quantité de diploé(1). C'est pour cette raison que l'on trouve

(1) On ne peut disconvenir que la tête des vieillards devient plus petite, et que sur tout le front s'affaisse. La ligne faciale intercepte chez eux un angle moins

la plupart des crânes des vieillards plus épais, mais en même temps plus spongieux, et plus légers que ceux des adultes. Cette distance entre les deux lames du crâne est quelquefois portée à un pouce, l'externe demeurant bombée, et l'interne ayant suivi le dépérissement du cerveau.

Ceux qui ont nié l'affaissement du cerveau, ou ne l'ont pas connu, ou ont pensé que la lame externe était entraînée au dehors, obéissant alors à des muscles, et que l'interne avait demeuré dans sa position première. Mais il arrive assez souvent que la résorption continuant à être la même, tandis que la nutrition devient moins active, alors les os se dépriment inégalement, le diploé s'affaisse et disparaît, les deux tables se rapprochent, et on voit en différens points de la tête des enfoncemens. Cette dépression, bien sensible sur des crânes que montre le docteur Gall, paraît se faire d'abord sur le milieu des pariétaux. Dans ces endroits le crâne est très-

---

ouvert que chez l'adulte. Chez l'Européen adulte, il est de 85 degrés, et chez l'Européen décrépit, seulement de 75 degrés. (M. Cuvier, Leçons d'Anatomie comparée, t. 2, page 8).

aminci, ou même en quelques-uns il est percé comme dans les fongosités de la dure-mère, le reste du crâne étant très-épais (1). Il est manifeste qu'alors c'est la table interne qui avait abandonné l'externe, et que le diploé n'ayant plus été assez abondant en quelques endroits, celle-ci s'est rapprochée de l'interne. Le crâne paraît alors comme bosselé. On peut achever de se convaincre que l'éloignement des deux tables n'est pas dû à l'écartement en dehors de la lame externe, par l'inspection d'un crâne sur lequel les deux lames qui forment la paroi supérieure de l'orbite sont écartées de près d'un pouce. Cet écartement se prolonge jusqu'auprès du sphénoïde. Cependant la cavité orbitaire n'a rien perdu de ses dimensions.

Les inductions que l'on tire de l'inspection du crâne des animaux doivent être précédées d'une connaissance exacte des rapports du cerveau avec les deux tables du crâne, et surtout de ces deux lames entr'elles. Il en est un

(1) La médecine légale doit attacher beaucoup d'importance à cette considération, parce qu'un vieillard, dont le crâne serait dans cet état, pourrait succomber à une percussion très-legère sur la tête.

assez grand nombre dans lesquels on ne peut obtenir aucun résultat à cause de cet écartement : dans le cochon, il a environ un pouce d'intervalle. Il est de près de trois pouces dans le cheval, et va dans l'éléphant jusqu'à treize pouces.

CHAPITRE VIII.

Que la nouvelle Physiologie du Cerveau, non seulement éclaire quelques maladies mentales, mais peut même conduire à une Pathologie du cerveau, ou histoire de ses altérations.

S'il restait encore quelques doutes sur l'assertion émise dans le Chapitre précédent, que le crâne emprunte sa forme du cerveau qu'il revêt, nous lui trouverions de nouvelles preuves dans l'examen de quelques-unes des lésions du cerveau que nous allons examiner. Il est inutile de rapporter les objections par lesquelles on a cru pouvoir combattre une opinion que le raisonnement et plus encore l'observation contribuent à fonder.

Lorsque le cerveau est détruit en tout ou en partie, le crâne prend une forme toujours accommodée à la portion persistante du cerveau. S'il avait une forme et un développement indépendant du cerveau, ne les conserverait-il pas, quelques changemens qui pussent survenir à cet organe ? Cependant il en est bien autrement dans la nature. La partie du crâne qui reste est toujours accommodée à la partie du cerveau qu'elle doit recouvrir. Dans une tête, dite d'*acéphale*, les pariétaux n'ont pas été formés. Les autres os sont revenus sur eux-mêmes pour recouvrir les ganglions inférieurs qui restaient, ceux des nerfs des sens. Le plus souvent ces monstruosités sont des vices primitifs dans l'organisation, une génération vicieuse dans son principe. Lorsque la perte du cerveau est consécutive à sa grande dilatation dans un cas d'hydrocéphale, on voit derrière la tête une ouverture qui conduit à une poche qui est une sorte de hernie du cerveau. Quelquefois cette poche est elle-même percée, et alors le cerveau a coulé au dehors avec les eaux qu'il contenait.

Il arrive assez souvent que le cerveau ne se développe pas en totalité, l'ensemble de l'organe ne parvenant pas à son volume ordinaire. Dans ce cas, il y a imbécillité ou idiotisme.

Comme le développement des divers organes du cerveau est indépendant l'un de l'autre, il peut arriver que ceux de la partie postérieure et inférieure du cerveau prennent un accroissement très-grand, les parties antérieures de la tête restant comme oubliées. Le sujet chez lequel on rencontre cette organisation est nécessairement imbécille; et sa maladie n'est pas moins nécessairement incurable, puisqu'elle tient à la conformation même. Cet individu ne peut penser, il n'a pas les organes pour cette fonction. Ces idiots doivent donc être éloignés des maisons consacrées au traitement de la manie. Ce sont des animaux que l'on doit nourrir et soigner avec compassion.

L'hydrocéphale est une autre cause d'idiotisme, sur-tout lorsque la dilatation est grande, la force de la compression étant en rapport avec la quantité d'eau. Si cette maladie commence lorsque l'ossification est complète, les os s'étendent peu à peu; et cette dilatation du crâne peut être portée à un haut degré dans l'espace de quelques mois. J'ai déjà cité ce qui arrive après l'extirpation de l'œil. Ce qui a lieu après qu'il est devenu carcinomateux va nous servir encore de preuve de la facilité avec laquelle les os cèdent aux organes qui les avoisinent. On voit bientôt l'orbite prendre une ampliation proportionnée au développement de l'œil.

Quoique l'hydrocéphale soit le plus souvent accompagné d'idiotisme plus ou moins complet, cependant il est des cas dans lesquels les facultés de l'entendement sont à peine lésées. Je rappellerai ici l'exemple de cette femme de quarante-huit ans dans le crâne de laquelle on trouva quatre livres d'eau, cette femme étant douée de facultés ordinaires. J'y ajouterai l'histoire d'un conseiller qui a des connaissances étendues en histoire naturelle, et est doué sur-tout d'une mémoire heureuse, quoiqu'il soit estimé porter quatre livres d'eau dans son cerveau. Observons pourtant qu'il est incapable d'une application soutenue, et qu'il ne tarde pas à s'endormir par-tout où il se trouve.

Les cretins sont presque tous hydrocéphales et imbécilles en même temps. Le crétinisme est une affection peu connue dans son mode, et point du tout dans sa cause. On a voulu chercher cette cause dans l'humidité des lieux, la mauvaise qualité des eaux ; mais à côté des cretins sont des hommes très-vigoureux. Le cretinisme semble être une sorte de germe qui altère toute l'organisation, et paraît appartenir à certaines familles dans lesquelles on en trouve toujours deux ou trois. Il suffit de tracer les caractères qui les distinguent pour montrer combien leur organisation est profondément viciée; deux goëtres, langue épaisse, yeux petits, tête très-petite ou hydrocéphale, absence totale des facultés intellectuelles. C'est un idiotisme qui résulte de l'organisation, et qui par conséquent est incurable.

Les vices de conformation du cerveau peuvent imprimer au crâne les formes les plus extraordinaires. Dans ce nombre il faut ranger une tête que possède le docteur Gall, dans laquelle le diamètre antéro-postérieur de la tête le cède de beaucoup à son diamètre latéral ou transverse.

De l'Aliénation mentale. L'aliénation mentale consiste dans une altération survenue à des fonctions de l'intelligence, auparavant dans l'état de santé.

L'aliénation mentale, cette branche bien importante de la pathologie, qui se rattache aux connaissances psychologiques et morales, a été négligée dans tous les temps, ce qu'il faut attribuer à la difficulté d'y faire des progrès réels sans une philosophie basée sur la connaissance des fonctions de l'ame. Il n'y a guère que trente ans que l'on a repris ce sujet, dans lequel les anciens avaient fait quelques pas utiles. C'est un sujet vaste, dans lequel le talent de l'observation est indispensable, mais ne suffit pas : il faut de plus un esprit capable de déduire les lois générales des faits particuliers. Mais ce qu'il importe le plus, c'est d'éloigner ces spéculations métaphysiques, propres seulement à égarer du véritable but de l'observation ; car celui qui est prévenu en faveur d'un systême, y ramène tout ce qui s'offre à lui, ne veut pas voir ou défigure ce qui y est contraire.

Il n'y a pas, à proprement parler, de maladies de l'esprit : toutes supposent essentiellement une maladie corporelle ; car si l'instrument est malade, ses fonctions doivent être dérangées. Il est donc bien important de travailler à la recherche de ces lésions organiques, sur lesquelles on n'a encore que peu ou même point de documens. Dans le plus grand nombre des ouvertures de cadavres, on n'a rien trouvé. Quelquefois aussi des excroissances ou des ossifications des membranes, des suppurations, des hydatides ont été rencontrées dans le cerveau et regardées comme les causes de l'aliénation ; mais ne rencontre-t-on pas de semblables altérations chez des sujets qui n'ont eu aucunes traces de manie, et ces mêmes altérations ne sont-elles pas le produit de la maladie à laquelle l'individu a succombé ?

Ceux qui n'ont rien trouvé dans l'organisation en ont placé la cause dans le sang ou dans toute autre humeur, dans les viscères abdominaux. Ils n'étaient pas mieux fondés que les philosophes, qui voulaient que l'esprit, être immatériel et unique, pût être malade.

Quoique la cause de l'aliénation mentale doive toujours être cherchée dans l'organisation, il ne s'en suit pas qu'elle soit toujours dans le cerveau. L'expérience apprend au contraire que des vers, placés dans les intestins, ont pu faire naître une véritable aliénation qui a cédé à leur expulsion ; que les maladies de la peau, la désorganisation de différens viscères, ont été suivies de folie. Dans ce cas, l'affection idiopathique ou primitive était dans les viscères, le cerveau n'étant affecté que secondairement. Il paraît même que, dans le plus grand nombre des cas, la cause de l'aliénation est dans le ventre ; aussi est-ce vers lui qu'il faut diriger d'abord le traitement.

Le médecin ne doit pas perdre de vue le cerveau ; cet organe est d'une texture si fine, d'une organisation si déliée, que ses lésions, même les plus profondes, peuvent échapper à nos moyens d'observation, sans cependant que l'on puisse en contester la réalité. Un homme est frappé de la foudre, il périt : qui osera nier qu'il a été tué par une commotion très-vive imprimée à son système nerveux ? Cependant on n'y découvre rien. N'en est-il pas de même dans la rage ?

L'aliénation mentale étend souvent son action jusque sur le crâne. Chez beaucoup d'aliénés on trouve le crâne plus épais, plus compact, plus pesant que dans l'état ordinaire. Cet épaississement n'est cependant pas constant. Est-il possible de déterminer les cas dans lesquels le crâne est plus épais, et d'en assigner les causes ? Un petit nombre de faits, dit le docteur Gall, me permet d'exposer une cause hypothétique, mais qu'il faut vérifier encore auparavant de la regarder comme certaine. L'épaississement du crâne paraît dû à une inflammation du cerveau, sinon totale, au moins partielle, laquelle déterminerait aussi l'aliénation. Un enfant de neuf ans éprouve un mal de tête violent fixé à un seul point du cerveau. On néglige cette indisposition, qui cesse après quelque temps ; mais bientôt cet enfant perd le goût de l'étude, fuit les plaisirs de son âge, même ceux qu'il avait le plus affectionnés ; il se couche la tête rétractée en arrière comme dans l'opisthotonos (ce signe est presque caractéristique de l'aliénation mentale). Cet enfant est placé, à l'âge de treize ans, aux Théresiens à Vienne, pour y être traité pour des convulsions. On les attribue à la présence de vers dans les intestins ; mais en rassemblant toutes les indications possibles sur son état antérieur, le docteur Gall annonce que cet état est dû à la présence d'une certaine quantité d'eau dans le cerveau. Cet enfant étant mort, on trouva à l'ouverture du corps cinq ou six onces d'eau dans les ventricules, et de plus, une membrane albumineuse formée sur l'arachnoïde, à l'endroit du siége primitif de la douleur ; le crâne était aussi fort épais dans cet endroit. Il est donc certain que la céphalalgie antérieure a été causée par une inflammation, à la suite de laquelle le cerveau s'est affaissé et le crâne épaissi.

On trouve un semblable épaississement du crâne chez ceux qui ont reçu des blessures à la tête. Cela est sur-tout remarquable sur le crâne d'un soldat qui, ayant reçu plusieurs coups de crosse de fusil sur la tête, mourut imbécille. Le docteur Gall a vu à Copenhague le même épaississement sur le crâne d'un singe, qui mourut deux ans après avoir reçu un coup très-violent.

Mais comment se fait-il qu'une inflammation du cerveau amène cet épaississement ? L'analogie peut encore guider dans cette recherche. Appliquons cela à l'aliénation en général. L'aliénation, en tant qu'elle consiste dans un affaiblissement gradué des facultés intellectuelles, est le partage des gens médiocres, que des chagrins domestiques, des revers y entraînent. Au contraire, la folie à idée fixe ou dominante, est l'apanage des gens de beaucoup de génie, ou pour parler plus juste, de ceux qui se distinguent beaucoup dans une qualité. Ainsi, lorsque ces hommes s'abandonnent trop à l'objet de leurs études, l'organe correspondant à cette faculté prend de jour en jour plus d'activité, produit d'abord la passion. Si une grande cause excitante quelconque vient encore en augmenter l'énergie, alors cet organe se soustrait à la volonté, et de là naît l'idée fixe ou dominante. Cette aliénation, qui ne portait primitivement que sur une classe d'idées, finit assez souvent par s'étendre à toutes les facultés. Reprenons l'analogie. Lorsqu'une excitation vive portée sur le nerf sciatique, et déterminant une douleur vive appelée goutte sciatique, a duré long-temps, le nerf, qui est le siége de l'affection, finit par éprouver un amaigrissement, une diminution qui va quelquefois jusqu'à l'atrophie. Si nous appliquons ce raisonnement au cerveau, nous expliquerons par là comment cet organe, après une excitation très-forte et soutenue, s'affaisse peu à peu. Alors la table interne s'enfonce avec l'organe, et ainsi naît l'épaississement du crâne. (1)

(1) Si le crâne augmentait d'épaisseur, seulement parce que sa table interne suit le cerveau qui s'affaisse, on verrait le diploé augmenter, l'os devenir plus léger, au contraire de ce qui a été avancé précédemment. D'un autre côté, si le crâne s'épaississait par suite d'une inflammation à lui propre, alors

Pendant

Pendant son sejour à Carlsruhe, on présenta au docteur Gall un enfant qui, ayant eu la tête fortement comprimée dans les mains, donna de suite des signes non équivoques de trouble dans les idées. Ayant trouvé le pouls d'un côté plus grand et plus dur, le même côté du cerveau plus chaud, il crut reconnaître une inflammation du cerveau (1). On pratiqua une saignée, plusieurs sangsues furent appliquées sur la tête, et l'enfant ne tarda pas à être guéri. Il y avait donc là une véritable inflammation du cerveau.

Le docteur Gall présume que le plus grand nombre des aliénations soudaines qui commencent par la fureur ne reconnaissent pas d'autres causes, et que celles-là seules peuvent

---

on verrait bien les deux tables s'écarter ; mais la table externe se bomberait en dehors, et ferait une saillie qui n'a pas lieu.

Il y a donc encore beaucoup à faire pour rendre parfaitement raison de ces changemens.

(1) Les médecins regarderont-ils ces symptômes comme caractéristiques d'une inflammation du cerveau ; ou plutôt ne nieront-ils pas, avec raison, ces symptômes eux-mêmes ?

produire l'épaississement du crâne (1).

Ces considérations nous amènent à parler d'une aliénation mentale d'un ordre particulier et souvent suivie d'un épaisissement notable des os du crâne. C'est le penchant au suicide.

Le docteur Gall crut pendant long-temps qu'il y avoit un organe pour la conservation de la vie ; et ayant remarqué des hommes qui, par suite de blessures à la tête, étoient tourmentés du désir de se détruire, il en avait conclu que cet organe avait été blessé chez eux, et que ce penchant ne tenait qu'à la cessation ou à l'altération d'action de cet organe. Mais l'amour de la vie ne peut avoir

(1) On peut opposer à cette opinion sur la fréquence de l'épaississement du crâne dans la manie, qu'il n'a été vu que très-rarement par le professeur Pinel. Ce médecin n'en cite même qu'un exemple pris sur une fille complètement idiote depuis sa naissance. Sa stupidité était telle, qu'elle ne mangeait que lorsque l'on approchait des alimens de sa bouche. Parmi les vices de conformation que présentait son crâne, on remarquait une épaisseur double de l'état ordinaire. Dans ce cas, il est bien difficile de trouver une inflammation du cerveau, à la suite de laquelle le crâne aurait acquis une épaisseur si grande.

d'organe particulier ; il découle nécessairement de notre organisation.

Le penchant au suicide est une maladie corporelle, une véritable aliénation mentale. Cette vérité se démontre de la manière suivante. 1°. Il est souvent endémique. Dans les environs de Weymar, d'Yéna, de Hall, il est très-fréquent et peut même y être regardé comme véritablement endémique. La cause du suicide est donc souvent liée au climat. 2°. Il peut aussi devenir épidémique. On remarque qu'il est plus fréquent en certains temps, et que tous les suicides ont lieu a peu près le même jour, ou à des époques très-rapprochées. Vers 1785, il fut épidémique a Vienne; on y en compta jusqu'à cinq en un seul jour. Dans une sorte d'épidémie semblable à Hambourg, il y en eut trois en un même jour (1). 3°. Le penchant au suicide peut être héréditaire comme les autres espèces d'aliénation mentale. Le suicide se rencontre presque toujours dans les mêmes familles. Le docteur Gall connaît déjà douze ou quatorze

---

(1) Ne serait-ce pas le cas de joindre ici l'histoire de ce suicide devenu épidémique parmi les filles de Milet ?

familles qui sont dans ce cas. 4°. Une excitation particulière le fait naître dans quelques maladies ; ainsi on voit quelques femmes qui, pendant leur grossesse, sont tourmentées par une sorte de penchant au suicide. 5°. Le crâne des suicides est souvent fort épaissi. Ne sont-ce pas là les caractères d'une maladie physique (1).

Il est cependant des exemples de suicide dû à une passion, à un emportement, à une cause morale dont l'action est momentanée, sans que l'on puisse y reconnaître une maladie physique ; mais ces exemples sont très-rares, et loin d'être le plus grand nombre. On voit aussi des causes morales produire une semblable maladie corporelle, en multipliant les secousses sur le système nerveux ; c'est ainsi qu'agissent les révolutions.

La marche de cette maladie ne décèle pas moins évidemment sa vraie nature. D'abord

---

(1) On sait que, chez les Anglais, le penchant au suicide tient à leur organisation : aussi le rencontre-t-on dans les circonstances morales, qui sembleraient devoir le plus attacher l'homme à la vie.

« Chez les Anglais, c'est l'effet d'une maladie ; il » tient à l'état physique de la machine» (Montesquieu).

les fonctions des viscères du bas ventre changent et deviennent pénibles ; l'individu ne prend plus de plaisir à ce qui le flattait ; il s'ennuie de tout, et tout le fatigue. La sensibilité des organes s'exaspère, sur-tout celle de la peau qui peut être portée au point de ne permettre plus de porter aucuns vêtemens; il se plaint alors que les étoffes, même les plus douces, le brûlent : ces malades perdent l'appétit, maigrissent, et leur teint devient jaunâtre et terreux; leurs yeux pâles sont plombés et sans vigueur ; ils deviennent craintifs, inquiets, méfians, leur regard est sombre et enfoncé. Si la maladie fait des progrès, ils sentent des angoisses, une sorte de constriction du diaphragme; dès-lors idée fixe, suivie de visions (1), d'apparitions, d'illusions et

(1) Je dois rapporter ici un fait dont j'ai été le témoin. M. N. croit avoir quelques reproches à se faire sur la conduite qu'il a tenue avec sa femme, morte depuis plusieurs mois. Bientôt il en éprouve des regrets dont il ne parle pas à ceux qui l'entourent ; il se persuade ensuite que sa femme lui pardonne et l'appelle. De semblables visions le tourmentent toutes les nuits; il continue cependant de se livrer à ses ocupations ordinaires, et d'administrer sa maison. Tous ses efforts pour éloigner ces prestiges sont vains,

d'inspirations. Ils combattent d'abord ; mais à mesure que la maladie s'aggrave, ils éprouvent un ennui, puis un dégoût de la vie, elle leur paraît à charge, et ils la regardent comme un

---

et dans la nuit du 28 mars 1807, il voit sa femme, qui, précédée d'un ange, vient lui déclarer que le moment où ils doivent se rejoindre est arrivé. Plein de ces idées, il se lève, écrit à son père une lettre simple et touchante pour lui recommander ses enfans. Cette occupation l'arrache alors à ses idées, et il remet à un autre moment l'exécution d'un projet dont il attend son bonheur ; mais le lendemain, même en se livrant à ses affaires, il est de nouveau en proie aux mêmes illusions ; et c'est alors qu'il boit un grand verre d'acide sulfurique très-concentré. Appelé près de lui, il voulut être seul avec moi, et me fit le récit que je viens d'exposer. Il vécut encore trois heures dans les plus horribles souffrances.

Je ne parlerai pas de l'état dans lequel je trouvai les lèvres, la bouche et l'œsophage, à l'ouverture du corps qui eut lieu le lendemain. Il suffira de rapporter que l'estomac était noir, brûlé dans presque toute son étendue, et présentait une ouverture de plus de quatre pouces de diamètre. La liqueur n'avait pénétré que dans une courte étendue de l'intestin grêle. Le péritoine contenait une abondante quantité de liquide, dans lequel l'acide sulfurique était encore en nature.

malheur. Si l'irritation continue, ils ne peuvent plus lutter contre ce dégoût, ces idées de destruction, sur-tout lorsque les visions se joignent à leur état ; tantôt alors ils sont tourmentés par la crainte de manquer d'argent, d'autrefois ils se persuadent que le ciel les appelle, et que la religion leur peint la vie comme un occasion de péché. Cependant au milieu de ce bouleversement d'idées, il en est qui paraissent encore très-sensés, fort sages et semblent même conserver l'intégrité de leurs facultés intellectuelles. C'est ce qui a empêché de regarder le penchant au suicide comme une maladie, l'aliénation n'étant alors que partielle.

Il arrive assez souvent que les tentatives qu'ils font pour se donner la mort sont vaines ; en vain met-on en usage tous les moyens propres à les faire changer de résolution; presque toujours la maladie, qui paraissait guérie, n'est que suspendue, et ils s'abandonnent de nouveau à un penchant presqu'irrésistible. On en a vu répéter les mêmes violences jusqu'à cinq ou même six fois.

Sans doute cette détermination qui porte au suicide a quelque chose d'affreux; mais elle peut être bien plus funeste encore dans quelques cas; c'est lorsque l'individu, bien persuadé que la vie est un mal, veut non seulement terminer la sienne, mais anéantir celle des personnes qu'il aime le mieux. Ce penchant si funeste a toujours été précédé par de longues angoisses avec désir de se détruire: les exemples en sont moins rares qu'on pourrait le penser. Pendant que le docteur Gall faisait ses études à Strasbourg, un cordonnier, homme du reste fort estimable, tue trois de ses enfans, sa femme, et se perce le cœur après avoir essayé vainement une première fois de se détruire. Le crâne de cet homme était très-épaissi. A Hambourg, un homme tue ses enfans, et va lui-même demander la mort. Devait-il être exécuté ou traité comme un fou? Les magistrats de la ville d'Amsterdam en agissent autrement: ils relèguent dans les petites maisons, à titre d'aliéné, un homme qui s'est porté à de semblables excès. Il existe à Manheim un homme qui, persuadé qu'il rend sa femme malheureuse, veut la tuer, et le lui dit: si cette idée fixe prend plus d'activité, cet homme, devenu fou, sera hors d'état de résister, s'abandonnera à ce malheureux penchant; sera-t-il coupable? La police devrait ouvrir les yeux sur de semblables dispositions et éloigner de ces individus tous les moyens capables de favoriser leurs penchans.

Comme il y a peu de liberté morale dans ce cas, comme l'individu est véritablement devenu insensé, quoique ses autres facultés soient peu ou même point altérées, est-on en droit de voir un crime dans ces actions, toutes révoltantes qu'elles paraissent, ou n'y faut-il reconnaître seulement que l'acte d'un homme irrésistiblement entraîné ? Sans doute il est également pénible d'excuser le crime comme de le supposer ; mais il faut, avant de décider s'il y a vraiment responsabilité, voir si l'individu a pu se décider, s'il jouissait d'assez de liberté ; à quels moyens peut-on donc espérer reconnaître si c'est un crime ou un acte de démence ? Si l'individu souffre depuis long-temps d'hypocondrie, s'il ne peut y avoir pour lui aucune espèce d'intérêt dans l'acte qu'il a exercé, s'il se dénonce lui-même et ne prend aucun soin pour dérober la connaissance de son action, n'y a-t-il pas là de grandes probabilités que cet homme est insensé ?

On oppose à la réalité du suicide considéré comme maladie corporelle, comme une lésion d'organes, qu'il est quelquefois périodique ; mais est-ce là une véritable objection ? N'y a-t-il pas un grand nombre de maladies produites par des lésions physiques, qui sont périodiques, quoique la cause subsiste toujours ?

Une femme de Paris apprend au docteur Gall que pendant sa grossesse elle fut frappée de la foudre, et que l'enfant dont elle est accouchée est sujet depuis sa naissance à des accès convulsifs qui durent trois jours par mois.

Un homme tombe de dessus un arbre ; chaque mois il est en proie à un accès épileptique accompagné de fureur.

Un soldat éprouve une vive affliction de la mort de sa femme ; depuis cette époque il est tourmenté par l'idée de tuer ceux qui l'entourent ; je reviendrai sur ce fait.

Van-Swieten parle d'une épileptique dont la maladie était entretenue par la présence d'un petit os, quoique les accès ne revinssent que tous les mois.

Le maître de langue à Vienne, dont j'ai déjà parlé, tourmenté autrefois continuellement par l'apparition d'un spectre, ne le voit plus que pendant trois jours par mois depuis qu'il est âgé.

Si l'on réfléchit à tous ces phénomènes, dont la périodicité est la cause, on voit qu'il faut admettre dans la nature un stimulus particulier, un agent d'irritation, en vertu duquel nos corps, devenus plus irritables, sont plus facilement impressionnables par les mêmes causes. Mais quelle peut être l'espèce de cause à laquelle obéissent ainsi nos corps? pourrait-on l'attribuer à l'influence de la lune? rien n'est moins probable; cette cause, quelle qu'elle soit, de quelque lieu qu'elle émane, exerce son influence sur l'homme comme sur la femme. On connaît trop les effets périodiques du sexe; mais ceux qui ont lieu dans l'homme ne sont pas moins constans, quoiqu'ils aient des traits bien différens. Les adultes paraissent seuls y être soumis. A certaines époques le caractère change, on juge différemment, on est même porté à des actions qui répugnent en tout autre temps, on est de mauvaise humeur sans cause apparente ou connue.

Les personnes d'une constitution faible en ressentent des effets physiques également prononcés, l'haleine est moins douce, les urines et d'autres excrétions changent de nature, souvent on a une légère diarrhée, d'autrefois un flux hémorroidal; il est même des hommes qui ont de véritables écoulemens périodiques, soit par l'œil, soit par le pouce, etc.

Pendant les deux ou trois jours qu'elle exerce son action sur les corps parvenus à l'état de maturité, elle altère les fonctions, change le dégré d'irritabilité des organes; aussi est-elle marquée par le retour des accès périodiques, même par ceux du suicide. C'est aussi pendant la durée de son action que les hémoptysies, les pertes de sang, les fausses couches arrivent, ce qui rend son étude bien importante pour le médecin.

Il faut de plus remarquer que, sous le rapport de la facilité qu'ont les corps à être impressionnés par cette cause, le genre humain est divisé en deux grandes classes (1) dont

---

(1) Cette tendance de nos corps vers la périodicité est remarquable dans un assez grand nombre de cas. L'école de Stahl en a fait un dogme dans l'histoire des hémorragies. On sait que ce médecin, et plus encore ceux qui adoptèrent cette doctrine, transfor-

chacune est assujettie à une quinzaine ; ainsi une moitié alterne avec l'autre.

---

mèrent en évacuations périodiques et salutaires la plupart des hémorragies , et sur-tout le flux hémorroïdal. Il s'en faut bien cependant qu'il soit aussi régulier dans sa périodicité, et sur-tout qu'il doive toujours être considéré comme une excrétion salutaire.

Si quelques épileptiques sont astreints aux périodes des mois , il en est un plus grand nombre chez lesquels il serait difficile, même à l'homme le plus prévenu, de reconnaître dans ces accès une cause agissant seulement à ces longs intervalles. La manie, si souvent intermittente, reconnaît-elle ces courtes et régulières périodes ?

Si le genre humain était partagé en deux grandes classes asservies aux deux révolutions menstruelles de périodicité, il y aurait nécessairement deux semaines par mois (la première et la troisième, par exemple), dans lesquelles aucunes femmes ne seraient réglées, excepté celles qui éprouvent des anomalies. Je laisse à décider si l'observation confirme ces brillantes théories.

Il faut être bien en garde contre une facilité trop grande à admettre des causes générales et fort occultes lorsque les exceptions sont aussi nombreuses. Je pense que les médecins ne regarderont pas cette cause comme assez prouvée par les phénomènes que j'ai rapportés d'après le docteur Gall, pour se hâter de l'admettre, et attendront de nouveaux faits.

CHAPITRE IX.

Découverte des Organes. Marche suivie dans leur recherche.

Nous avons déjà fait remarquer qu'un grand nombre de physiologistes avait reconnu la nécessité de la pluralité des organes dans le cerveau. Comment se fait-il sur-tout que Boerrhaave, et encore plus que Vicq-d'Azyr n'aient obtenu aucuns résultats de leurs recherches? Toutes leurs tentatives furent vaines, et ils ne purent assigner le siége d'un seul. En lisant Vicq-d'Azyr, on croit qu'il est dans la vraie route, puisqu'il a vaincu la principale difficulté, en reconnaissant que chaque partie ajoutée au cerveau étendait les facultés de l'animal. La découverte des organes était faite, s'il eût dit que *cette partie ajoutée était nécessairement l'organe de la faculté acquise.* Avec quel étonnement le voit-on s'arrêter alors, en assurant que nous n'irons pas plus loin!

Plusieurs raisons ont empêché cette découverte des organes. La plus impérieuse a été celle qui, enseignant que toutes nos connaissances nous venaient par nos sens, n'admettait point de dispositions innées, ou, ce qui est la même chose, de penchans résultant nécessairement de l'organisation. Craignant sur-tout d'assujettir l'ame au cerveau, on proclamait son indépendance de l'organisation, alors même que l'on savait que les lésions, le défaut de développement de cette organisation influaient sur la manifestation de l'intelligence; alors même sur-tout que l'on assurait que les facultés intellectuelles étaient graduées comme l'organisation.

La philosophie amena une autre erreur, non moins capable d'éloigner du but que l'on voulait atteindre. Elle enseignait, et enseigne encore de nos jours, que l'ame a pour qualités fondamentales la *perception*, la *mémoire*, le *jugement*, l'*imagination*, la *volonté*, les *affections*, les *passions*. N'est-ce pas pour ces qualités dites fondamentales que l'on devait chercher des organes? C'est aussi vers leur découverte que l'on dirigea toutes ses vues. (1) Nous verrons par la suite pourquoi

(1) Puisque tant d'hommes célèbres s'étaient vai-

il était impossible de découvrir les organes attachés à ces facultés.

Une troisième source d'erreurs fut de regarder l'homme, tel qu'il se présente à nous, comme *double*, c'est-à-dire composé de deux sortes de qualités, les unes *naturelles*, les autres *factices* ou puisées dans la vie sociale. Quelques philosophes chagrins ayant imaginé que la condition naturelle de l'homme était l'état sauvage, voulurent disséquer en quelque sorte l'homme que nous voyons, et rapportèrent seulement à l'état naturel les qualités dont il donne des marques dans l'état d'isolement du sauvage. Ils appelèrent *contre-nature* tout ce que nous devons à la société, sans voir que la société est naturelle à l'homme; que nulle part il ne vit isolé; que tout ce qui semble ne découler que de la vie sociale émane nécessairement alors de sa nature, etc. Dans cette classe des qualités factices, on rangea les passions, les penchans au meurtre, à la vengeance, à l'ambition, etc.

La morale et la religion ne furent pas moins

---

nement attachés à découvrir le siége de la mémoire, du jugement, etc. c'était une grande présomption que ces organes n'existaient pas.

intéressées

intéressées dans ce retard. Faute d'y avoir suffisamment réfléchi, on se persuada que l'ame cesserait d'être simple si on lui assignait plusieurs organes. (1)

Ces opinions, que partagea long-temps le docteur Gall, le retardèrent pendant dix ans dans ses découvertes. Pour quelles qualités fallait-il chercher des organes? était-ce pour la mémoire, le jugement? Il le crut d'abord, et voici sur quoi il se fondait. Dès l'âge de treize ans, il avait remarqué qu'un de ses camarades d'étude, qui le surpassait de beaucoup par l'étendue de sa mémoire, avait les yeux saillans et à fleur de tête. Il eut encore occasion de faire les mêmes remarques à Bruchsal et à Strasbourg, où il se rendit ensuite. Tous ceux dont la mémoire était aussi active que facile avaient les yeux saillans. Il y avait donc déjà un rapport marqué entre l'étendue de la mémoire et la saillie des yeux! Mais à quoi tenait ce rapport là? les yeux servent-ils à la mémoire? Lorsqu'il fut livré à l'étude de la médecine, il ne put s'empêcher

(1) La volonté est-elle plus divisée chez l'homme qui a deux bras, que chez celui qui n'en a qu'un pour la servir?

d'attribuer cette saillie des yeux à une moindre profondeur des orbites, et sur-tout à l'aplatissement de leur plancher supérieur. Dès-lors il rapporta au différent volume du cerveau ce qu'il avait observé.

Fort de cette découverte, il cherchait partout les moyens de la confirmer, ce qui était le plus souvent suivi de succès, lorsqu'une circonstance singulière renversa cet édifice encore mal assuré. On le pria d'examiner une demoiselle dont la mémoire avait, disait-on, quelque chose de surprenant. Cette demoiselle, qui apprenait difficilement par cœur les vers ou tout ce qui était relatif au langage, écoutait un concert, retournait chez elle, et là, pouvait le répéter sur son *piano-forte.* Cependant elle n'avait pas l'organisation qui caractérisait ses amis, et ceux qui avaient une mémoire si heureuse. Les conséquences qu'il en avait tirées étaient donc fausses, ou au moins anticipées. Ce fut alors qu'il découvrit que la *mémoire* n'est point une qualité fondamentale de l'ame, mais que nous avons autant de mémoires que de facultés. (1)

(1) Je reviendrai sur cette assertion, en exposant la philosophie du docteur Gall.

Puisque la mémoire, le jugement n'étaient plus des qualités fondamentales de l'ame, il fallait donc chercher ces véritables qualités, les seules qui pussent avoir des organes particuliers.

Le docteur Gall arriva à ce point, en oubliant tout ce qu'il avait appris, et en observant avec plus de soin encore la nature et l'ordre de nos facultés. Dès-lors il trouva que les qualités fondamentales étaient celles qui nous mettaient en rapport avec les choses extérieures; que comme nous ne pourrions apprécier la musique, bâtir, connaître les mathématiques, etc., si nous n'avions une organisation propre à nous mettre en rapport avec ces choses; les qualités qui établissent en nous ces rapports devaient être les qualités fondamentales de notre ame. Ce n'était donc plus que des qualités triviales, ordinaires, qui étaient nos qualités fondamentales. Assuré de plus, par ces réflexions, que ces qualités étaient liées à l'organisation, il chercha une conformation propre pour chacune d'elles.

Une autre difficulté se présentait dans la poursuite des organes. Une qualité de l'ame imprimait-elle une forme donnée à toute la tête ou à une de ses parties seulement? Plusieurs observations paraissaient confirmer cette opinion, d'autres la renversaient. Une seule exception détruisait tout ; car s'il y avait un cas où l'organisation fût disposée autrement, l'observation était fausse. (1)

La véritable route venait donc d'être tracée ; mais il fallait ne pas chercher sur tous les hommes des organes bien sensibles. En effet, si le développement d'un organe du corps est toujours en raison de l'énergie de son action, il en doit être de même de ceux du cerveau. Or, dans ce cas, les hommes chez lesquels une faculté quelconque était très-prononcée, devaient donc être les seuls sur lesquels on pût acquérir des notions précises sur les localités des organes, leur développement devant être bien plus grand. Aussi est-ce pour cela que le toucher du crâne ne peut servir à la révélation des penchans que chez ceux qui ont une ou deux facultés très-actives.

Quels étaient donc les sujets les plus propres à fournir ou à rectifier les observations ?

---

(1) Il faut distinguer dans la nature les lois qui n'admettent point d'exceptions, des règles qui en sont susceptibles.

D'une part, les enfans, en qui les dispositions sont impérieuses, et qui s'y abandonnent sans détour; de l'autre les hommes de génie; et enfin les malfaiteurs renfermés pour la deuxième, troisième, quelquefois quatrième fois. On peut être presque assuré que chez ces hommes, le penchant très-développé a entraîné l'action, parce que les motifs tirés de l'éducation n'ont point servi à contre-balancer l'excitation produite par le penchant. Les maisons d'aliénés sont une source également féconde en observations. Là se remarque une classe entière de maniaques, chez lesquels une idée prédomine, chez lesquels une faculté devenue exclusive a jeté le désordre dans tout l'entendement, et s'est soustraite à l'empire de la volonté. Aussi le docteur Gall a-t-il souvent retrouvé l'organe de la théosophie (penchant à la religion), très-développé chez ceux qui se disent des dieux; celui de la hauteur chez ceux qui veulent se faire passer pour des rois, des princes, etc. (1)

---

(1) En lisant le rapport de la visite du docteur Gall dans les prisons de Berlin et de Spandau, on est tenté de croire que l'art pratique de la craniologie est arrivé près de sa perfection. Cependant l'homme im-

Voilà donc un certain nombre d'organes pour lequel le docteur Gall a accumulé les preuves. On lui a objecté, à la vérité, que, n'ayant pas vu tous les hommes, il ne pouvait conclure de quelques faits particuliers à ce qui se passe chez tous. Mais il répond que la stabilité de la nature lui garantit l'universalité de conformation, lorsqu'il l'a rencontrée chez un certain nombre d'hommes ; que par exemple si vingt grands mathématiciens, vingt musiciens distingués ont la conformation qu'il assigne à chacune de ces facultés, il est en droit de conclure de là qu'elle appartient à tous. Nier ce fait, dit-il, ce serait assurer

---

partial se demande pourquoi ces merveilles n'ont point été renouvelées sous nos yeux, lorsque tant de maisons de réclusion pouvaient fournir de nouveaux triomphes à la nouvelle science.

Mon intention n'est point d'accuser ici le docteur Gall, dont je respecte le caractère, mais seulement de faire remarquer une différence qui ne prouve autre chose peut-être, qu'un zèle peu sage de la part de ceux qui ont écrit ce rapport. Ou penserait-on qu'il en a été de ce sujet comme de toutes les merveilles physiques et chimiques des siècles d'ignorance, qui se sont évanouïes, à mesure que les sciences ont été mieux cultivées ? (Je développerai cela à la fin de l'Ouvrage).

qu'un anatomiste, pour n'avoir pas disséqué tous les hommes, n'est pas en droit d'affirmer chez ces mêmes hommes la direction d'un nerf ou la figure d'un muscle (1).

Il restait un moyen de vérifier les organes, c'était la contre-épreuve, ou la négative de la faculté, lorsque l'organe n'était pas du tout développé. Il put observer souvent que cela avait lieu. Diechpen de Hambourg est révolté par la musique; il ne conçoit pas comment la musique peut être un amusement pour les hommes. Or, si le penchant pour cet art est marqué par une élévation sur le crâne, ceux qui, non seulement n'ont pas ce penchant, mais ont pour lui une répugnance invincible, doivent avoir là un enfoncement, la partie correspondante du cerveau n'étant

(1) Une observation qui se présentera encore dans le cours de ce Traité, c'est que, si l'on en croit le docteur Gall, rien ne lui a été plus facile que de rassembler une foule d'hommes extraordinaires dans toutes les branches des sciences. Il a toujours vu ensemble vingt grands mathématiciens, vingt grands peintres. Pourquoi suis-je forcé de dire encore que Paris offrirait à peine autant de ressources à l'homme le plus à même de connaître tous les savans qu'il renferme?

point développée. C'est le cas de Diechpen.

La société offre chaque jour au docteur Gall de nouveaux moyens de s'assurer de la réalité des organes et de leur identité avec les penchans. Il est moins difficile qu'on ne le pense, dit ce docteur, de découvrir un penchant qui domine chez un homme; il suffit de l'observer. Si la conversation tombe sur le sujet qu'il affectionne, il se trahira par la part active qu'il y prendra. Le musicien, qui jusques-là était resté passif et silencieux, va tout à coup s'animer lorsqu'il sera question de musique. Un autre moyen, non moins précieux, consiste à ramener les hommes au temps de leur enfance : c'est à ces premières époques de notre vie que nous reportons si volontiers nos regards : c'est dans cet âge, heureux par ses illusions, heureux par la mobilité de ses sensations, que nous aimons à revivre, lorsque le monde a substitué ses froides réalités aux brillantes chimères qui ont bercé nos premiers ans. Ecoutez l'homme le plus circonspect, le plus grave, montrez de l'intérêt pour ses récits, et il n'aura plus de secrets pour vous. L'on vous dira qu'il chargeait les murs de figures bizarres, l'autre qu'il excellait alors à chanter, un troisième qu'il dérobait volontiers les plumes ou le papier de ses compagnons d'études, etc. etc. A ces traits qui ne reconnaîtra nos dispositions naturelles, non encore contre-balancées par nos institutions ? qui ne verra l'instinct fourni par nos premiers penchans ?

Mais à tous ces moyens propres à mener à la découverte des organes dans le cerveau, il faut ajouter l'observation de ses lésions, pour déterminer si la blessure d'un lieu assigné à un organe, entraîne le trouble ou même la cessation de la faculté qui y correspond.

Déjà vers le milieu du siècle dernier, l'académie de Dijon avait proposé pour sujet de prix, de déterminer par des expériences si chaque faculté avait un organe propre dans le cerveau, et quelles étaient les places qu'ils occupaient (1). Mais il n'y eut aucun travail d'entrepris ; il eût été sans succès, puis-

---

(1) Les Mémoires de cette académie ne font aucune mention de ce travail. Je tiens de l'un des plus respectables membres de cette compagnie, que la question demeura sans réponse, comme s'y étaient attendus les hommes les plus sensés.

que l'on cherchait des organes pour des qualités générales.

Ici se présente une foule de réflexions sur ces mutilations. Que prétend-on obtenir d'un animal livré par les plus vives douleurs aux plus horribles angoisses ! Au moment où il règne dans son état une confusion si absolue, croit-on pouvoir encore observer chacune de ses facultés en particulier ? Ne sait-on pas combien d'erreurs physiologiques n'ont eu d'autres bases que la difficulté d'observer ce qui se passe réellement alors que l'on déchire les membres d'un animal ? Mais l'anatomie du cerveau, en nous montrant les organes comme des cônes prolongés de la moelle allongée à la surface du cerveau, nous apprend que déchirer la surface de l'organe, emporter sa base, n'est pas l'anéantir ; que par conséquent alors on ne peut se flatter d'avoir détruit la faculté dont il est le siége ; elle nous dit que l'étendue de ces organes est encore indéterminée ; enfin que le cerveau étant double, il faudrait faire porter à la fois la lésion sur les deux côtés pour pouvoir se flatter d'avoir atteint réellement le siége d'une faculté. Les expériences sollicitées par l'académie de Dijon ne pouvaient donc avoir aucun succès, puisque tant de causes concouraient à en rendre les résultats illusoires. L'observateur éclairé doit noter les dérangemens survenus dans les facultés par suite des lésions accidentelles du cerveau, mais non chercher à les reproduire.

Il est hors de doute cependant que si l'on pouvait opérer la destruction complète d'un organe, on arriverait à faire entièrement cesser la faculté qui en émane. Nous perdons entièrement, même le souvenir d'une faculté, lorsque depuis long-temps nous en sommes privés. Un homme, devenu aveugle, perd, après un long espace de temps, toutes les idées relatives à la lumière ainsi qu'aux couleurs. A la perte des yeux a correspondu dans le cerveau le rétrécissement, l'atrophie de l'organe des couleurs : il n'a donc plus aucun moyen, ni de se procurer la perception de couleurs, ni d'en avoir le souvenir, ni même à la fin de s'en fournir la représentation. Les mots de lumière et de couleurs finiront par devenir vides de sens pour lui, faute de pouvoir les rapporter à des objets dont il a les images.

Quel était donc le dernier moyen qui restât au docteur Gall pour établir avec quelque certitude les organes qu'il croyait avoir découvert dans l'homme?c'était de déterminer avant tout quelles facultés lui étaient communes avec les animaux, et ensuite de mettre leurs crânes en parallèle.Le même organe devait occuper les mêmes places dans les uns comme dans les autres;cette vérité était incontestable : l'analogie la fondait sur trop de probabilités pour que l'on pût tenter de la révoquer. Le cerveau pouvait-il être excepté seul de cette constance que la nature avait suivie pour les organes des fonctions proprement dites ? Or, n'y a-t-il pas une constance invariable dans les rapports de position et de fonctions du foie des animaux, par exemple, à celui de l'homme ? la nature avait-elle donc interrompu brusquement sa marche ?

Mais si l'homme ressemble par tant de traits aux autres animaux, on ne peut dire cependant qu'il soit lui-même un *animal* : il partage, à la vérité, avec les animaux, un certain nombre de facultés ; mais il en a reçu quelques-unes d'un ordre tellement supérieur, qu'il en est par elles tout à fait distingué : aussi est-ce dans ce sens que l'on doit dire que *l'homme est un animal continué*. Cette expression n'a donc rien qui dégrade l'homme, puisqu'elle montre ses titres de supériorité, en même-temps qu'elle exprime ses analogies avec le règne animal.

L'homme se distingue sur-tout des animaux par les dispositions qu'il a pour la morale, la théosophie, par les moyens à l'aide desquels il discerne le bien du mal ; de telle sorte qu'il découle de ces avantages la *rationabilité*. Par elle, l'homme devient entièrement responsable de ses actions. Ces différences, toutes puissantes qu'elles sont, ne peuvent empêcher de reconnaître que les animaux, avec les mêmes sens, soient capables de déterminations semblables. L'examen comparé des facultés communes aux hommes et aux animaux est d'autant plus utile, que ceux-ci ne les déguisent pas. Ils s'abandonnent entièrement à leurs penchans : l'homme, au contraire, emprunte un nouveau visage des circonstances qui l'entourent. Les considérations tirées de la morale, de l'intérêt, et mille autres pareilles, lui font une loi de se présenter journellement sous des formes qui lui sont étrangères.

Qu'il soit question, par exemple, de l'organe qui nous donne le penchant à la musique. L'homme peut être entraîné vers une direction toute opposée par son éducation et ainsi étouffer jusqu'au germe de ce penchant : au contraire, un oiseau capable de saisir les rapports des tons, de les coordonner, s'abandonnera à cette disposition, tellement même que, chez lui, *la possibilité* peut être prise pour *l'action ;* ce qui est à peu près le cas de l'homme pour lequel l'éducation n'a pas multiplié les motifs.

La découverte des organes devait nécessairement mener le docteur Gall à leur assigner un ordre invariable : cet ordre est aussi celui de leur nécessité. En vain l'homme met son intelligence au plus haut rang des choses créées ; en vain il affecte un orgueilleux dédain pour tout ce qui le rapproche des animaux ; c'est par là cependant qu'il tient plus particulièrement au reste du système de l'univers, et c'est là qu'il faut le prendre d'abord pour donner la mesure de son élévation. C'est donc par les penchans qui lui sont communs avec les animaux qu'il faut en commencer l'histoire. Le premier but de la nature, en fondant des espèces, fut de veiller à leur perpétuité ; la propagation est donc le vrai point de départ ; le second fut d'assurer la vie de ceux qui étaient appelés à remplacer ceux qu'enlèvera la vie elle-même; le troisième, d'assurer les relations des êtres avec tout ce qui les entoure, ou de les rendre propres à l'éducation, etc. Il faut donc commencer l'énumération des organes par celui de la génération, et s'élever par degrés jusqu'à celui qui nous donne la faculté de saisir les rapports de la morale et de la religion. Telle est, en effet, l'ordre que suit le docteur Gall dans ses cours; et telle sera aussi la marche que je tiendrai dans leur exposition (1).

---

(1) Le docteur Bischoff a cru que la marche suivie par le docteur Gall était défectueuse, et il a essayé de lui en substituer une autre, que je crois moins propre encore à donner une idée claire du rapport qui lie les organes.

Je conviendrai néanmoins que, les trois premiers organes exceptés, les autres paraissent peu susceptibles d'une méthode naturelle; au moins l'enchaînement n'est-il plus aussi facile à saisir.

Nota. Ce serait peut-être ici le lieu de décrire le cerveau, et avec lui le système nerveux; mais cette description, toute avantageuse qu'elle pourrait paraître aux yeux du savant pour l'histoire des organes, ne s'y rattache que faiblement, et aurait ainsi les inconvéniens d'une longue digression. J'ai donc préféré la reporter à la fin de ce Traité.

CHAPITRE X.

Organe de l'amour physique (1).

(Planche Ire. N°. 1 des figures 1 et 4).

Avant d'entrer dans l'histoire particulière des organes, il me reste quelques considé-

(1) A mesure que j'exposerai les organes découverts par le docteur Gall, je présenterai les difficultés dont le plus grand nombre me paraît susceptible, et je résumerai à la fin les objections que l'on peut faire contre eux, par où j'espère montrer que leur admission est au moins prématurée.

Tous les faits cités par le docteur Gall méritent une grande attention, et ne peuvent déterminer un jugement que lorsqu'ils auront été suffisamment vérifiés. Un grand nombre d'entr'eux est si extraordinaire, que l'on doit s'étonner qu'un seul homme ait assez vu, pour cumuler tant d'observations, réunir tant de matériaux. C'est là le fait des inventeurs, ils fixent sur une classe de choses une attention toujours soutenue, et s'enrichissent de faits innombrables, et même souvent si singuliers, qu'il semble qu'eux seuls les rencontrent.

Il faut donc recommencer toutes les observations du docteur Gall, s'approprier sa doctrine, et remonter

rations

rations générales à présenter en formes de corollaires.

1°. Chaque faculté a un organe dans le cerveau.

2°. Chaque organe a la forme d'un cône ou d'une pyramide, dont le sommet se rapproche de la moelle alongée, et la base concourt à former la surface du cerveau.

3°. La base de chaque organe participe à son développement général, et fait une saillie proportionnée sur le crâne.

4°. Chaque organe est comme la puissance législative, à laquelle sont subordonnés nos organes extérieurs.

5°. Les opérations de l'ame ne sont pas aussi secrètes qu'on l'a pensé, puisqu'elles impriment au cerveau des nuances de développement proportionnées à l'énergie de l'organe qui les dessert.

6°. On peut déterminer quelles parties du cerveau sont assignées aux diverses facultés

---

des faits qui l'appuient aux raisonnemens qui en sont l'édifice même ; et déterminer ainsi si les choses qu'il est impossible de démontrer physiquement sont assez rigoureusement déduites pour mériter que l'on s'y arrête.

de l'intelligence, en remarquant quelles saillies du crâne coïncident rigoureusement avec certaines qualités, et quels enfoncemens en suivent la privation.

7°. Les organes, départis aux facultés correspondantes dans l'homme et dans les animaux, doivent occuper les mêmes places, en vertu de l'unité du plan qui règne dans toutes les parties du système animal.

PREMIER ORGANE.

Organe de l'amour physique, ou de la propagation, ou de la copulation.
(N.° 1.er des figures 2 et 4).

Le cervelet est la partie du cerveau que le docteur Gall assigne à cette fonction dont nous avons démontré l'importance aux yeux de la nature.

On se demandera nécessairement comment le docteur Gall a pu placer dans le crâne un organe pour une fonction à laquelle la nature en a déjà préparé une classe nombreuse. Mais si on se rappelle le corollaire no. 4, on verra que ces organes nous seraient inutiles, si nous n'avions une disposition qui en déterminât l'usage; cela même prouve qu'il n'a pu être découvert par suite d'un raisonnement métaphysique; aussi l'observation en a-t-elle seule tracé la situation et les usages.

Déterminés à ne pas recevoir dans le cerveau un organe exclusivement destiné à la propagation, quelques-uns ont objecté qu'un semblable organe devrait se retrouver dans tous les animaux, même dans tous les végétaux susceptibles de reproduction. Cette comparaison de la propagation, avec la fructification des plantes, est fausse, en ce que la reproduction, dans les plantes, est le produit de la vie organique seule; qu'elle n'est ni accompagnée de penchant, ni dictée par une volonté. On remarque à peu près la même chose dans les animaux sans système nerveux apparent, sur-tout les polypes. La vie végétale semble aussi faire chez eux tous les frais de la reproduction. Il pousse sur l'animal des espèces de fruits ou germes qui, en se détachant, forment des animaux semblables; ou bien on obtient le même résultat en les coupant en morceaux comme une branche, chaque tronc devenant dès-lors un animal semblable et isolé.

Mais à mesure que les animaux se perfectionnent, leurs moyens de reproduction sont moins variés, plus uniformes; et le plaisir d'obéir à un penchant garantit aux espèces leur perpétuité.

La reproduction, devenant donc en quelque sorte une qualité de la vie animale, devait avoir son organe essentiel dans le cerveau. Aussi voit-on que cette fonction semble tenir le milieu entre les deux vies ; et que de même son organe paraît placé sur les limites des deux systêmes nerveux, puisqu'il n'éprouve pas les dégradations des nerfs de l'intelligence.

Une femme, chez laquelle le penchant à l'amour physique se montra de très-bonne heure, et avec beaucoup de vivacité, étant devenue veuve, éprouva des accès de nymphomanie (1) accompagnés d'opisthotonos. Le docteur Gall, en portant alors la main à la nuque de cette femme, où elle se plaignait de sentir une tension vive et une chaleur brûlante, fut étonné de la trouver effectivement plus chaude, et sur-tout beaucoup plus grosse

---

(1) La nymphomanie est l'état d'un individu porté irrésistiblement vers la propagation par l'excitation du cervelet, ou par l'irritation des parties extérieures de la génération.

que de coutume. Cette remarque éveilla son attention, et il étendit ses recherches sur les animaux. Il ne tarda pas à s'apercevoir que les étalons, les taureaux avaient la nuque beaucoup plus forte que les animaux de même espèce et châtrés. Il vit sur-tout que l'on choisissait de préférence ceux de ces animaux en qui la partie postérieure du col était très-développée, les oreilles fort écartées. Ces considérations l'amenèrent bientôt à penser que la partie correspondante du cerveau recélait quelque organe intéressé à la propagation. Ses doutes se transformèrent en certitude, lorsqu'il eut confronté le crâne d'un homme qui fut toute sa vie continent par défaut de penchant, avec celui d'un homme médiocrement enclin à l'amour, et enfin avec celui d'un libertin très-voluptueux. Les bosses occipitales inférieures, celles qui recèlent le cervelet, suivaient exactement dans leur développement sur les trois crânes les proportions de l'attrait qu'avait eu le sexe sur chacun de ces individus. Il fallait donc accumuler de nouvelles preuves pour fortifier cette présomption, *que le cervelet était l'organe de l'instinct de la propagation*, et lui faire acquérir un degré assez marqué de certitude.

9...

Les observations suivantes paraissent propres à atteindre ce but.

1.° Les organes sont d'autant plutôt formés dans la classe des êtres, qu'ils sont plus nécessaires. Le besoin de produire la faculté générative était tel, que le cervelet devait être un des premiers formés.

2.° Les animaux qui se propagent par divisions n'ont aucune trace de cervelet ; (1) mais on découvre les élémens du cerveau ou du cervelet aussitôt qu'il y a copulation.

3.° Le cervelet, de peu de volume chez les enfans, se développe dans la suite des âges dans une proportion constante avec le penchant pour le sexe. C'est lui qui, chez quelques enfans, produit les érections, même un attrait décidé pour le sexe, avant la sécrétion de la semence. Mais ce développement n'est pas toujours aussi précoce. Le cervelet reste généralement comme engourdi jusqu'à l'époque qui présage la puberté. Alors il suit une marche très-rapide et conforme à celle du larynx. Néanmoins il n'a atteint son entier

(1) Cette preuve n'est pas concluante, puisque nos instrumens ne nous permettent pas de suivre l'organisation dans ses dernières subdivisions.

développement que vers l'âge de vingt-cinq ans. Rien n'est plus certain que de mettre en parallèle l'état physique du cervelet avec nos qualités pour avoir une idée de son influence. D'abord indifférent, l'enfant ignore la valeur des sexes ; bientôt naît l'intérêt, puis le désir, et successivement l'inclination et le besoin. Son développement excessif amène la passion.

Observons ici qu'il faut un grand nombre d'expériences pour tirer quelques résultats positifs du parallèle du cerveau avec le cervelet, à cause des variations considérables de volume du cerveau ; ainsi il peut peser tantôt quatre livres et d'autrefois deux seulement, sans cesser d'être bien conformé.

4.° La protubérance que le cervelet détermine sur l'occipital est toujours proportionnée au volume de cet organe. Cet os est peu développé, étroit et comme conique dans l'enfant. Dans l'homme il est large, présente une surface bombée et fort étendue.

5.° Le cervelet se développe plus promptement, et en général plus fortement, chez l'homme que chez la femme. La différence est même sensible chez les enfans, où le cervelet d'un garçon de cinq ans surpasse en grosseur celui d'une fille de douze ans.

6.° La dimension plus grande de l'os occipital augmente la surface sur laquelle s'insèrent les muscles du col, de manière que la grosseur de la nuque en dépend, plus que de la force générale de l'individu, à laquelle on l'a jusqu'ici rapportée.

On a objecté que ce développement extrême de la nuque tenait à la force des muscles ; mais chez deux animaux d'un volume égal, l'un châtré, l'autre entier, la nuque ne diffère pas moins.

7°. Le docteur Gall (1) a eu plusieurs occasions de vérifier que la nuque était très-forte chez des enfans de douze ou treize ans,

---

(1) Le docteur Gall cite les bustes d'Epicure comme présentant l'exemple d'une nuque très-développée. Mais on peut observer ici que les artistes n'ont vu dans cette conformation qu'un des caractères de la force musculaire générale. C'est dans ce sens qu'ils ont donné au col de leurs statues d'Hercule un volume presqu'aussi grand que celui de la tête elle-même.

On doit se défier beaucoup de ces ressemblances des statues ou bustes, sur-tout lorsque l'on peut assurer un organe par autant d'exemples.

enfermés pour leur abandon prématuré à la débauche. Il a fait la même observation sur plusieurs hommes renfermés dans les prisons de la Hollande, pour avoir eu des goûts infâmes, (cela ne doit s'appliquer à ceux qui ont éprouvé cet excès de dépravation par suite de l'isolement absolu des sexes).

8°. Les petites-maisons lui ont présenté un cas analogue. C'est celui d'hommes dont les facultés intellectuelles ont été diminuées ou même anéanties par l'effet d'un entier abandon à l'onanisme. Sans nier que la perte trop excessive de la semence puisse influer sur le moral de l'individu, il pense que ces cas doivent être interprétés autrement. Chez tous ceux qu'il a remarqués, une nuque très-forte annonçait un développement très-grand de l'organe de la propagation, et la tête présentait des vices de conformation, le front sur-tout était déprimé. Comment faut-il donc envisager ces individus? comme des imbécilles, qui, n'ayant pas un assez grand développement des organes antérieurs, ne peuvent concevoir les motifs que fournissent l'éducation, la morale, sur-tout la réflexion, et résister au penchant qu'excite en eux l'organe de la propagation très-actif. Chez ces individus, la masturbation est donc l'effet de l'idiotisme de conformation, et non par leur stupidité la suite de l'onanisme. Remarquons cependant que ces causes s'enchaînent ensuite tellement, que l'une fortifie l'autre de plus en plus.

C'est le cas de ceux des cretins qui sont abandonnés à la masturbation ; car cela ne se rencontre pas chez tous. Ces idiots ont, ou le cerveau très-peu développé en avant, ou cet organe très-distendu par l'eau qu'il contient, de sorte qu'alors il y a, d'une part, le peu d'action des organes antérieurs qui ne corrigent pas les penchans(1) ; de l'autre, l'action persistante du cervelet qui est presque le seul des organes du cerveau qui ne soit pas lésé. C'est donc à tort que l'on a regardé l'hydrocéphale comme excitant à l'amour, et que l'on a rapporté à cette cause le penchant irrésistible de quelque cretins. On voit des sujets hydrocéphales qui n'ont nullement ce penchant.

---

(1) Il y a ici entre les causes et les effets un enchaînement tel, qu'il est bien difficile de savoir lequel des deux ou du peu de développement des organes antérieurs, ou du trop d'action du cervelet,

9.° A mesure que le cervelet prend un développement plus grand, il est plus difficile de l'assujettir à la volonté, et il peut alors produire l'*idée fixe*, ou imprimer des couleurs propres au délire d'un maniaque. Le docteur Gall a trouvé la nuque très-forte chez les hommes à délire érotique enfermés dans les petites-maisons. Ce cas était particulièrement celui d'un homme de soixante ans qui se croyait le mari de plusieurs femmes.

Ces hommes n'étant capables, ni de saisir des motifs, ni d'aucune réflexion, n'ont aucun moyen pour résister au penchant qui les excite, et y sont abandonnés irrésistiblement comme des animaux.

Mais que l'on ne conclue pas de là que par cela même que nous avons dans le cerveau

---

préexiste dans les individus abandonnés à cette malheureuse habitude. On sait combien toutes les causes énervantes, sur-tout celles qui dépensent beaucoup de semence, portent une action prompte et étendue sur les facultés intellectuelles.

Dans tous les cas, il faut redoubler les moyens capables de faire sentir des motifs, en même temps que l'on s'efforce d'engourdir l'organe trop développé ou le cervelet.

un organe consacré à l'instinct de l'amour physique, nous sommes entraînés par lui sans pouvoir résister. L'observation la moins attentive suffit pour renverser cette objection. Tous les hommes éprouvent un penchant décidé pour le sexe, et tous cependant ne s'y abandonnent pas. Ce penchant prend d'autant plus d'empire que la volonté le comprime moins par les motifs. Aussi à mesure que les moyens d'apprécier les motifs diminuent, l'homme a moins de force pour résister. C'est le cas de celui que le vin excite. D'une part, il ne combine plus aussi bien les motifs, et de l'autre, il augmente l'excitation de ses organes.

Quelques considérations, prises dans les animaux, établissent un nouvel ordre de preuves.

Parmi les animaux, le cervelet est plus développé chez les mâles que chez les femelles. Il n'y a aucune exception à cette règle du roitelet au casoar parmi les oiseaux, de la musaraigne à l'éléphant chez les mammifères (1).

(1) Je ne voudrais pas affirmer que le penchant à l'amour physique fût généralement plus fort dans

Le cervelet de l'homme l'emporte aussi sur celui de la femme d'environ un septième; mais cela subit des exceptions basées sur notre manière de vivre, et la facilité que nous donne la vie sociale, d'augmenter ou d'énerver nos penchans et avec eux les organes qui y sont affectés. J'ai déjà fait remarquer que les exceptions sont d'autant plus nombreuses que les espèces sont plus élevées. On n'en voit aucunes dans les dernières classes, à cause du peu d'étendue de leurs facultés. Aussi ne peut-on que difficilement rapprocher dans l'homme la possibilité d'un acte avec l'acte lui-même.

Mais les animaux peuvent se ranger sous le rapport de la reproduction en trois classes ainsi caractérisées. Dans la première classe, je

---

les mâles que dans les femelles. J'excepte de cette discussion l'espèce humaine dont je ne parle pas ici, autant par bienséance que parce qu'il est trop difficile de distinguer ce qui est l'effet d'un penchant de ce qui est produit par nos idées sociales, nos mœurs, etc. Mais est-il bien certain que la chatte ne soit pas plus ardente à l'acte de la reproduction que le mâle ? Ne le fallait-il pas même pour qu'elle pût supporter la douleur que cause l'accomplissement de l'acte dans toute cette classe des *feles* ?

place les espèces dans lesquelles le mâle peut engendrer toute l'année, tandis que la fécondité de la femelle est assujettie à des périodes : le chien est dans ce cas. Je comprends, dans la seconde classe, les espèces très-nombreuses chez lesquelles le mâle et la femelle sont également assujettis à des périodes : le renard. Enfin nous pouvons placer l'homme seul dans la troisième classe (1).

Or, si le cervelet est vraiment l'organe législatif du penchant à la propagation, si c'est à lui que les animaux doivent cet instinct si puissant qui les maîtrise tous, ce même or-

---

(1) Cette classification est ingénieuse et appropriée aux penchans des animaux pour la génération ; celle dans laquelle les deux sexes sont également féconds dans tous les temps de l'année.

On voit que la nature a été plus ou moins généreuse dans la manière dont elle a distribué la fécondité, mais qu'elle a toujours placé l'homme dans une classe distincte.

En vain quelques naturalistes se sont efforcés de voir en lui un animal ; leurs travaux n'ont servi qu'à montrer que l'homme avait tout ce que possède l'animal, mais seulement comme des matériaux destinés à soutenir cette intelligence si belle, image de l'ame du monde, dont elle semble émanée, et que seul il possède parmi tous les êtres de la création.

gane doit être dans des degrés divers de développement, suivant la faculté de l'animal. C'est aussi ce qu'a remarqué le docteur Gall, comme je vais l'expliquer.

Dans les animaux où le mâle est constamment propre à la génération, l'action continuée de cet organe devait augmenter son volume, et le faire différer sensiblement de celui des femelles de même espèce. L'autopsie est conforme à ces premières données.

Dans les animaux de la seconde classe, le cervelet doit être uniformément moindre chez le mâle et chez la femelle, puisque ces organes passent un long temps dans le repos, dans un engourdissement absolu. Aussi le cervelet diffère-t-il moins entre les deux individus de ces espèces.

Le même rapprochement dans le volume du cervelet devaît aussi s'observer dans l'espèce humaine, puisque les deux individus y jouissent des mêmes avantages sous le rapport de la fécondité.

Dans quelques cas, le cervelet de la femme est d'un volume plus grand que celui de l'homme. Cela se voit sur la tête d'une femme abandonnée à la plus grande débauche, même dans un âge avancé. Cette exception n'infirme cependant pas la règle générale. Elle montre seulement ce que peut l'éducation, la vie sociale, pour activer nos penchans, au point d'intervertir l'ordre naturel, et changer les proportions générales de nos organes.

Mais on a fait au sujet des animaux de la seconde classe, et des femelles de la première, une objection, qui semble très-forte d'abord. On a demandé comment ce même organe pouvait tantôt commander un penchant aussi violent, et tantôt demeurer assoupi pendant plusieurs mois. Si ce que j'ai déjà dit de l'excitation des organes du cerveau ne semble pas suffisant pour résoudre cette difficulté, ne pourrait-on pas admettre qu'au moment du rut, le cervelet se gonfle, prend plus d'ampliation, et alors devient plus actif? Quelques indices portent le docteur Gall à admettre cette opinion comme vraisemblable, mais appelant une nouvelle série d'observations. Ne sait-on pas que, dans les animaux asservis à des périodes, il se fait, à l'époque du rut, un développement très-rapide des testicules, du larynx? Ces parties ne semblent-elles pas s'atrophier de nouveau, lorsque l'automne a exilé loin d'eux les plaisirs de l'amour? On sait d'une manière

nière avérée, qu'au moment, où le cerf, animal alors très-fougueux, entre en chaleur, la nuque ainsi que le col se gonflent, et s'échauffent. Pourquoi la même chose n'aurait-elle pas lieu pour le cervelet? Objecterait-on encore que les os empêcheraient son développement, lorsqu'il est certain qu'en quinze jours ils peuvent en éprouver un beaucoup plus grand que celui qui serait nécessaire (1)?

Il semble que l'on puisse tirer de nouvelles inductions de la considération du cervelet dans les animaux ovipares. Le cervelet, qui, dans l'homme, et dans les mammifères, est composé de deux portions latérales adossées, se simplifie dans cette classe d'animaux; il semble réduit à ses plus simples élémens, ramené à ce qui est indispensable pour qu'il serve encore à solliciter l'œuvre de la propagation. Ses deux lobes ont disparu. Sa partie

(1) Ce qui arrive pour les organes du corps ne peut-il pas expliquer ce qui se passe ici, sans chercher une ampliation peut-être impossible de l'organe? L'action des seins, celle de la matrice, ne peuvent-elles pas être suspendues pendant un temps bien plus long, sans que ces organes cessent d'être propres à remplir les fonctions auxquelles ils sont destinés?

moyenne seule, connue sous le nom de *processus vermiformis*, se retrouve chez eux (1). Ne devons-nous pas conclure de là, que si le cervelet est l'organe de la génération, les parties moyennes en sont les plus essentielles ?

Il se présente encore une difficulté relativement à ces animaux ovipares ; c'est que quelques-uns semblent, en certain temps, être de vrais ovipares, tandis qu'en d'autres circonstances, ils sont des vivipares. Cela tient seulement à ce que les petits restent quelquefois assez long-temps dans le ventre de la mère pour y éclore, ce qui n'a pas toujours lieu.

C'est aussi à cause de cette disparution des

---

(1) Je n'entends pas bien pourquoi l'organe du penchant à la copulation serait différent, et sur-tout moindre dans les ovipares que dans les animaux vivipares. Y a-t-il une différence réelle entre la génération ovipare, et celle dans laquelle le fœtus sort vivant du sein de sa mère ? Dans ce cas, il me semble que la différence devrait porter seulement sur la femelle, puisque les différences n'ont lieu qu'à son égard. Quels animaux sont plus ardens que les moineaux, les coqs, les pigeons, etc. ? Pourquoi une fonction aussi active ne serait-elle pas exercée par un organe également développé ?

lobes du cervelet que les oiseaux ni les amphybies n'ont pas de pont de varole (1).

De toutes les preuves alléguées jusqu'à présent pour établir que le cervelet est l'organe de la propagation, il n'en est aucune qui doive porter une conviction plus intime que celles qui me restent à exposer.

Castration. Ses effets. Les animaux châtrés ont la nuque très-étroite, mince et peu proportionnée au reste du corps; les oreilles sont plus rapprochées. Ces effets doivent être attribués à un moindre développement du cervelet, qui nécessite une moindre ampliation de la partie postérieure et inférieure du crâne. L'amputation des ovaires produit le même effet sur les femelles. C'est une chose digne de remarque que cette diminution de la nuque, par la séparation des organes qui exécutent la fonction reproductrice.

La castration ralentit le développement du cervelet, le jette dans une sorte d'atrophie, ou au moins l'empêche de ressentir cet accroissement que l'âge amènerait en lui. Il reste dans l'état où il se trouvait au moment de l'opération. Par-là, on explique d'où vien-

(1) *Voyez* Partie Anatomique.

nent les désirs, le penchant dans ceux qui ont été castrés après leur entier développement, tandis que ceux qui ont été privés de très-bonne heure des organes sexuels n'en éprouvent jamais.

Ce cas serait celui de tous les eunuques sans distinction d'âge, si le penchant pour le sexe, les érections, le plaisir étaient produits par l'excitation des testicules ; leur extraction n'en laisserait subsister aucunes traces.

On a attribué ces penchans, qui restent aux eunuques châtrés dans un âge déjà avancé, à l'irritation que produit la liqueur de la prostate ; mais cette humeur, sécernée dans un temps où il n'y a pas encore de penchant, ne peut causer autre chose que de simples titillations dans le canal ; elle est plus abondante chez le vieillard qui n'a plus ce penchant pour le sexe (1).

Ces assertions sont du plus grand poids ; elles montrent l'action puissante de la castration sur le cervelet, et indiquent par là

(1) Le penchant pour le sexe semble être quelquefois indépendant des organes de la génération, auxquels il serait subordonné, s'il n'y avait dans le cerveau un autre organe qui en est le véritable siége. Toutes les

même une corrélation intime entre ces deux classes d'organes. Mais quel triomphe, lorsque l'on peut renverser l'ordre des propositions, et arriver au même but en suivant une route opposée ! Peut-il alors rester quelques doutes ? Voyons donc s'il est des moyens d'anéantir les organes sexuels sans les mutiler ; voyons si la nature, si l'art ne peu-

---

recherches pour découvrir la matrice chez une jeune femme de vingt-un ans, dont parle M. Cailliot (Mémoires de la Société Médicale d'émulation de Paris), furent vaines. On put même se convaincre qu'elle n'existait pas. Cependant elle éprouvait un penchant très-marqué pour l'acte de la propagation. Le docteur Gall a recueilli une semblable observation sur une femme de Vienne.

Mais il ne faudrait pas se hâter de conclure de là que les organes génitaux sont tout-à-fait étrangers aux penchans. Je regarde les ovaires comme les vrais organes génitaux de la femme. La matrice est active, sans doute, dans ce cas, mais elle accomplit l'acte auquel les ovaires ont la première part.

Le docteur Gall peut-il faire usage de ces faits pour établir la priorité du cervelet dans la production du penchant, puisqu'ils prouveraient contre lui s'ils avaient quelque valeur ? Car alors il devrait y avoir atrophie du cervelet comme dans la castration du premier âge.

vent pas opérer une vraie castration en sens inverse.

Tout ce qui touche à l'intégrité du cervelet en détruit le mode de vie, porte son effet sur les parties sexuelles ; beaucoup d'exemples le prouvent. Ces lésions peuvent même ne pas atteindre l'organe lui-même, mais se borner aux tégumens, aux os, ou aux parties accessoires qui l'entourent (1).

Dans les animaux châtrés, les cornes prennent une autre forme, et se développent davantage ; au contraire, lorsqu'un cerf a été blessé aux testicules, son bois se contourne, devient irrégulier, et paraît malade ; il s'y forme des excroissances, il devient spongieux ; la même chose arrive au chevreuil (2). Lorsqu'un cerf a été châtré, son bois ne tombe plus annuellement.

D'un autre part, si l'on coupe le bois d'un cerf deux ou trois semaines avant le rut, il

(1) Ces faits, empruntés à l'anatomie comparée, sont de la plus grande force s'ils sont avérés. J'ignore où en sont consignés les résultats, et je pense qu'ils méritent d'être répétés par les naturalistes éclairés que possède la France.

(2) Je ne sais si ces mutilations, que les Hottentots savent si adroitement varier sur les cornes de leurs

peut bien encore couvrir la femelle, mais il n'est plus apte à produire. Il faut cependant en excepter le cas où il est abondamment nourri.

On sait que les blessures derrière les oreilles rendent la semence inféconde. Hippocrate paraît avoir observé ce cas, puisqu'il l'a mentionné d'une manière aussi expresse (1). Ce qu'a dit Hippocrate de l'effet des blessures, est confirmé par les observations suivantes.

Pendant le séjour que le docteur Gall fit

---

bestiaux, influent sur leur aptitude à la génération; je doute même que ces peuples n'eussent pas abandonné ces pratiques s'ils en avaient observé de mauvais effets (*Voyez* le Vaillant, Voyage en Afrique).

(1) C'est sur-tout dans son Traité intitulé *de Genitura*, qu'il a dit : *Qui retrò aures sectionem experti sunt, ii Venerem quidem exercent, verùm semen paucum, imbecillum et infœcundum emittunt* (Foës, sect. 3, page 232, Genève, 1657).

Il semble en donner l'explication dans le Traité *de Aere, Locis et Aquis*, sect. 3, page 232 : *Juxtà aures enim venæ sunt, quas si quis incidat, sectione sterilitatem inducunt.*

Mais je remarquerai ici que l'esprit de système tend à s'approprier tout ce qui lui est favorable, dans quel-

à Berlin, le chirurgien du roi de Prusse lui parla d'un officier chez lequel l'inflammation d'une blessure au cervelet se propagea aux parties extérieures de la génération.

M. Larrey lui a montré, à Paris, un homme de trente ans qui, à l'âge de dix-neuf

---

que lieu qu'il le trouve. Ceux qui voulaient déprécier Hippocrate avaient soin de citer cette assertion comme une preuve de son goût pour les choses vagues. Les médecins sages ne virent là, depuis vingt siècles, qu'une assertion sans fondement, et à laquelle il ne fallait pas s'arrêter. Aujourd'hui on accommode ce passage à l'esprit de la nouvelle doctrine. Que croire? Ne vaut-il pas mieux regarder, avec le savant *Coray*, la stérilité que procurait aux Scythes l'ouverture de ces veines, comme un simple résultat d'une saignée trop excessive, que comme interrompant le cours de la semence ? C'était mon opinion avant de connaître le rôle que l'on fait jouer à ces veines dans la fécondité. Pourquoi d'ailleurs ne pas répéter des expériences si faciles à tenter sur les maux, plutôt que répéter ainsi sur parole ?

Mais lors même que la saignée des veines qui sont placées près des oreilles (*juxtà aures*), amenerait la stérilité, il resterait encore à prouver que cet effet a dépendu du cervelet, quoiqu'il ait si peu de communication avec les veines des tégumens qui le recouvrent.

Ces remarques s'appliquent plus particulièrement encore aux observations rapportées aux pages 150 et 151.

ans, ayant reçu un coup à la nuque, vit peu à peu ses testicules et la verge s'atrophier et même disparaître. Cet homme a peu des caractères de la virilité, la voix est grêle et la barbe rare. Il remarque que les organes de cet individu commencent à reparaître.

M. Thouvenel lui a également raconté l'histoire d'un soldat qui, à la suite d'une blessure au cervelet, eut une atrophie des testicules (1).

Voilà donc des exemples aussi nombreux que concluans de la corrélation qui lie entre eux l'organe qui donne le penchant à la copulation et ceux qui en exécutent l'acte.

Nous pouvons y joindre encore un nouvel ordre de faits.

Assez souvent il y a inflammation des parties génitales avec délire érotique. Toutes les applications sur le lieu enflammé sont sans avantages. Fomentations, sangsues, tout est

(1) On savait déjà quels rapports unissaient le système sexuel avec les organes de la voix, avec la poitrine et le cerveau lui-même. On voit des exemples de ces communications dans la constitution pestilentielle, décrite au troisième livre des Epidémiques d'Hippocrate.

inutile. Que faut-il donc faire alors? envisager la maladie sous son véritable point de vue et ainsi diriger le traitement. Aussi ne faut-il regarder cette inflammation extérieure que comme consécutive à une inflammation du cervelet; c'est là qu'est le mal, et c'est sur cette partie que doivent être appliqués les remèdes. Ces inflammations s'observent le plus souvent dans les fièvres nerveuses. Les parotides peuvent aussi devenir le siége du transport de l'action trop vive du cervelet.

Différentes causes irritent sympathiquement le cervelet et les organes sexuels, et on peut voir cette sympathie se porter de l'un à l'autre. On applique un séton à la nuque à un jeune homme de douze ans attaqué d'ophthalmie chronique. Bientôt après, il est pris d'un priapisme causé par la transmission d'action du cervelet aux parties sexuelles. La suppression du séton fait seule cesser le priapisme(1).

---

(1) Il faut être bien en garde contre la facilité d'expliquer les sympathies d'après le système que l'on a adopté; aussi rien n'a-t-il plus varié que ces explications; les uns n'y ont vu que des anastomoses des filets nerveux; d'autres que des communications celluleuses (Bordeu); les physiologistes modernes n'y voient qu'un déplacement dans les forces vitales, etc.

Une jeune fille éprouve une fièvre scarlatine pendant sa menstruation. L'éruption est supprimée par une action extérieure. Les règles cessent, et la malade demeure folle. Un vésicatoire à la nuque rappelle les règles et la guérit.

J'ai déjà énoncé qu'un penchant ne pouvait avoir lieu par les seuls organes extérieurs; qu'ainsi l'oreille n'était pas ce qui fait le musicien, ni l'œil le peintre; qu'il fallait une disposition intérieure qui nous rendît susceptibles de saisir les rapports qui lient les choses extérieures à nous; enfin que c'était de là que naissaient nos dispositions. Cela s'applique à la propagation. Nos organes sexuels ne seraient que des instrumens inertes, sans le penchant qui les sollicite et nous en indique les usages.

Un médecin hollandais avait déjà fait des observations très-précieuses sur la sympathie qui lie les organes sexuels au cerveau. Déjà il avait reconnu que les personnes qui éprouvaient de la chaleur à la nuque avaient une affection des parties de la génération. Il avait remarqué aussi que, dans le cas de transport sur le cerveau de l'humeur laiteuse, une nouvelle grossesse faisait cesser les accidens. (1)

Tout ce qui irrite la nuque est un moyen d'agacer les organes de la génération. C'est à cette cause qu'il faut, dit le docteur Gall, reporter les érections, et même les éjaculations que paraissent éprouver les pendus par l'action de la corde sur la nuque (1). Le docteur Gall rapporte qu'en Angleterre les femmes très-débauchées, qui veulent exciter des désirs plus vifs chez les hommes énervés, les suspendent un moment, et arrivent ainsi au but qu'elles se proposaient (2).

De cette corrélation, que j'ai démontrée

---

(1) La médecine, fondée sur une physiologie qui reconnaît les forces vitales pour principes, n'admet plus, qu'avec beaucoup de réserve, les métastases tant accueillies par les anciens. Les transports de l'humeur laiteuse sont plus particulièrement réprouvés. On n'y voit qu'un déplacement dans l'irritation des organes; et les médecins de l'Ecole moderne regardent ces *laits* dits *répandus* comme des affections rhumatisantes auxquelles disposent l'état de grossesse et la lactation; temps pendant lesquels prédomine sensiblement le sytême lymphatique.

(2) J'ignore où a été puisée cette anecdote, qui ressemble d'autant plus à un conte, qu'outre l'idée révoltante qu'elle présente, on peut demander s'il

précédemment entre le cervelet et les organes de la génération, il découle une règle pratique d'une application utile à la médecine: c'est que dans le cas où l'une de ces deux classes d'organes est affectée, il faut porter toute son attention sur l'autre, et rechercher lequel des deux organes est idiopathiquement affecté, et doit être le lieu vers lequel on dirigera le traitement. Cela est applicable aux *satyriasis*, dont la véritable cause est souvent dans le cervelet. Après avoir inutilement tenté sur les parties extérieures de la génération les moyens topiques, on s'est quelquefois vu réduit à pratiquer la castration. Par là on a guéri les malades, mais à quel prix? et n'eût-on pu les soustraire à cette opération? Un prince allemand n'a été guéri d'un délire érotique que par l'amputation des testicules.

Il y a un ordre de mouvemens auxquels la volonté ni la réflexion ne semblent prendre aucune part: ce sont les mouvemens appelés *automatiques*. Cependant ils sont uniformes,

---

est beaucoup de femmes dont les forces physiques soient assez développées pour pouvoir ainsi suspendre un homme.

et toujours semblables chez tous les individus dans de pareilles circonstances. Cette constance n'indique-t-elle pas qu'ils ont une cause invariable? On a cherché à en déterminer la nature, mais en vain. Le docteur Gall croit l'avoir saisie dans l'action des organes du cerveau; aussi pense-t-il que les mouvemens automatiques sont toujours déterminés par le siége de l'organe qui les produit.

Envisagés de la sorte, les mouvemens mimiques paraissent au docteur Gall une nouvelle preuve de la réalité des siéges assignés par lui aux différens organes (1).

(1) Les physiologistes connaissaient déjà une partie des rapports qui lient le cervelet aux parties génitales; l'anatomie pathologique n'avait pas été consultée sur ce point, et ces soupçons reposaient seulement sur des faits empruntés à l'anatomie comparée. Ainsi, voyant le cervelet conserver un volume considérable, lorsque les hémisphères du cerveau s'atténuaient de plus en plus, on avait soupçonné qu'il tenait plus à la vie matérielle ou physique de l'animal qu'à sa vie intellectuelle.

J'ai rapporté, sans observations, les faits émis par le docteur Gall pour prouver ces connexions. Il faut attendre de nouvelles preuves; et l'on doit être assuré que l'attention des médecins, dirigée désormais vers ce but, ne manquera aucune des occasions offertes

Je renvoie, après l'exposition des différens organes, à traiter de la mimique de chacun d'eux (1).

---

par la Pathologie, pour vérifier ou pour rejeter ces assertions.

Il me semble que l'on *est assez fondé à admettre le cervelet comme organe législatif du penchant à la propagation, mais dans ce sens que l'on doit peut-être le regarder comme l'organe de l'énergie générale de l'individu, celui qui préside aux fonctions* autrefois *nommées vitales, et par elles à l'acte de la propagation.*

(1) Je me réserve alors de proposer mes doutes contre la réalité des mimiques. J'ai besoin auparavant de demander au docteur Gall comment il pense qu'agit un organe du cerveau sur les muscles implantés à la partie correspondante du crâne, ou, par une sorte de réaction, sur toutes les parties des corps; car je ne conçois pas de quelle autre manière un organe pourrait transmettre son action aux autres parties, et dicter une attitude toujours en rapport avec l'organe stimulant.

CHAPITRE XI.

Organe de l'amour maternel, ou du penchant pour les petits.

(Planche Ire. N°. 2 des figures 2, 3, 4).

Si l'on eût été peu tenté de regarder l'organe de l'amour physique comme ayant un siége dans le cerveau, parce que la nature semblait y avoir consacré un assez grand appareil extérieur, celui dont nous allons nous occuper paraît encore moins y devoir trouver un siége, parce que l'on est disposé à nier la réalité du penchant qu'on lui attribue. On croit que la tendresse qui rapproche la mère de ses petits, et lui dicte ces soins auxquels ils doivent de conserver la vie qu'elle leur a donnée, est un pur effet de nos sentimens, un résultat de la société; mais nous le considérerons bientôt dans sa véritable nature.

Le docteur Gall, accoutumé à juger les différences que présentaient les têtes, non plus dans leur conformation générale (car il avait reconnu le vide de cette méthode), mais seulement

seulement dans leur figure locale ou particulière, n'avait pas tardé à s'apercevoir que la tête de la femme, généralement un peu plus déprimée et plus resserrée en avant que celle de l'homme, en différait essentiellement par la manière dont elle se prolongeait en arrière (1). Cette saillie, placée à la partie postérieure, au dessous de l'angle de la suture lambdoïde, était formée par une ampliation des fosses occipitales supérieures. Cette saillie est quelquefois double, lorsque les deux hémisphères sont moins rapprochés. Elle est simple, lorsque leur prolongement les confond. Nous verrons la même chose arriver à tous les organes placés dans la ligne médiane.

(1) C'est donc une erreur grave de la part des artistes que de faire la tête des femmes plus ronde que celle des hommes; elle est, au contraire, plus allongée en arrière. Ce reproche n'est pas le seul que le docteur Gall fasse aux artistes de l'antiquité. Il trouve qu'ils ont souvent donné une trop petite tête aux femmes; et il assure que, dans les proportions de sa tête, si l'on pouvait vivifier la Vénus de Médicis, elle serait imbécille. Or, comme le beau ne peut être que la copie de ce qu'a fait de mieux la nature, il conclut de là que c'est s'en éloigner que de substituer des difformités aux formes les plus heureuses.

Or, puisqu'une partie du cerveau était ainsi allongée, elle devait nécessairement contenir une faculté plus développée. Quel était ce penchant ? L'exposé suivant nous montrera comment le docteur Gall en fit la découverte. Mais auparavant voyons quelle était la méthode de comparaison des têtes qu'avait adoptée le docteur Gall. Il plaçait sur une grande table une quantité de crânes pris dans plusieurs individus différens, et dans plusieurs espèces d'animaux. Il considérait attentivement ces têtes, et souvent pendant plusieurs mois, afin de découvrir quelle ressemblance les rapprochait. Aussitôt qu'il avait saisi un semblable rapport, il cherchait par quelle faculté les hommes et les animaux, chez lesquels il avait observé une conformation analogue, se ressemblaient.

Frappé d'abord de cette saillie considérable qui distinguait le crâne de toutes les femmes, il fut long-temps incertain de savoir de quelle faculté elle était l'organe. Comme on accuse généralement les femmes de vanité, il se demanda si ce ne serait pas l'organe législatif de ce penchant. Mais en réfléchissant bien, on voit que l'homme a autant ou même plus de vanité que la femme ; que seulement, lui donnant un but plus élevé, il lui assigne un nom plus noble, et le transforme en amour de la gloire. D'un autre côté, il remarqua cette élévation peu prononcée sur des femmes très-vaines. Ayant découvert cet allongement du cerveau chez les enfans, il lui vint en pensée que là, peut-être, résidait cette sensibilité si vive, cette susceptibilité nerveuse si grande, donnée à la femme et aux enfans. Mais était-il raisonnable d'assigner un siége particulier à une propriété générale du système nerveux? Ce ne fut qu'après plus de six ans de recherches et de réflexions qu'il aperçut la même saillie aussi très-prononcée chez les singes (1). La difficulté, sans cesser d'exister, prenait une autre forme, puisque l'on avait la certitude que cet organe était commun à l'espèce humaine et aux animaux, et qu'il fallait chercher une faculté qui leur fût commune. Et enfin, ce fut dans un de ses cours particuliers, qu'exposant à son auditoire la peine qu'il éprouvait de ne pouvoir découvrir la valeur d'un organe aussi

(1) Disons, par anticipation, que les femelles de singes aiment extrêmement leurs petits.

sensible, il lui vint tout à coup à l'idée qu'il pouvait bien être l'organe de la tendresse maternelle; il le proposa de suite à ses auditeurs, et de longues recherches ont confirmé cette pensée inattendue.

Mais établissons que l'amour maternel doit avoir un organe propre, parce qu'il repose sur un penchant inné.

Si l'on demande d'où vient cet amour que les femmes portent à leurs enfans, les réponses sont variées, et, par cela même, incertaines. Tantôt on l'attribue à l'amour-propre des femmes, d'autrefois au besoin d'allaiter, plus souvent à des sentimens moraux, etc.

Ce n'est point la vanité, puisque les animaux, qui n'en sont pas susceptibles, portent le même attachement à leurs petits. On n'est pas plus fondé à n'y voir qu'un produit du besoin d'allaiter; d'une part, à cause que beaucoup de femmes n'allaitent pas leurs enfans (beaucoup d'hommes, et un grand nombre de mâles chez les animaux partagent l'amour qui lie la mère à ses petits); de l'autre, parce que les oiseaux aiment également leurs petits, quoique l'allaitement n'ait pas lieu dans ces animaux. En troisième lieu, est-on plus près de la véritable raison, en l'attribuant aux sentimens moraux, ou aux lois religieuses qui en font un devoir? mais, outre que (comme je le démontrerai par la suite), les sentimens moraux ou religieux doivent avoir une cause première dans notre organisation, cet amour ne peut reconnaître ces causes dans les animaux pour lesquels elles n'existent pas.

Pour déterminer la nature réelle de ce penchant, interrogez une femme; elle vous répondra qu'elle est attachée à ses enfans par une force intérieure, qui ne dépend pas de sa volonté; qu'il lui semble qu'elle ne pourrait faire autrement.

Les réflexions suivantes vont achever de convaincre que l'amour pour les petits a son siége dans l'organisation, et qu'il est *inné*. On peut ranger dans trois classes tous les animaux relativement à leurs petits.

1.° *Espèces dans lesquelles la femelle et le mâle aiment également leurs petits.* Cela se voit sur-tout dans les animaux appariés, dans ceux qui vivent mariés. Le mariage est réellement une institution de la nature. On en trouve de fréquens exemples dans les animaux; car il ne faut pas regarder les animaux comme unis momentanément, et toujours pour un temps limité par le besoin que leurs petits ont d'eux. Au contraire, plusieurs passent leur vie ensemble, et souvent l'un des deux périt lorsque l'autre a été tué. On sait que les hirondelles, le rossignol, la cigogne, la fauvette, le renard et autres vivent dans une liaison durable. Ce sont toujours les mêmes couples.

2.° *Espèces où le mâle n'aime pas les petits.* Dans ces espèces, le mâle ne donne aucun soin aux petits, il les méconnaît; la mère seule veille à leur conservation. On peut citer comme étant dans ce cas le cheval, le taureau, etc.

3.° *Espèces dans lesquelles le mâle ni la femelle n'aiment leurs petits.* Ces animaux forment une classe bien nombreuse dans laquelle viennent se ranger les poissons, quelques insectes, et le coucou. On pourrait croire d'abord que c'est parce que les œufs des poissons ou des insectes n'ont aucun besoin de soins pour éclore, comme on le voit chez ces animaux qui les abandonnent; mais dira-t-on que ceux du coucou n'ont pas besoin d'être couvés? On sait que cet oiseau, après avoir pondu, va briser les œufs dans un autre nid et y porte les siens, auxquels les oiseaux prodiguent ensuite tous leurs soins. Le docteur Gall a même eu l'occasion de remarquer que tous les oiseaux s'empressent de nourrir un jeune coucou, comme il le vit lorsqu'il en élevait dans des volières remplies de plusieurs espèces à la fois. On a objecté que si le coucou ne couvait pas ses œufs, c'est qu'ayant l'estomac au ventre, il ne pouvait s'asseoir; mais il en faudrait dire autant de la bécasse, qui a cette même organisation, quoiqu'elle couve ses œufs.

Voyons si l'organisation suit les mêmes degrés que le penchant. La saillie que fait la partie postérieure du cerveau est plus sensible dans les femelles de la seconde espèce que dans celles de la troisième, relativement à leurs mâles respectifs. La saillie du cerveau en dessus et en arrière est bien sensible sur la tête d'un veau femelle mise en rapport avec celle d'un veau mâle, ainsi que sur deux têtes de chevreuil; mais nulle part cet organe n'est aussi remarquable que sur la tête du faisan argenté, qui aime tant les petits, qu'on l'emploie à en couver d'autres espèces (1). Le docteur Gall pense que cette diffé-

(1) Pourquoi le docteur Gall ne met-il pas en

rence de la saillie de cet organe sur la tête des oiseaux, suivant leur sexe, est assez prononcée pour faire toujours distinguer le mâle de la femelle, seulement en passant le doigt en travers sur la partie supérieure et postérieure de leur tête.

La différence est moins tranchée dans les animaux qui vivent mariés, les soins qu'ils donnent à leurs petits étant à peu près les mêmes.

L'homme est encore susceptible de plus de

---

opposition avec cette tête de faisan la tête du coucou, pour montrer qu'au lieu où celui-là présente une double élévation, le cerveau du coucou est tout-à-fait aplati ?

Je soupçonne même que les parties du cerveau des animaux, que le docteur Gall dit correspondre avec celles du cerveau de l'homme, ne sont pas toujours parfaitement les mêmes. Ici, par exemple, il me semble que, si l'élévation double que présente la tête du faisan n'était que l'élévation assignée dans l'homme à l'amour maternel, ou cet organe s'étendrait moins en avant, ou celui de la femme serait moins circonscrit. Mais où placerait-on vingt-cinq organes doubles dans le cerveau humain, si chacun y occupait proportionnément la même étendue que celui-ci dans le cerveau du faisan ?

différences. J'ai déjà dit que les espèces en présentaient d'autant plus qu'elles étaient plus élevées. Cela peut s'appliquer à l'organe de l'instinct pour les petits. On voit des hommes qui aiment beaucoup les enfans, et des femmes qui les repoussent. Malgré ces variétés, ou plutôt ces bizarreries, on peut admettre que, dans l'espèce humaine, l'homme et la femme aiment leurs enfans, mais avec des nuances, des degrés, à l'avantage de la femme. Cela se remarque déjà dans le premier âge, où une instigation innée leur fait trouver du goût à des jeux pour lesquels le garçon n'a aucun attrait; car il ne faut pas croire que les femmes aiment leurs seuls enfans. Ne voit-on pas les domestiques femelles leur prodiguer des soins que l'on ne pourrait obtenir des mâles? Les femmes qui n'ont pas d'enfans n'en adoptent-elles pas?

Voilà donc des raisons puissantes pour assigner au penchant vers les petits, un organe dans le cerveau. On a encore fait une objection contre ce penchant : on a dit que s'il était fondé sur l'organisation, on ne verrait pas les femmes aimer deux, trois, quatre de leurs enfans et en rejeter un autre; mais la même chose se voit à l'égard de tous les penchans.

Tous les hommes aiment les femmes, et cependant toutes les femmes ne plaisent pas au même homme. Nous aimons tous à manger, et cependant nous n'aimons pas tous les mêmes alimens, etc.

Mais, dira-t-on, attribuer l'amour maternel à un penchant basé sur l'organisation, c'est détruire le charme de la maternité, et ôter aux tendres soins d'une mère tout ce qu'ils ont de vertueux. Assurément une femme, qui prodigue ses caresses et ses soins à son enfant, ne peut croire qu'elle fait un acte de vertu, puisqu'elle ne fait que s'abandonner à une instigation naturelle; mais il y a vertu, lorsqu'une mère s'arme contre son propre penchant, contrarie les goûts de son enfant, immole ses propres plaisirs au bonheur de le rendre meilleur en lui-même, plus utile ou plus agréable à la société.

Les soins maternels deviendraient également une vertu chez une femme qui n'éprouverait aucun attrait pour ses enfans, si elle les soignait.

Remarquons encore que tous les penchans, si simples chez les animaux, se compliquent, se dénaturent chez l'homme, et souvent y paraissent avec des attributs différens. Cela tient à l'étendue de liberté morale dont il jouit, et à l'influence que les motifs peuvent exercer sur ses déterminations. Aussi toutes ces raisons, qui tendent à faire regarder l'amour pour les petits comme dérivé d'un organe physique, n'empêchent pas que dans l'homme il ne soit augmenté ou modifié par la morale, les sentimens religieux, le devoir, etc. L'amour maternel autrement modifié peut produire, peut-être, dans les enfans ou les petits, l'attrait qui réunit ceux-ci à leurs parens.

Les aberrations de ce penchant pour les petits coïncident avec les difformités qui surviennent à cet organe, de manière à lui servir de nouvelles preuves. On se rappelle que l'*idée fixe* ou *dominante* est produite par l'action trop énergique d'un organe qui, prenant sur toutes les autres facultés une supériorité marquée, les maîtrise ou même les anéantit, et commande bientôt à la volonté qu'il domine. Cela ne doit-il pas arriver également à l'organe de l'amour maternel ? Une femme, placée à l'hôpital de Vienne, se croyait toujours prête à accoucher de six enfans. N'était-ce pas une aberration du penchant pour les enfans, ou plutôt ce même penchant devenu trop puissant ? A sa mort on trouva que l'organe de l'amour maternel avait chez elle un développement excessif. Le docteur Gall fait voir le crâne de cette femme.

Ce n'est pas, dit le docteur Gall, une des moindres preuves de la réalité des fonctions assignées à cette portion du cerveau, que l'organe de l'amour maternel soit placé auprès de celui de l'amour physique, puisque l'un est destiné à conserver et protéger ce que l'autre a créé, et que tous deux sont le plus immédiatement liés à des choses physiques.

Maintenant que doit-il arriver lorsqu'il est trop peu développé ? Cette question mérite un examen approfondi, parce qu'elle a servi aux détracteurs de la doctrine nouvelle pour accuser le docteur de soutenir le crime en l'excusant.

On voit dans les maisons de force plusieurs femmes qui ont tué leurs enfans. Quelle peut être la cause d'une action aussi révoltante ? Quelles conditions rendent ce crime possible? Une fille est séduite, abusée, la honte l'accable de tous côtés, la maison paternelle lui est fermée, l'estime du monde lui est ravie. Dans cette affreuse position, quelle sera sa conduite ? Si l'amour maternel est très-fort chez elle, elle résistera à toutes les infortunes qui l'obsèdent, elle aimera mieux périr avec son enfant, lui sacrifier son honneur et sa vie, que de s'en débarrasser; mais si cet amour est moins pressant chez elle (car ce penchant n'est pas également fort dans toutes les femmes), et qu'elle puisse se soustraire, par sa mort, à l'infamie qui l'attend, elle tuera son enfant. Un moindre développement de l'organe, d'où naît ce penchant, ne sera donc pas la cause de l'infanticide, mais seulement un motif de moins pour qu'une femme, dans le cas précité, résiste aux circonstances qui semblent le lui commander (1).

---

(1) Malgré l'art avec lequel le docteur Gall cherche à éviter jusqu'à la moindre accusation de soutenir le crime, en lui donnant des raisons fondées sur l'organisation, on ne peut s'empêcher de remarquer ici qu'il n'est pas entièrement exempt de ce reproche. En effet, si une femme a moins d'amour pour son enfant, son organe maternel étant moins développé, elle sera déjà excusée en partie, au moins à ses propres yeux. Car je veux bien qu'un moindre développement de l'organe amène seulement un moindre amour; mais un développement nul, une sorte d'atrophie, doit entraîner une mère à l'indifférence, ou même à la haine, à l'éloignement pour ses enfans. Sans cela, l'observation, que j'ai citée, de Diechpen de Ham-

Sur vingt-cinq infanticides que le docteur Gall a vus dans différentes prisons, vingt-quatre avaient cet organe très-peu développé. Lorsqu'on lui montra la première, il dit de suite que cette femme ressemblait, pour la conformation, à *Marie-Anne* (c'était une domestique qu'il avait eue à Vienne; cette fille, quoique bonne et remplie de qualités, ne voulut pas se marier, dans la crainte d'avoir des enfans). Cette malheureuse avait fait périr son enfant de la manière la plus barbare.

Pour ne laisser aucun doute que les choses se passent ainsi, voyons à déterminer dans quels cas se commet ce crime. Ce ne sont jamais les filles publiques qui se portent à l'infanticide: pour elles, les circonstances ne sont rien; l'honneur, l'estime ne les forcent

---

bourg, au sujet de la musique (page 119), serait fausse.

Voilà donc une nouvelle raison pour s'affecter que la doctrine de Gall soit professée devant le vulgaire, puisque, même en admettant sa réalité, elle ne devrait être entendue que des hommes instruits. C'est ce qu'elle gagnera du temps (si toutefois elle en soutient l'épreuve).

plus à aucun sacrifice. Ce sont les filles les plus pudiques qui ont été le plus souvent accusées d'infanticide. L'infanticide n'est pas non plus le plus commun dans les grandes villes; là, au contraire, on en voit à peine quelques exemples. Quelle en peut être la raison ? Dans les grandes villes, une femme échappe à tous les malheurs qui fondent sur une fille abusée dans les campagnes ou dans les petites villes; de plus, les grandes villes offrent des asiles où les femmes peuvent accoucher; et ainsi elles n'ont aucuns motifs pour se débarrasser de leurs enfans. Ne devrait-on pas multiplier les lieux où les femmes pourraient accoucher en secret? ne serait-ce pas le moyen de diminuer le nombre des infanticides, et ce moyen ne serait-il pas mille fois plus salutaire que la loi qui prescrit des peines auxquelles on se flatte toujours d'échapper ?

Tel est l'ensemble des preuves qui établissent ; 1°. que l'amour maternel est un penchant inné ; 2°. que par conséquent il doit être fondé sur une organisation particulière du cerveau ; 3°. que cette organisation est la partie postérieure des hémisphères. Ces preuves sont loin d'être aussi concluantes que celles alléguées en faveur de l'organe de l'amour physique, mais le docteur Gall les croit suffisantes pour en établir la réalité (1).

---

(1) La question se divise ici en deux propositions bien distinctes.

1°. Les preuves rapportées plus haut suffisent-elles pour établir l'amour maternel comme un penchant fondé sur l'organisation ?

2°. Ces mêmes preuves sont-elles assez pressantes pour faire assigner à ce penchant la partie postérieure des hémisphères ?

C'est une des choses auxquelles je me rends le plus volontiers, que l'admission des penchans innés, en tant qu'on les regarde seulement comme des dispositions. Mais si j'approuve la première proposition, je suis loin de ne pas conserver beaucoup de doutes sur la localité de ce penchant. J'ai déjà dit que je ne voyais pas une similitude assez évidente entre la place qu'il occupe dans le cerveau de l'homme et celle que le docteur Gall lui assigne dans le cerveau des animaux ; j'ai de même fait observer qu'il me paraissait qu'on lui donnait trop d'étendue chez ces derniers, pour celle qu'il a dans le cas le plus extraordinaire.

Je crois donc qu'il est au moins nécessaire d'ajourner son jugement sur cet organe, en sollicitant des médecins et des naturalistes de nouvelles observations, soit prises dans la Pathologie, soit empruntées à l'Anatomie ou à la Psychologie comparées.

CHAPITRE

CHAPITRE XII.

Organe des réalités, ou de la docilité, ou de l'éducabilité.

(Planche Ire. figures 1 et 3, No. 3).

Après avoir exposé l'histoire des organes qui se rencontrent à la partie postérieure du cerveau, organes dont les penchans se lient de très-près au système animal, il faut abandonner tout à la fois, et cette partie de l'organe encéphalique, et ces penchans rattachés à l'organisation. La partie antérieure du cerveau va d'abord nous occuper.

Mais avant que d'entrer dans le détail des organes dont cette partie du cerveau est le siége, il faut nous arrêter un moment à quelques considérations générales.

Après avoir prouvé, comme je l'ai fait, que le cerveau est l'organe de l'ame, et qu'il est nécessaire, ou plutôt indispensable à la manifestation des facultés intellectuelles, il est inutile de reproduire ces opinions, que le cerveau est le siége de l'intelligence, tandis que les penchans et les passions ont leur siége dans le systême nerveux, soit du centre épigastrique, soit du cœur. En exposant la philosophie, on verra bientôt que c'est dans le cerveau qu'il faut chercher le siége des penchans, de l'instinct, etc.

Mais l'homme est susceptible de tant d'idées, de tant de réflexions ; il est capable de saisir des rapports si variés et avec tant d'objets, que l'on doit se demander si cinq sens peuvent amener à des résultats aussi étonnans ; ou bien s'il ne faut pas chercher ailleurs d'autres organes pour se rendre raison de l'intelligence humaine. Dans un temps où tous les philosophes assurent que nos sens nous administrent toutes nos connaissances, cette question peut paraître extraordinaire. Cependant n'est-on pas en droit de demander pourquoi les animaux avec les mêmes cinq sens ne peuvent s'élever autant que nous ; pourquoi, avec les mêmes instrumens, il y a des séries d'idées qu'ils n'auront jamais ? C'est à tort que l'on croirait répondre à cette objection, en assurant que nos sens, étant plus parfaits que ceux des animaux, doivent nous mener plus loin. Cette assertion manque de justesse sous deux rapports à la fois, d'abord parce que nos sens ne sont pas plus parfaits que ceux des bêtes, et ensuite parce que chaque sens est borné à un seul ordre de connaissances, et que, dans nos idées, il en est beaucoup qui ne peuvent être fournies par aucun.

Les physiologistes ne nient plus que les sens de l'homme soient moins parfaits que ceux des animaux ; ils savent, 1°. que plusieurs d'entre eux ont l'odorat plus fin, plus sensible, comme le chien dont les nerfs olfactifs sont sept ou huit fois plus gros que ceux de l'homme ; 2°. qu'un cerf, par exemple, qu'un aigle, ont la vue tout à la fois plus perçante et plus sûre que celle de l'homme ; 3°. que plusieurs animaux entendent mieux que lui, et sont frappés par des sons qu'il n'apprécie pas encore ; 4°. que le goût, chez plusieurs, est également plus délicat. On a accordé volontiers la supériorité de chacun de ces sens chez quelques animaux, mais il en est un que l'on a voulu attribuer presqu'exclusivement à l'homme, et auquel on a accordé les apanages les plus brillans : c'est le toucher. La main de l'homme a été regardée comme la cause de l'invention de nos arts, et peut être la raison de la supériorité que montre l'homme au dessus de tous les animaux. De même on a fait honneur à la structure de la trompe de l'éléphant, de l'adresse que montre cet animal dans l'usage qu'il en fait; le castor, suivant les mêmes philosophes, bâtit des habitations, parce qu'il a une queue propre à la maçonnerie ; mais n'est-ce pas prendre l'effet pour la cause ? l'homme extérieur est-il autre chose que l'image ou la saillie de l'homme intérieur ? les sens sont-ils eux-mêmes autre chose que des instrumens qui ont besoin d'être mis en jeu, parce qu'ils sont propres seulement à exécuter des ordres ? il faut donc reconnaître une puissance législative, qui n'est elle-même que le produit de l'organisation intérieure.

Demander encore si celui qui a les plus belles mains, les plus souples, est le meilleur mécanicien : ce serait penser que le meilleur peintre est celui de tous les hommes qui a la vue la plus sûre ; ou le plus grand musicien, celui chez lequel l'ouïe est le plus sensible.

Combien, au contraire, d'artistes célèbres ont des sens extérieurs peu favorables au talent dans lequel ils excellent! Un habile mécanicien de Vienne, dit le docteur Gall, a une main tronquée et l'autre contournée et difforme.

Mais le sens du toucher a été honoré d'une fonction plus importante encore ; on lui a attribué le pouvoir de rectifier nos jugemens dans tout ce que nous acquérons par les autres sens. Ainsi on a cru que le toucher seul nous donnait l'idée de la distance des corps ; que sans sa rectification, un son différerait pour notre oreille, seulement par son intensité, non par l'éloignement du corps qui le produit ; qu'il en serait de même de la vue. On fonde ces assertions sur ce qui a été observé dans quelques cas d'opérations de la cataracte faites à des sujets nés aveugles ; on cite sur-tout l'histoire de l'aveugle opéré par Chéselden, chirurgien anglais ; on sait que ce jeune homme, qui n'avait d'abord aucune notion de la lumière et des couleurs, ayant été opéré, ne put reconnaître, par la seule modification des couleurs, les corps qui l'entouraient. Il croyait que tout était dans son œil ; il ne pouvait distinguer comment les personnages d'un tableau n'étaient pas saillans, quoiqu'ils lui parussent tels. Mais pouvait-on tirer de cette observation, et d'un petit nombre d'autres semblables, cette conclusion générale, que tout serait dans nos sens extérieurs, si le toucher n'assignait les espaces qui nous séparent des corps ? la vision était-elle saine pour que l'on fût en droit de la regarder comme son état naturel ? ou plutôt n'était-ce pas un œil malade, dont la fonction altérée avait besoin d'un certain temps pour s'accommoder à l'impression des corps ? ne devait-on pas, avant tout, faire cesser l'irritation produite par l'instrument ? Ce qui prouve que l'on a tiré une fausse conséquence de ce que l'on a vu alors, c'est que les animaux, qui viennent au monde avec l'œil parfait, voient très-bien dès le premier moment. Le perdreau, à peine échappé à la coquille de son œuf, distingue les distances, et dirige avec sûreté son bec vers les graines qu'il veut prendre, ou évite les obstacles qui se présentent devant lui.

Une autre preuve que le toucher ne serait pas capable de rectifier les jugemens que nous fournit notre œil, si ses perceptions étaient fausses, est précisément ce qui arrive lorsqu'une maladie locale les rend fausses ; ainsi un homme voit tout renversé, et son toucher ne lui suffit pas plus que sa réflexion pour redresser les objets.

Maintenant serait-on fondé à soutenir encore que toutes nos connaissances nous viennent de nos sens, lorsqu'il est certain que chaque sens est restreint à un genre de perceptions et par conséquent de connaissances, tandis qu'il y en a en nous plusieurs dont nos sens ne peuvent nous donner aucunes notions? Veut-on une preuve que chaque organe des sens est borné à une classe d'idées, c'est que sa perte n'entraîne la perte que des idées qui s'y rapportaient, sans altérer en rien l'intelligence; ainsi l'œil, par lequel nous apprécions seulement la lumière et ses modifications, n'entraîne, par sa perte, que les idées de lumière et de couleur. On en peut dire autant des autres sens.

Aussi les philosophes ont-ils cherché d'autres causes de nos connaissances que les cinq sens, regardés comme insuffisans. M. Cabanis a sur-tout fait sentir que cette source d'idées ne pouvait seule fournir à notre intelligence toutes les connaissances dont elle se compose. Il en a reconnu deux, et il a pensé que les sens extérieurs nous administraient les idées relatives à l'intelligence ou aux facultés intellectuelles, et que les sens internes déterminaient en nous l'instinct. Ce savant a cru aussi que nos sens internes alternaient d'énergie avec les externes, et que par là notre instinct était d'autant plus parfait que nos sens étaient eux-mêmes moins exercés, et *vice versâ*. Mais le sauvage, qui a des sens plus délicats que l'homme civilisé, est cependant plus abandonné à l'instinct, et ses facultés intellectuelles sont bien moins développées.

S'il est constant que notre intelligence se compose de facultés dont elle ne peut être redevable aux cinq sens, il faut donc en chercher la source dans les organes du cerveau. Examinons successivement les organes qui suppléent à nos sens extérieurs.

Tous les animaux sont plus ou moins susceptibles de perfectionnement, puisqu'ils ne sont pas entraînés irrésistiblement. Mais cette facilité de se perfectionner a des bornes différentes dans les diverses classes. Peu étendue dans les animaux, dont l'organisation est la plus simple, elle semble suivre la composition de leur corps : ainsi l'oiseau a déjà plus de perfectibilité que les insectes et les poissons; il cache son nid avec plus de soin s'il lui a été souvent enlevé. Nous verrons bientôt comment on peut suivre l'échelle de perfectionnement dans les animaux, et quelle conséquence il en faut tirer.

Mais l'homme a sur tous les autres animaux

une prééminence bien marquée par la faculté si développée en lui de se perfectionner. Cependant cette faculté a des degrés variables chez les différens individus. On peut même dire qu'elle s'applique à des choses différentes. Les jésuites avaient déjà remarqué que les jeunes gens n'ont pas également de mémoire pour toutes les choses à la fois ; que les uns retenaient mieux les *noms*, d'autres les *faits*, et d'autres enfin *les lieux*. Aussi avaient-ils reconnu trois sortes de mémoire ; 1.° *memoria verbalis*, celle qui s'applique aux mots ; 2.° *memoria localis*, celle qui nous fait retenir les lieux ; 3.° enfin *memoria realis*, celle par laquelle on garde un souvenir plus profond des faits. Cette division, assez juste au fond ainsi que nous le verrons, fut d'abord adoptée par le docteur Gall, qui dut ensuite l'abandonner. Dans laquelle de ces trois formes de la mémoire eût-il placé cette faculté si étonnante qu'avait la demoiselle dont j'ai parlé ailleurs, de retenir tout un concert ?

Les hommes, qui ont le front très-bombé dans sa partie moyenne, sont enclins vers l'étude des faits, sans tenir que peu de compte des mots et des lieux. Ils font d'immenses collections de faits puisés dans les sciences, les arts ou les lettres. Ce sont des hommes brillans, et qui ont un penchant décidé à instruire les autres. Cette faculté de retenir les faits, abstraction faite des mots ou des lieux, tient à une nuance propre de l'organisation, qui consiste dans l'avancement du front. Avec un front très-développé et fortement bombé en avant, l'homme acquiert une intelligence bien plus étendue.

Cette faculté, qui domine chez les enfans, et à l'aide de laquelle la nature les instruit si vite, lui parut être d'abord la mémoire des faits dont avaient parlé les jésuites; mais il ne tarda pas à s'apercevoir qu'il y avait dans cette faculté plus que de la mémoire ou facilité de retenir les faits, mais encore une aptitude propre pour les saisir. Dès-lors il reconnut que ce devait être un sens particulier, au moyen duquel nous entrons dans les rapports avec les choses, les faits. Aussi l'appelle-t-il l'*organe des réalités*, ou de l'*éducation*, ou de *la perfectibilité* (1).

---

(1) Je dois faire remarquer, d'après le docteur Gall, que la sphère d'activité de chaque organe n'étant pas toujours bien déterminée, il est souvent impossible de le bien caractériser par un seul mot.

Cet organe a son siége à la partie antérieure et moyenne du front, au dessus de la racine du nez entre les deux sourcils. Il est caractérisé par une saillie bombée et arrondie de cette partie(1).

Aussi évite-t-il tous les mots empruntés aux langues anciennes, dans la crainte de déterminer trop rigoureusement la valeur d'un organe. Il préfère donc l'emploi des mots tirés de la langue vulgaire, en exprimant les attributions de chaque organe par plusieurs noms.

(1) C'est une entreprise bien difficile à justifier que celle d'assigner au front de l'homme plusieurs organes différens. On savait depuis long-temps que l'homme avait seul ce front élevé, attribut spécial de son espèce toujours en rapport avec la somme de son intelligence ; mais ces données générales ne suffisent plus au docteur Gall ; il divise le front en un grand nombre d'organes, et veut ainsi que chacune de ses parties soit susceptible d'un développement indépendant de celles qui l'entourent, comme les organes qui leur correspondent. L'organe des réalités est le premier de ceux qu'y reconnaît le docteur Gall, et il cite son développement excessif chez les enfans. Je viens d'examiner plusieurs enfans, et n'ai reconnu en eux qu'un évasement de la totalité du front, une ampliation de cette partie du cerveau, non une protubérance spécialement correspondante à l'endroit qu'il

D'après les fonctions que je viens d'assigner à cet organe, on conçoit que son développement égalera toujours l'aptitude qu'un ani-

---

assigne pour siége à l'organe des réalités. Ce que je vais rapporter tendra encore plus à prouver que c'est toujours un développement de la totalité du front qui correspond à la faculté de se perfectionner, non une de ses parties.

Je réserve plusieurs observations analogues à celle-ci sur le partage du front en plusieurs organes ; je les exposerai à mesure que nous avancerons dans l'histoire de ces organes.

Comme l'homme possède seul le front, et avec lui la partie antérieure du cerveau, il est bien certain que c'est là que doivent résider les facultés qui le distinguent de tous les autres animaux ; et aussi qu'à mesure que leur cerveau recevra quelques-unes de ces parties, on verra naître en eux quelques-unes des facultés que possède l'homme. Est-il étonnant alors qu'ils deviennent susceptibles de perfectionnement, lorsque l'homme en est aussi éminemment capable ? L'éducabilité, qui n'est elle-même que la facilité de saisir les rapports des choses, ne semble-t-elle pas, au contraire, devoir porter sur tous les organes ? L'animal, qui a un penchant très-marqué pour la musique, n'est-il pas susceptible d'éducation quant à ce penchant ? Le castor ne reçoit-il pas des circonstances une éducation relative à son penchant favori ?

mal ou un individu auront à saisir de nouveaux rapports des choses, ou à étendre leurs relations avec ce qui les entoure pour en profiter. Sous ce rapport, l'organe des réalités devient donc aussi celui de l'éducabilité ou de la perfectibilité.

Les animaux sont d'autant plus susceptibles d'éducation, de perfectionnement, que cet organe est chez eux plus prononcé. On peut même en suivre les degrés depuis les classes inférieures jusqu'à l'homme, et trouver cette application également juste chez les divers hommes, suivant le degré d'intelligence dont ils sont doués.

Mais ici se rattache une des plus grandes et des plus importantes questions philosophiques : *Pourquoi y a-t-il des animaux domestiques ? La domesticité est-elle en eux de première origine ou acquise ? La domesticité tient-elle à une organisation particulière des animaux, ou bien, quelle cause les a asservis à l'homme ?*

On croit généralement que la domesticité des animaux est due au génie de l'homme, à la suprématie de son esprit, et aux ressources infinies qu'il sait en tirer contre tous les êtres. On croit qu'il a autrefois façonné, modelé, accommodé à ses besoins, les animaux que nous voyons se perpétuer sous nos yeux comme pour nous servir. Mais les choses se passent-elles ainsi? si cela était, l'homme ne pourrait-il pas chaque jour assujettir de nouvelles espèces pour en tirer plus d'avantages? penserait-on que nous en savons moins maintenant que nos antiques devanciers auxquels on attribue ces merveilles, ou dirait-on qu'il ne reste plus d'espèces animales susceptibles d'être domptées?

Cependant il nous est maintenant impossible d'ajouter une seule espèce domestique à celles connues depuis les âges historiques. L'homme est encore tout-puissant sur les individus, il peut les apprivoiser, adoucir la férocité de leur instinct, ou leur faire oublier l'attrait qu'avait pour eux la vie sauvage; mais l'homme ne peut rien de plus. En vain il obtient l'une de l'autre, de sangliers apprivoisés, trois, quatre, cinq, ou même six générations de sangliers : les derniers nés sont impatiens de retourner dans les forêts. En vain l'homme enferme des pigeons sauvages, et retient leur postérité jusqu'après la dixième génération; celle-ci est encore une espèce sauvage, et s'échappe aussitôt qu'elle en trouve l'occasion.

Puisqu'il est démontré que nous ne pouvons plus assujettir à la domesticité une seule espèce d'animaux, quoique nos moyens de puissance et d'éducation soient incomparablement plus forts qu'ils ne l'étaient dans la primitive antiquité, il faut donc assigner une autre cause à la domesticité. Cette cause, nous la trouvons effectivement dans le degré d'intelligence accordé à chaque classe; et nous allons démontrer, que *les animaux sont d'autant plus parfaitement attachés à l'homme, qu'ils sont plus susceptibles de se perfectionner.*

Pour avoir la mesure de l'éducabilité des animaux, il faut voir la manière dont leur front s'élève. La chaîne, dont je vais montrer quelques anneaux, serait plus complète, si elle remontait aux oiseaux, puis aux serpens, ensuite aux poissons, et en dernier lieu aux insectes; mais il y a souvent, dans ces classes inférieures, trop peu de rapports entre la forme et le volume de leur cerveau, et la forme de leur tête, pour que nous puissions les juger d'après ce caractère. Il suffit donc de parcourir la série des quadrupèdes.

1.° Le cerveau du blaireau, (animal farouche, et mis au rang des plus stupides) fuit en arrière, en s'abaissant depuis le dessus des yeux(*Voy*. Pl. 3, fig. 3).

2.° Celui de la loutre (animal un peu plus intelligent), ainsi que celui du castor (animal qui ne se recommande que par son instinct à construire), sont dans un plan horizontal.

3.° Le chien marin a déja un front un peu plus relevé. Cet animal est très-rusé. Il s'attache à l'homme.

4.° Le renard a encore le front un peu plus relevé. Il perfectionne ses ruses suivant l'adresse des chasseurs, par lesquels il est poursuivi. (*Leroy*).

5.° Le front du chien barbet, qui est l'espèce la plus parfaite, celle que l'homme façonne le plus à son gré, s'élève d'une manière bien sensible.

6.° L'élévation du front est encore plus marquée chez le singe, et toujours proportionnée, suivant les diverses espèces, à l'intelligence dont il est doué. Comparez la tête de l'orang-outang (Pl. 3, fig. 1), avec celle de la guenon (même Planche, figure 2), la partie du cerveau, qui doit former l'organe des réalités, manque encore presqu'entièrement.

Mais

Mais il faut remarquer que chez aucun animal, le cerveau n'avance au dessus des yeux; cette conformation n'appartient qu'à l'homme, et elle constitue son front, qui est d'autant plus saillant, que l'individu a plus d'intelligence (Comparez les profils des Pl. 1 et 2).

Les crânes des diverses nations devraient trouver place dans cette série, et on verrait que la rectitude du front suit exactement l'élévation de leur intelligence; mais outre qu'ils ne feraient que confirmer ce que je viens d'exposer, il est plus important de voir le front dans quelques cas d'imbécillité, et de dégradation des facultés intellectuelles.

Le docteur Gall montre successivement, et dans l'ordre d'élévation du front, le crâne de cette fille idiote dont j'ai parlé, page 19, et la tête modelée en plâtre d'un homme complètement stupide, qui vécut jusqu'à vingt-six ans, et que l'on montra à Amsterdam comme un sauvage. Cette tête n'a pas de front; le cerveau ne s'étendait que jusqu'au milieu des orbites. Le docteur Gall présente encore la tête d'un jeune voleur incorrigible dont je parlerai. Mais l'une des conformations les plus extraordinaires, est celle qui se remarque sur un crâne, dont le diamètre antéro-postérieur le cède d'environ un demi-pouce au latéral. Il ne sait pas quel était l'état des facultés intellectuelles de cet individu; mais il connaît à Manheim un enfant de sept ans, dont la tête est conformée à peu près de même, quoiqu'il ne soit pas entièrement imbécille. Le front du Nègre est aussi un peu plus déprimé que celui de l'Européen. La série ou l'échelle arrive jusqu'à la tête la mieux conformée, qui n'est que celle de l'homme dont l'intelligence est la plus grande, et les facultés de l'esprit les plus extraordinaires.

D'après la gradation que suit le front dans son élévation chez les animaux, on peut donc juger, par celui-là seulement, du degré de perfectibilité départi à chaque animal; et par suite de la domesticité. La domesticité est donc une existence naturelle à ces animaux, puisqu'elle repose sur leur organisation. Il ne tient pas même à ces animaux de se soustraire à cet asservissement de l'homme : ainsi les chiens, regardés en Egypte comme des animaux impurs, n'y ont pas de maîtres. Cependant, loin de se disperser, ils vivent par troupes dans les villes, et vont dans les maisons pour y chercher leur nourriture (1).

En comparant toujours ensemble deux animaux d'une même espèce, l'une sauvage, l'autre domestique, on trouve constamment le front du dernier plus élevé. C'est le cas du cochon rapproché du sanglier; du chien confronté avec le loup, etc.

Lavater avait déjà cherché un moyen de s'élever depuis l'animal jusqu'à l'homme, en déterminant les modifications qu'éprouve la tête dans sa forme; mais ce qui n'était qu'une chimère dans l'auteur de la Physiognomonie, est ici un tableau des opérations de la nature elle-même (2).

---

(1) Sans doute les animaux domestiques sont ceux qui sont les plus dociles, les plus susceptibles d'éducation; mais cette règle me paraît susceptible d'exceptions. Le renard, auquel j'ai trouvé le front plus élevé qu'au chat, n'est point un animal domestique. L'orang-outang devrait, si la règle était sans exceptions, être le plus fidèle des animaux compagnons de l'homme; cependant, si l'on en apprivoise quelques-uns, l'espèce n'en demeure pas moins sauvage.

(2) Tout ce que vient de rapporter le docteur Gall, soit sur l'homme, soit sur les animaux, quant à l'élévation de leur front, rentre dans les recherches faites

Tous ces faits tendent donc à prouver, 1.° qu'il y a dans le cerveau une organisation particulière qui donne aux hommes et aux animaux la faculté d'entrer dans des rapports plus étendus avec les choses qui les environnent ; 2.° que cette organisation a son siége dans le front ; 3°. que la faculté de se perfectionner, lorsqu'elle est portée à un haut degré, chez les animaux, les assujettit à l'homme ; 4.° enfin que la domesticité est un résultat de l'organisation (1).

---

par Camper, pour mesurer la somme d'intelligence par la direction plus ou moins verticale de la *ligne faciale*. Camper, et les anatomistes qui l'ont suivi, n'ont pas assez positivement énoncé que l'angle facial n'intéressait que parce qu'il révélait le degré de développement des parties antérieures du cerveau.

(1) Ce que le docteur Gall a dit de la domesticité lui a servi en même temps de preuves pour établir le siége d'un organe consacré à l'éducabilité et situé à la partie antérieure moyenne et inférieure. Mais ici la question se réduit à cette objection. L'éducabilité ne résulte-t-elle que d'un organe spécial, ou bien, ne dépend-elle pas de l'ensemble des facultés de l'individu ? Toutes les preuves alléguées par le docteur Gall ne tendent-elles pas à démontrer que l'éducabilité d'un homme ou d'un animal est toujours proportionnée au développement de la partie antérieure de son cerveau, mais sans distinction de lieu ?

CHAPITRE XIII.

N.º 4. Organe des lieux.

(Planche I.re figures 1, 2, N.° 4).

J'AI déterminé les rapports nécessaires qui lient entr'eux les trois organes dont j'ai tracé l'histoire. J'ai dit précédemment que les organes étaient d'autant plus nécessaires qu'ils étaient plus rapprochés de la ligne médiane, nous allons voir que le sens des lieux ou des localités encore utile à l'homme, et davantage aux animaux, ne s'en éloigne que peu.

Mais auparavant de démontrer les signes extérieurs de cet organe, il faut prouver que son objet doit être un penchant inné, et imprimé par conséquent dans l'organisation.

Cet organe donne, à ceux qui le possèdent, la faculté de saisir les rapports des lieux, de manière à retrouver facilement les espaces qu'ils ont déjà parcourus, et à s'orienter vers des lieux qui leur sont encore inconnus.

On a attribué ces effets à l'œil, ou, dans quelques cas, à l'odorat des animaux. Exposons d'abord les cas dans lesquels agit cet organe, et les avantages qu'il procure, ensuite nous verrons si les sens externes peuvent mener à de semblables résultats. Un chien est emmené à deux ou trois cents lieues, il revient. Est-ce l'odorat qui l'a dirigé dans son retour? mais il peut avoir été emmené en voiture, même par eau; d'ailleurs la pluie, les vents, la neige peuvent avoir effacé jusqu'aux moindres traces des émanations. Une femelle de pigeon, séparée de ses petits, est portée dans un sac, à dix ou vingt lieues de son colombier; on lui rend la liberté, et l'animal revient à son premier gîte. On sait que cet animal a souvent porté des messages, soit lorsque toutes autres communications étaient interrompues, soit comme sujet d'expériences. Sont-ce la vue ou l'odorat qui l'ont conduite? Un rossignol est retenu plusieurs années dans une cage. Au moment où il recouvre sa liberté, il se rend dans le même buisson où il avait été pris. Quel est celui des sens extérieurs qui l'a guidé? Le chien qui précède un aveugle, n'est-il pas dirigé par son maître; et l'animal fait-il le plus souvent autre chose que de le préserver des accidens? Lorsque le faucon, se refusant à la chasse, veut retourner dans le nord, sa patrie, il s'élève à une hauteur immense, s'oriente et part. Les abeilles s'élèvent aussi pour retrouver les ruches d'où elles sont parties.

Mais cette facilité, de retrouver les lieux, est-elle jamais aussi prononcée que chez les oiseaux voyageurs; chez ceux qui passent une saison dans un climat, s'exilent au moment où le froid s'annonce, et, au retour du printemps, viennent retrouver les lieux d'où ils étaient partis? L'hirondelle revient à la même fenêtre, la cigogne sur la même cheminée, etc.

On a tenté d'attribuer l'émigration de quelques espèces d'oiseaux au défaut de nourrtiure; mais, si cela était, on ne verrait pas plusieurs espèces s'exposer à périr de disette, plutôt que de s'expatrier. C'est donc un instinct particulier à ces animaux, comme le prouve le rossignol que l'on tient en captivité; il s'agite dans sa cage au moment du départ général, quoiqu'il n'éprouve alors ni le froid, ni la pénurie de nourriture.

Voici ce qui amena le docteur Gall à soupçonner qu'il y avait une disposition naturelle en vertu de laquelle on pouvait reconnaître les lieux. Un de ses amis (1) retrouvait avec une étonnante facilité les endroits où ils avaient découvert des nids, ou dressé des embûches ; lui, au contraire, ne se reconnaissait jamais. Pouvait-il attribuer ce talent à un développement plus avancé de l'intelligence de son ami, lorsqu'il le voyait étudier la médecine pendant quatorze ans, sans pouvoir se faire graduer ? voilà bien la mémoire locale, *memoria localis*, dont avaient parlé les jésuites.

Cette faculté de reconnaître les lieux avait déjà paru si extraordinaire, que des philosophes l'avaient assignée à un sixième sens. Il fallait donc ne plus l'attribuer à la vue, à l'odorat, puisque ces sens extérieurs ne pou-

---

(1) Beaucoup de gens, disposés à saisir le côté plaisant des choses, n'ont pu voir sans étonnement le rôle extraordinaire que jouaient les amis du docteur Gall dans ses citations ; ils ont été bien plus surpris encore, en réfléchissant sur le grand nombre d'amis qu'avait perdu le docteur Gall, et dont il s'était associé les crânes pour compagnons de voyages.

vaient rendre raison des phénomènes ; mais reconnaître en elle un penchant, une disposition particulière. L'observation attentive lui apprit bientôt que ceux qui possédaient ce talent, avaient la moitié interne de l'arc surcilier très-développée, aux parties latérales de l'organe des réalités. Le docteur Gall retrouva la même organisation chez tous ceux qui avaient un goût décidé pour les voyages, pour la géographie ; chez les animaux qui émigrent. Ce caractère, dit M. Gall, est tellement certain, que par la seule inspection du crâne d'un oiseau, on peut, non seulement découvrir s'il a l'instinct des voyages, mais encore si son instinct le porte à de grandes distances : ainsi la mauviette qui quitte la France pour se retirer seulement en Allemagne : ainsi le rossignol dont les voyages sont plus longs : ainsi, enfin, les oiseaux qui s'exilent à des distances prodigieuses, comme le coucou, le moqueur, la bécasse, etc.

L'organe des lieux occupe donc la partie antérieure et un peu latérale des hémisphères du cerveau, dans l'endroit où le frontal se replie sur lui-même pour former la portion frontale, proprement dite, et sa portion orbitaire ; mais il faut venir au-devant d'une objection que l'on ne manque pas de faire, que cette saillie du front est causée par la dilatation, outre-mesure des sinus frontaux. Le docteur Gall assure que le développement de cet organe est indépendant de celui de ces sinus, et s'en distingue par une élévation plus bombée, plus uniforme et plus mousse.

L'organe des lieux peut, ainsi que tous les penchans dont je parlerai, se combiner avec un ou deux autres, d'où il résulte des facultés tierces. C'est ainsi qu'il se joint, chez les grands astronomes livrés à l'étude de ces espaces immenses qui séparent les mondes, à l'organe des nombres qui leur permet d'en calculer les mouvemeus et d'en assigner les révolutions. Le grand Newton le présentait au plus haut degré, au moins si on en juge par le masque modelé sur lui que montre le docteur Gall. L'astronome Olbers le présente aussi d'une manière très-sensible. La tête de Cook en est un troisième exemple. Il influe encore sur le goût particulier des peintres, et détermine, pour le genre du paysage, ceux chez lesquels il est très-actif.

Cet organe très-développé ne serait-il pas

la cause de cet instinct qui porte des nations à errer sans cesse, sans jamais se fixer? n'aurait-il pas aussi une part active dans le désir qu'ont quelques soldats de déserter souvent lorsqu'aucune cause étrangère ne les y porte? n'est-ce pas enfin l'action de cet organe qui dirige le somnambule qui se promène les yeux fermés?

Le sens des lieux est presqu'entièrement étranger aux sens extérieurs (1), et peut

---

(1) Il est bien difficile d'attribuer encore aux sens extérieurs une partie des phénomènes que le docteur Gall rapporte à l'organe des lieux ; l'embarras ne me paraît guère moindre pour savoir comment agira cet organe. Quels moyens d'exploration aura-t-il, si on le prive de sens extérieurs, au moins comme accessoires? Comment un animal pourra-t-il s'orienter, si on lui ôte l'odorat et la vue? Quels rapports y a-t-il entre un organe du cerveau et les formes d'un espace, pour que l'animal puisse en saisir les moindres nuances? Ce qui me paraît le plus difficile, c'est d'expliquer comment un organe du cerveau peut diriger l'animal, par des lieux qu'il n'a pas fréquentés, vers un point qu'il connaît. Qu'arrivé là, on reconnaisse en lui une aptitude plus ou moins grande à se souvenir de ce lieu, la chose me semble aussi possible que vraisemblable; mais qu'il en franchisse l'intervalle, sans autre guide que son organe cérébral, la difficulté me paraît insoluble.

Dans le cas où l'on admettrait un penchant parti-

agir sans leur secours. Un homme aveugle de naissance a dit au docteur Gall qu'il rêvait très-souvent qu'il parcourait des pays étrangers. Etaient-ce ses yeux qui lui fournissaient ces impressions ? Ils n'avaient jamais été ouverts à la lumière. N'était-ce pas plutôt l'organe des lieux qui, étant très-actif chez cet aveugle, était aussi le plus facile à éveiller ?

---

culier qui nous disposât à reconnaître les lieux, serait-il assez prouvé par le peu d'observations que cite le docteur Gall ? J'avoue mon malheur, c'est que, sur toutes les têtes qui nous ont été présentées, je n'ai vu que plus d'ampleur des sinus frontaux.

CHAPITRE XIV.

N.° 6. Organe des couleurs ou de la peinture (1).

(Planche Ire figures 1 et 2, N.° 6).

J'AI déjà dit qu'il fallait se garder d'attribuer nos arts à nos mains, à nos yeux ou

---

(1) Il y a ici une lacune dans les notes qui servent de base au texte de cet Ouvrage. Tous ceux qui m'ont précédé dans l'exposition de la doctrine du docteur Gall, ont parlé d'un organe *pour les personnes*. On le trouve même exprimé sous le N°. 5 (Pl. I, fig. 1 et 2), dans la tête que je dois à l'obligeance du docteur Spurzheim, son prevôt, que j'ai fait dessiner et graver (Planche Ire). Comment se fait-il que, dans les deux Cours que j'ai suivis avec la plus grande exactitude, le docteur Gall n'ait fait aucune mention de cet organe ? Je pense que cet organe est appuyé de trop peu de preuves pour que le docteur Gall ait jugé à propos de le décrire en présence d'auditeurs conservant un assez grand sang-froid, et ne donnant aucuns signes d'enthousiasme (*Voyez* ce que j'ai dit de l'enthousiasme dans l'Introduction). Comme je me suis fait une loi de me renfermer dans ce qu'a présenté le docteur Gall dans ses

à nos sens extérieurs ; que nos appareils externes n'étaient que les instrumens de nos sens internes, ou des organes affectés à nos

---

Cours à Paris, je ne chercherai pas à y suppléer par une compilation dont je suis l'ennemi. Je vais donc donner seulement, de cet organe, les idées principales.

Quelques individus ont une aptitude très-singulière à reconnaître les personnes qu'ils ont à peine aperçues. Certains animaux jouissent aussi de cette faculté. On cite sur-tout l'éléphant, comme possédant cette disposition au plus haut degré. Voici l'organisation que l'on dit correspondre à ce penchant.

Placé à la partie interne de la portion antérieure des hémisphères, à peu près à l'endroit du cerveau sur lequel est appuyé le nerf olfactif, il se prononce à la partie antérieure, interne et supérieure de l'orbite, derrière l'os *unguis*. Lorsqu'il est très-développé, il doit élargir l'espace qui sépare l'apophyse *crysta-galli* de la partie convexe du plancher supérieur des orbites. Par là, il déprime l'œil en dehors, et simule le strabisme.

Maintenant je demanderai s'il y a, dans cette faculté, que l'on accorde à quelques hommes et à tous les animaux, de reconnaître les êtres qu'ils ont vus ; s'il y a là un véritable penchant; je demanderai encore comment on veut juger, par la seule direction de l'œil, de la présence de cette organisation, qui doit toujours être peu prononcée. Les premiers historiens de la

penchans ; la peinture est une preuve de cette assertion. Essayer de la démontrer fausse, ce serait soutenir que le meilleur peintre est celui qui a la vue la plus sûre, ou la main la mieux organisée. Mais, s'il en était ainsi, combien d'animaux ne se feraient pas des tons, et de leurs combinaisons, des idées mille fois plus précises que l'homme ?

Il y a un sentiment particulier qui donne à certains hommes la faculté de saisir les rapports des couleurs, d'en juger l'arrangement, tandis que d'autres en sont privés. Car les couleurs ne se placent pas indifféremment, et il y a entr'elles un ordre déterminé, une

---

nouvelle Physiologie ont pressenti toutes ces difficultés, en annonçant quelle attention exigeait cet organe pour être distingué. Ils ont même avoué que sa nomenclature était vague et peu précise, ou même sans signification (car appellerez-vous une personne le chien ou le chat, qu'un chien ou un chat reconnaîtront ?) Mais ce qui m'empêche d'insister sur ces objections, c'est le silence du docteur Gall. Ne semble-t-il pas avoir fait justice de cet organe des personnes ? Le croire est du moins une justice que je me plais à lui rendre. Je reprends mon texte, et vais exposer l'organe des tons.

échelle pour les tons : aussi les peintres emploient-ils les mêmes expressions que les musiciens ; ils disent un *ton*, une *harmonie*, une *discordance*. (1) Cet avantage de bien sentir l'effet du rapprochement des couleurs ne constitue pas seul le peintre ; mais il fait le *coloriste*. C'est lui qui manque à un si grand nombre de peintres, recommandables d'ailleurs par beaucoup d'autres qualités. On se souvient que Raphaël, qui créa en quelque sorte la peinture, et en posa les bornes, ne parvint qu'avec beaucoup de travail à saisir l'harmonie des couleurs, tandis que le dessin, l'ordonnance, l'expression d'un sujet lui étaient si faciles. Mais cette aptitude à saisir les nuances et à démêler les lois qui réglent

(1) On peut lire, dans M. de Buffon, des remarques judicieuses sur le complément des couleurs. L'expérience est facile. Fixez long-temps une mouche de papier coloré placée sur une surface blanche, vous apercevrez une aréole colorée autour du papier. Cette aréole sera précisément du ton qui la complète, c'est-à-dire, la couleur qui, avec celle qui est empreinte sur le papier, forme le blanc. Ainsi, en pinçant une corde, on obtient deux sons, l'un primitif, l'autre qui en est le complément.

leur harmonie, n'est pas donnée à tous les individus. Il en est même quelques-uns qui discernent à peine les couleurs les plus tranchées. On cite des familles comme étant privées en tout ou en grande partie de cette faculté.

Voilà donc une disposition de juger les tons de couleur ; mais quel est l'organisation qui y est liée ? tous les grands peintres ont les sourcils arqués et formant un véritable segment de cercle, non une ligne droite. Cette disposition tient à un développement plus grand de la partie externe, et encore antérieure du cerveau qui abaisse la partie moyenne et interne de l'arcade surcilière, et ainsi arrondit l'arc que forme le sourcil.

Si tous les individus ne sont pas également doués de ce tact qui fait apprécier les tons de lumière, on en peut dire autant des nations. Parmi celles-ci, il faut citer la nation chinoise qui a un goût si vif pour les couleurs saillantes, un penchant si décidé pour les tons brusques. Deux têtes de Chinois, examinées par le docteur Gall, lui font présumer que l'organe des couleurs est très-développé chez ces peuples. Il a sur-tout vérifié cette observation chez un Chinois, actuellement peintre de la cour de Carlsruhe (1). Les femmes aiment aussi davantage les couleurs saillantes, et l'art de les mélanger est une des grandes ressources de leur ajustement.

Peut-on attribuer aux animaux la faculté de saisir les rapports des tons? Quelques-uns, il est vrai, semblent craindre quelques couleurs, comme le rouge que le taureau redoute; mais que conclure de là, sinon que certains tons les offensent, en produisant sur leurs

(1) C'est sans doute une entreprise hasardée que de prétendre juger une nation sur un ou deux faits particuliers (Ceci s'applique à tous ceux qui ont décrit les proportions de tête ou les airs de figure de certans peuples, quoiqu'ils en aient vu à peine un ou deux individus). Mais si le premier effet de l'organe pour les couleurs est de rendre sensible aux nuances qui lient les tons, il me semble que les Chinois doivent être regardés spécialement comme le peuple ayant le moins cette disposition. Peut-on comparer leur assemblage de couleurs choquantes, et dont les effets se heurtent, à un tableau? Ce serait vouloir aussi que le paysan, qui recherche les couleurs opposées dans son ajustement, possédât essentiellement les premiers avantages du peintre. Cependant quels rapports existent entr'eux? (*Voyez* ce que je dirai sur la Musique.)

yeux une irritation qui leur est pénible (1).

(1) Je pense que c'est ici le cas de demander s'il y a vraiment un penchant fondé sur l'organisation, qui nous rende aptes à démêler les rapports des couleurs. Ne croirait-on pas qu'il tient seulement au jugement que nous portons sur les sensations que nous fournit notre œil ? Mais si les raisons qui établissent la réalité du penchant sont peu concluantes, celles qui lui assignent pour siége la partie du cerveau correspondante à l'angle externe des orbites, ont encore bien moins de valeur. L'analogie ne peut plus étayer. Cet organe est placé là comme un hors-d'œuvre, au milieu d'organes communs aux animaux, tandis qu'il leur est complètement étranger. Car il faut bien se persuader que la sensation pénible qu'éprouvent certains animaux de l'aspect de quelques couleurs, est seulement la marque de la sensibilité générale de leurs sens extérieurs. C'est ici le cas du polype, qui, sans apprécier les couleurs, est sensible à l'impression de la lumière.

CHAPITRE XV.

N°. 7. Organe de la musique et des tons.

(Planche I.re N.° 7, fig. 1, 2 et 3).

Tous les hommes et tous les animaux, même ceux qui ont l'oreille la plus délicate, ne sont pas pour cela capables de saisir les rapports des tons, et d'apprécier les lois de l'harmonie qui les associe dans un ordre régulier. Ce n'est donc pas l'oreille qui donne cette disposition. On a dit que les animaux n'avaient pas le limaçon; que cette partie seule de l'oreille interne, par sa forme spirale et toujours décroissante, était capable de saisir tous les tons qui ébranlaient ses lames, suivant qu'elles étaient en rapport avec la force ou la grandeur des vibrations; mais loin que les animaux soient privés de cette partie, on la trouve souvent plus complète chez eux. Ainsi le limaçon, qui, dans l'homme ne fait que deux contours et demi, dans le chien en parcourt trois et demi. D'un autre côté, beaucoup d'oiseaux ont un sentiment très-fin de la valeur des tons, et n'ont pas de limaçon. Ajoutez à toutes ces raisons, que le goût pour la musique n'est pas en rapport avec la finesse de l'ouïe; qu'il est même des sourds-muets qui en ont le sentiment. Le docteur Gall a vu, à Vienne, un sourd qui compose de la musique, et se fait accompagner par son fils, plus sourd encore que lui.

Les compositeurs nous fournissent une dernière raison de rapporter à une organisation indépendante de l'oreille la faculté de juger les tons, et de les associer, puisqu'il faut que l'esprit ait conçu de nouveaux rapports entre les notes, auparavant de les coordonner, de même que nous savons déjà ce que nous voulons chanter auparavant que de l'entendre.

Parmi les oiseaux, on en trouve quelques-uns qui chantent, et même sont susceptibles d'une éducation musicale, tandis que d'autres s'y refusent absolument. Les premiers chantent sans avoir appris, et sans souvent avoir jamais entendu le ramage de ceux de leur race. Leur organisation intérieure doit donc différer comme leur penchant; ils ne sont pas même astreints à une série donnée de tons; mais ils vont jusqu'à s'approprier un ramage tout-à-fait différent de celui de leur espèce : ainsi le bouvreuil imite plusieurs oiseaux, et le moqueur peut en contrefaire un très-grand nombre. Si l'avantage de la musique tenait à l'oreille, pourquoi les femelles d'oiseaux ne chanteraient-elles pas? Quelques-unes, à la vérité, peuvent apprendre à chanter; mais chez elles, l'organe intérieur est si peu développé, que, si l'éducation ne l'excite pas, il ne pourra entrer en jeu.

Trop de raisons font donc présumer que la musique est un penchant inné, pour ne pas lui assigner une organisation; mais où la trouver? Tous les grands musiciens ont le front carré et large, ce qui tient au développement plus grand des parties latérales et antérieures du cerveau; de telle sorte que le cerveau avançant beaucoup au dessus de l'œil, cet organe ne paraît pas être au bord externe de la tête. Avant de connaître les observations du docteur Gall, Diechpen de Hambourg, qui s'occupe à classer les hommes d'après leur ressemblance avec les animaux, et les divise comme eux en deux grandes classes, l'une de carnivores, l'autre de frugivores, lesquelles ont beaucoup de divisions secondaires; Diechpen avait dit que les grands musiciens ressemblaient au bœuf, parce qu'il leur trouvait le front carré comme à ces animaux.

Lorsque cet organe est très-développé, il sépare la partie perpendiculaire de l'os frontal de sa portion horizontale dans leur portion externe, et les dispose en angle droit ou plus ouvert encore. Quand il manque, les deux lames se rapprochent, et forment un angle aigu (1). Cette seule disposition peut faire reconnaître les oiseaux qui chantent de ceux qui ne chantent pas. Cette organisation comporte même des différences chez les animaux d'une

---

(1) Je crois que l'on peut opposer à ces observations sur la localité de cet organe, ce qui se remarque dans le Nègre dont le cerveau est peu développé en avant et sur les côtés, de telle sorte même que les yeux font une saillie au côté externe de la figure. Les Nègres sont donc dans la position la plus défavorable pour apprendre la musique. Cependant on sait qu'ils l'affectionnent, soit dans les régions brûlantes de l'Afrique, soit lorsqu'ils sont transplantés ou dans les colonies, ou sur notre continent.

Je sais que l'on va m'objecter qu'ils ont, non pas le sentiment délicat de la musique, mais bien un goût décidé pour le grand bruit. J'accorde à cela, en ajoutant toutefois que, si le goût pour les sons prononcés sous les lois d'une certaine cadence, n'est pas la

même espèce, suivant qu'ils étaient plus ou moins aptes à bien saisir les tons.

---

musique, et ne saurait en supposer l'organe, la passion pour les couleurs vives ne peut être regardée comme le goût de la peinture : d'où je conclus que l'observation des Chinois est fausse.

CHAPITRE XVI.

N.° 8. *Organe des mathématiques ou du calcul.*

(Planche I.re N.° 8 des figures 1 et 2).

La première chose qui se présente, c'est le peu de rapport entre les deux dénominations que le docteur Gall assigne à cet organe. La science si ambitieuse, si profonde, à laquelle on a donné le nom de *mathématiques*, ne serait-elle en dernière analyse qu'un calcul un peu plus composé? Toutefois est-il certain que, dans leur plus grande simplicité, les mathématiques ne sont que l'art de saisir les rapports des nombres; au moins telle a été l'opinion du docteur Gall en lui assignant ce nom.

On peut se demander ensuite s'il y a dans l'homme un penchant particulier en vertu duquel nous devenons plus capables de bien saisir les rapports des nombres. C'est par des faits qu'il faut déterminer la réalité de ce penchant.

Un enfant de douze ans se souvient de trois rangées de chiffres de chacune douze, et opère sur elles de mémoire, avec deux ou trois autres chiffres placés au dessous.

Un enfant de cinq ans, fils d'un conseiller de Vienne, aimait passionnément les calculs. Tous les efforts faits par ses parens pour l'arracher à ce penchant furent inutiles.

Un conseiller d'appel de Vienne avait la même facilité. Ces trois sujets réunis présentèrent au docteur Gall une conformation particulière, qui leur était commune. Chez tous les trois, l'arc surcilier est dirigé en bas et en dehors par le développement de la partie correspondante du cerveau. Par l'effet de cette extension de l'angle externe de l'orbite, l'œil est à moitié couvert en dehors, ce qui donne aux grands mathématiciens le regard un peu sombre.

Cet organe, combiné avec celui des lieux, produit le grand astronome (1).

Mais on demande si cet organe n'est pas placé hors du cerveau, et s'il se peut que l'angle externe du coronal indique un état quelconque de cet organe. La réponse à cette objection se trouve dans ce que j'ai dit plus haut, que cette ampliation du coronal n'est due qu'à

(1) Ne doit-il pas faire aussi le grand géomètre ?

l'augmentation de volume des parties externes et antérieures des hémisphères cérébraux.

Les animaux ont-ils cet organe ? Peut-on s'assurer qu'ils comptent ? Si l'on en croyait Leroy, dans ce qu'il rapporte de la manière d'attendre la pie à l'affût, on serait tenté de penser que cet animal compte jusqu'à trois inclusivement. On appuie aussi cette opinion que les animaux calculent, sur la certitude qu'une poule, par exemple, s'aperçoit qu'on lui a enlevé un œuf ; un chien un de ses petits. Mais n'est-il pas plus probable que ces animaux ne sentent cette perte, que parce qu'ils se voient privés de l'un des objets de leur affection ? La même chose arrive lorsque nous sommes dans une société de dix ou quinze personnes ; si quelqu'un sort, nous en remarquons l'absence, sans cependant avoir déterminé auparavant le nombre des personnes dont la société se composait. Aussi le docteur Gall regarde-t-il encore cet organe comme appartenant spécialement à l'homme.

Cet organe, comme tous les autres organes du cerveau, peut prendre un accroissement tel dans ses fonctions, qu'il comprime la volonté, et soit soustrait à ses lois : alors il y a idée fixe. Un aliéné de Vienne emploie tout son temps à compter depuis un jusqu'à quatre-vingt-dix-neuf, sans jamais aller jusqu'à cent.

L'organe des calculs peut aussi survivre aux autres, lorsqu'il a été très-actif pendant long-temps. Tel fut le cas de L. qui, près de mourir, répondit encore sans hésiter à la demande qu'on lui faisait de donner le carré de douze.

Cet organe est le plus petit de tous (1).

---

(1) Comme il ne me semble pas suffisamment prouvé que le calcul puisse être l'effet d'un penchant particulier, je ne ferai aucune objection sur la réalité de l'organe auquel on en fait hommage. Je me demande sans cesse quel ordre enchaîne les organes; je ne puis en concevoir un, quel qu'il soit. Est-ce leur nécessité? Mais pourquoi les organes de la peinture, de la musique, des calculs, se trouvent-ils à côté de ceux que l'on attribue à l'éducabilité, aux rapports des lieux? Pourquoi les organes communs à l'homme et aux animaux ne sont-ils pas distincts de ceux que l'homme possède exclusivement?

On dit que les animaux ont le cerveau très-déprimé dans cette partie. Cela peut être; je crois même l'avoir observé. Mais cette dépression vient-elle de ce que les mêmes faisceaux nerveux sont moins prolongés, ou de ce qu'il en manque quelques-uns? Je reviendrai sur cette question, dans le Traité d'Anatomie.

CHAPITRE XVII.

Exposé de la nouvelle Philosophie.

J'INTERROMPS ici la suite de l'histoire des organes, pour m'occuper d'un objet plus intéressant. Jusqu'ici nous n'avons vu les organes que passifs et sans action. Il s'agit actuellement de les mettre en jeu, et d'observer quelles lois ils suivent alors. C'est là l'objet de la philosophie du docteur Gall.

Nous avons dit précédemment que l'une des causes qui avaient le plus retardé la découverte des organes dans le cerveau, était la philosophie dont étaient imbus les hommes qui se livraient à ces recherches.

Et d'abord, pour quelles facultés de l'ame faut-il chercher des organes dans le cerveau ? On a commencé par diviser les qualités de notre esprit en facultés intellectuelles et en appétits, et on a cherché des organes distincts pour l'un et l'autre ; mais ces deux ordres prétendus de facultés différentes ne sont que des modifications d'une même qualité, des états différens d'un même organe. Un homme aime peu la musique, il a peu d'appétit et de désir pour elle, parce qu'il n'en a pas le penchant; mais avec l'organe législatif de ce penchant, naissent en lui le désir, l'appétit, même la passion pour cet art, et, par suite de la satisfaction de ce penchant, le plaisir. Un enfant, encore contenu dans le sein de sa mère, a déjà l'organe de l'amour physique; comme il est sans action, le sexe est indifférent à cet enfant; mais laissez se développer cet organe, et vous observerez bientôt naître le désir, le besoin, la passion pour le sexe. Un homme, qui a un grand talent dans un art quelconque, n'éprouve-t-il pas, en s'y livrant, un plaisir qui excite de nouveau son goût? La même faculté, différemment modifiée, est donc tantôt *faculté intellectuelle* et tantôt *appétit*. Donc cette division était fausse, et il ne fallait pas chercher des siéges différens aux mêmes choses.

Mais la méthode générale de philosopher l'économie animale sous le rapport de l'intelligence, a encore apporté plus d'entraves à des progrès réels dans la découverte des organes. Expliquons cela pour en démontrer le vice. On distingue dans toute la nature, des *qualités genérales* et des *qualités spéciales*. Les premières, qui appartiennent à la maière, et sont affectées à tous les corps sans en qualifier aucuns, sont, par exemple, la gravité, l'attraction, un certain degré de consistance, etc.; les autres sont propres à quelques corps et en établissent les caractères spéciaux : ainsi la couleur, la densité, l'inaltérabilité, la malléabilité de l'or le distinguent de tous les autres métaux. Les qualités générales ne sont donc que des abstractions qui n'existent pas dans la nature. Il n'y a pas de corps qui soit doué de la gravité dans un ordre absolu; point qui obéisse de même à l'attraction. Au contraire, les qualités spéciales ne sont que les propriétés qui appartiennent à chaque corps. On ne sait donc encore rien sur la nature des corps en particulier, lorsqu'on s'est borné aux qualités générales. C'est là cependant ce que l'on a fait dans l'*idéologie*. On a confondu les qualités générales de l'ame avec ses qualités spéciales. Ne fait-on pas la même chose lorsque l'on dit que toutes les fonctions des sens extérieurs se réduisent à nous procurer des sensations? A-t-on ainsi précisé chaque sensation? en a-t-on déterminé la nature? Si donc on se bornait à l'examen des propriétés générales des sensations sans connaître celles propres à chaque organe, on ne pourrait se faire idée des caractères propres aux sensations qui nous arrivent par l'œil, l'ouïe, etc. Montrons que c'est là précisément ce que l'on a fait dans la recherche des qualités de l'ame.

Les facultés intellectuelles ont été divisées en mémoire, jugement, imagination, etc., et on a voulu assigner des organes à chacune d'elles. Pour montrer si la chose était possible, il faut rechercher si ces qualités sont des attributs généraux de l'intelligence, ou si, comme on le disait, elles en sont réellement les facultés constitutives ou radicales.

Un homme, qui apprend très-facilement les vers et les mots, ne peut retenir le souvenir des nombres, ou conserver l'image des lieux. Il n'a donc pas la mémoire dans un même degré pour chacune de ces facultés.

Une nourrice, qui a les yeux saillans et gros, se plaint au docteur Gall de n'avoir point de mémoire, parce qu'elle oublie les commissions dont on la charge. Cependant elle n'a pas oublié un mot de ce qu'elle a appris à l'école. Joignez à cela l'histoire de cette demoiselle qui apprenait si bien la musique, quoiqu'elle ne pût retenir que difficilement ce qui était relatif au langage.

On peut donc avoir de la mémoire pour une

une chose, et point du tout pour les autres: or, si la mémoire était une qualité fondamentale de l'ame, ne serait-elle pas la même pour toutes ses facultés ?

Le jugement est dans le même cas. Un musicien est un arbitre sûr pour la musique; il la juge avec justesse. Cependant ce même homme est-il capable de bien déterminer les rapports philologiques, de bien raisonner du jeu et de la construction d'une machine ? Le jugement ne s'applique donc pas davantage à toutes les facultés de notre intelligence.

Enfin l'imagination peut porter sur un objet sans atteindre les autres. Un grand musicien a une imagination vive pour composer un concert; un grand poète pour exprimer les situations les plus fortes, dans le langage le plus harmonieux; un mathématicien habile pour résoudre des problèmes; mais chacun d'eux a-t-il la même imagination pour ces divers talens à la fois ?

Maintenant, si nous voulons examiner chaque faculté dans sa gradation d'activité, dans son échelle de développement, nous verrons ce que sont réellement la *perception*, le *souvenir*, la *mémoire*, le *jugement*, l'*imagination*.

1.° *Perception.* Au moment même de la formation d'un individu, il possède déjà les organes de ses diverses qualités: c'est là la *disposition* ou le *penchant* (1). Ainsi l'enfant a donc déjà deux possibilités, celles de percevoir les lieux et les tons. S'il n'y avait qu'un seul organe pour ces deux dispositions, celui qui en posséderait une, jouirait à la fois des deux: ainsi le chien, qui reconnaît si bien les lieux, serait également disposé à bien saisir les tons. Il y a donc autant de manières différentes de percevoir, qu'il y a de facultés ou d'organes différens affectés à notre intelligence.

2.° *Souvenir.* A mesure que l'organe devient plus actif, au lieu de saisir seulement la valeur de chaque ton, ou de bien apprécier les espaces, il se rappelle, en les percevant de nouveau, qu'il a déjà été frappé par ces choses. Voilà un souvenir, tantôt des lieux, tantôt des tons. Le souvenir n'indique donc qu'un plus grand développement d'un organe, dont le premier degré d'activité fournissait de simples perceptions.

(1) Pour préciser les accroissemens d'action des organes, j'emprunterai mes exemples à deux seulement, ceux des lieux et de la musique. Cela ne change rien à l'opinion que j'ai émise d'abord.

3.° *Mémoire*. On a souvent confondu le souvenir avec la mémoire, quoiqu'ils diffèrassent beaucoup l'un de l'autre. Le souvenir est une qualité passive de l'ame ; il consiste seulement à se rappeler que l'on a déjà éprouvé une sensation au moment où elle se renouvelle. La mémoire, au contraire, en est une qualité active. Un organe plus exercé, non seulement reconnaît les impressions dont-il a déjà été frappé, mais peut même les représenter sans le secours d'une nouvelle sensation (1).

Si la mémoire était unique, elle embrasserait à la fois toutes les facultés ; au contraire, elle se borne à un seul ou à un petit nombre. Il y a donc encore autant de mémoires que de

(1) C'est donc à tort que l'on regarde la mémoire comme opposée au jugement. Au contraire l'une et l'autre tiennent nécessairement à la même faculté. Mais il est vrai de dire que ceux chez lesquels une activité prodigieuse de l'organe des mots se remarque, ont rarement sur les autres choses un jugement bien sain. En lisant ce que je vais dire du jugement, on concevra qu'il en est de même de toutes les facultés. Exige-t-on qu'un homme, qui a un bon jugement pour les rapports des tons, en ait un également bon pour les lois des couleurs?

facultés. La mémoire n'est donc encore qu'un perfectionnement dans l'action d'un organe (1).

---

(1) Le docteur Gall dit que la même chose a lieu relativement aux organes des sens, qui ont chacun leur mémoire, laquelle existe dans l'organe même; qu'ainsi celui qui veut se rappeler un bon mets, promène sa langue dans sa bouche, et sent la salive se secréter plus abondamment; que de même celui qui veut se représenter l'odeur d'une rose, ouvre les narines, et aspire fortement, etc.

Je suis loin de me rendre à cette doctrine, et je la crois même en opposition avec ce qui a été dit précédemment, que *les appareils extérieurs n'étaient que les terminaisons des véritables organes qui sont dans le cerveau*. Penser ainsi, ce serait disséminer la faculté de se souvenir, de juger, etc. dans des parties extérieures; car il faudrait attribuer à la main, la mémoire des impressions délicates qu'elle a reçues, parce qu'en se les rappelant, on agite, on semble encore promener les doigts. Un muscle ne reclamerait-il pas également la faculté de se ressouvenir du mouvement qu'il a opéré? Revenons aux principes si sagement posés au commencement de l'Ouvrage, et rendons au cerveau toute la latitude d'action qu'il a droit d'exiger. Je crois donc que cette action des organes des sens dans le souvenir des sensations délicates qui les ont frappés, n'est que consécutive à l'activité de leurs organes correspondans dans le cerveau.

4.° *Jugement.* L'enfant, qui a l'organe de la musique, exerce sa mémoire des tons. Il n'en sent pas d'abord les discordances, il ne juge pas même les différences qu'il y a entre plusieurs sortes de musique; mais à mesure que son talent se développe, il en sent les défauts ; ce qu'il doit à sa mémoire qui le met à même de comparer deux tons ou deux séries de tons. Aussitôt qu'il remarque les défauts d'accords ou les disharmonies, il a le *jugement* sur la musique. Le *jugement* n'est donc qu'une qualité d'un organe qui lui permet de saisir les rapports entre les choses relatives à cet organe; car si cet organe n'existait pas, l'individu n'en aurait pas le jugement.

5.° *Imagination.* Si un organe est assez développé pour qu'il n'ait pas besoin d'excitation extérieure, et s'il produit de lui-même, alors il jouit de la force productrice : c'est là l'*imagination*. L'imagination est donc l'état d'un organe assez actif pour donner de la réalité aux choses avec lesquelles il est en rapport, sans y être excité par des objets extérieurs : on peut dire qu'il travaille en dedans. Un castor bâtit des habitations, sans en avoir vu élever ; un rossignol chante, sans en avoir entendu chanter d'autres.

Qu'arrive-t-il alors ? Que, dans l'un, l'organe de la musique, dans l'autre celui de la mécanique, ont une activité telle, qu'ils réalisent d'eux-mêmes les choses pour lesquelles ces animaux ont des penchans. Tous les organes du cerveau ont une imagination.

On doit donc donner le nom de *génie* à celui chez lequel une faculté est tellement active, qu'elle produit d'elle-même, d'où il suit également qu'il y a autant d'espèces de génie qu'il y a de qualités différentes (1).

Il résulte de là que la perception, le souvenir, la mémoire, le jugement et l'imagination, loin d'être des qualités fondamentales ou radicales de l'intelligence, n'en sont que des propriétés générales, puisqu'elles s'appliquent également à toutes les facultés de l'ame. Il était donc impossible de leur trouver des organes particuliers.

On ne pouvait espérer de trouver des organes que pour les qualités spéciales ; mais

(1) Par là on explique pourquoi les hommes de génie sont si voisins de la folie, au moins de celle qui est caractérisée par l'idée fixe. Il n'y a qu'une nuance du développement d'un organe suffisant pour produire l'imagination très-vive, au développement nécessaire pour soustraire ce même organe à la volonté.

quelle en était la nature et le nombre? c'étaient seulement celles qui formaient nos divers penchans, ou, ce qui revient au même, celles qui liaient notre être aux différens objets extérieurs: ainsi l'amour physique, celui des petits, celui de la musique, des mots, etc.

CHAPITRE XVIII.

Suite de la Philosophie. De la nature des passions, de l'instinct et des affections. Faut-il leur chercher des organes particuliers dans le cerveau ?

Des passions. Si nous étudions les passions d'après les principes que je viens d'exposer, nous verrons que toutes les idées que l'on s'en est fait jusqu'ici sont fausses, et que par cette philosophie elles peuvent être rendues aussi faciles dans leur explication, qu'elles étaient précédemment obscures dans leur nature.

J'ai dit que le premier développement d'un organe produisait la possibilité ou la disposition ; qu'une activité plus grande faisait naître l'impulsion ou le désir ; mais soit qu'alors l'organe continue à se développer encore, soit que l'individu s'y abandonne, cette impulsion devient une *passion*, laquelle dégénère en idée fixe ou dominante, lorsque la volonté perd son empire sur lui. Ainsi, disposition appétit, désir, passion, ne sont que des degrés divers de développement d'une même faculté.

Maintenant on conçoit, 1.° qu'il y a autant de *passions* qu'il y a de facultés, puisque la musique, le goût des voyages, l'ambition, etc. peuvent devenir tellement dominans, que l'individu en soit presque maîtrisé ; 2.° que les passions ne peuvent avoir de siéges propres, autres que ceux des penchans, dont elles sont des modifications ; 3.° enfin, que tout ce qu'on a dit de leur siége dans le cœur et les nerfs des plexus abdominaux est dépourvu de fondement.

De l'Instinct. Il entrait dans les principes de la philosophie que nous combattons, de regarder l'instinct comme une qualité pour laquelle on devrait chercher un siége particulier. Pourquoi n'a-t-on pas réussi ?

L'instinct est la manifestation d'une organisation particulière : ainsi, l'organisation du castor le porte à bâtir, c'est là son instinct; l'oiseau de passage entreprend de longs voyages qui lui sont dictés par son organisation, c'est là son instinct; le rossignol a le chant pour instinct, etc. L'instinct est donc une sorte de stimulus qui pousse les animaux à faire telles ou telles choses qui leur sont dictées par l'organisation.

Considéré ainsi, l'homme a autant d'instincts que de facultés. Mais cependant on a nié l'instinct dans l'homme ; en voici la raison : dans l'homme les penchans sont corrigés sans cesse par la réflexion qui se règle sur les motifs. Ainsi l'entendement est l'instinct contrebalancé par les motifs; d'où il suit qu'aussi long-temps que l'homme n'a pas réfléchi sur ses facultés, aussi long-temps qu'il n'a pas pris, de ses penchans, une connaissance plus raisonnée, il ne faut attribuer tout ce qu'il fait qu'à l'instinct. L'enfant qui crayonne sans avoir vu dessiner, et celui qui chante sans avoir appris, se livrent tous deux à l'instinct qui les guide. Qu'ils fixent leur attention sur ces objets; qu'aidés de la réflexion, ils corrigent et perfectionnent; alors les mêmes choses qui étaient dues à l'instinct, seront le produit de l'intelligence (1). Il serait donc aussi faux

(1) L'imbécille ne doit aussi la plupart de ses actions qu'à l'instinct. Si on le rend susceptible de motifs, ou, ce qui revient au même, si on le fait réfléchir, par cela même qu'il aura saisi des rapports, et déterminé les lois de ce qu'il fait, il y aura dans son acte *intelligence*.

de ne vouloir pas admettre d'instinct dans l'homme, que de refuser une sorte d'entendement aux bêtes. On sait en effet qu'elles se perfectionnent, et acquièrent des motifs pour résister à leurs penchans. Un chien poursuit une proie; au moment où il s'en saisit, il résiste à son naturel qui le pousse à la dévorer, et il la porte à son maître. Les animaux des classes inférieures paraissent si peu accessibles aux motifs, que l'on peut rapporter presque toutes leurs actions à l'instinct, et donner à leurs penchans le nom d'*idées innées*, lequel ne convient pas aux grands animaux, et encore moins à l'homme, où il doit être remplacé par celui de *dispositions*.

Maintenant est-il encore nécessaire de demander s'il peut y avoir un organe pour l'instinct? Ne sait-on pas que l'instinct est le produit d'un organe très-développé, et qu'il peut également s'appliquer à tous les organes que possède l'homme ou l'animal? Ajoutons que si l'instinct avait un organe unique, tous les animaux qui auraient un instinct auraient les mêmes facultés, puisque le même organe ne pourrait avoir des fonctions différentes: ainsi le même organe pourrait-il faire chanter le rossignol, poser des sentinelles à la cigogne, voyager l'hirondelle, etc. etc.? L'instinct n'est donc, comme son nom l'indique, que l'*instigation* produite par une faculté très-active.

Des Affections. On n'a pas manqué d'assigner des siéges particuliers aux différentes affections, comme la joie, la tristesse, la crainte, la jalousie, la haine, la colère, etc. sans voir que ces différens états n'étaient que des modifications de la manière d'être des organes vitaux. Les *affections* sont, comme leur nom l'indique, une impression plus ou moins vive portée sur tout le systême nerveux, surtout celui de la vie animale. Le systême nerveux est le siége, ou mieux l'organe de toutes les sensations qui peuvent être agréables ou pénibles; or, ces différens états du systême ont-ils des organes séparés? le plaisir et la douleur ne sont-ils pas deux manières d'être du même tissu nerveux?

Les affections ont des degrés différens, sans pour cela changer de nature intime: un homme craint, ses jours sont en danger; il éprouve un resserrement général, sur-tout des organes essentiels à la vie. Est-il livré au désespoir ? une sorte de spasme s'empare de tout le systême nerveux, tous ses organes lui paraissent comprimés, et comme fortement pressés. Alors même il serre encore sa tête dans ses mains (1).

Il n'y a donc pas d'organe pour les affections (2), puisqu'elles sont généralement

---

(1) Le docteur Gall cite ce geste parmi les mouvemens automatiques, et il le regarde comme une nouvelle preuve de la réalité de la mimique. J'examinerai s'il peut être envisagé ainsi en traitant de la Mimique des différens organes.

(2) Je viens d'exposer la philosophie du docteur Gall avec le plus de soin qu'il m'a été possible d'y apporter. J'ai cherché à m'en bien pénétrer pour n'en omettre rien qui fût important. C'est là, je l'avoue, qu'abandonnant avec plaisir la route que j'ai suivie jusqu'ici, et dans laquelle je vais rentrer, non seulement j'ai été simple historien, mais même partisan zélé de cette philosophie. Je la regarde comme une des plus belles découvertes de notre temps ; et je la crois déjà tellement supérieure à toutes celles qui ont été présentées jusqu'ici (quoiqu'elle ne soit encore qu'esquissée), que je ne doute pas qu'elle ne mène à de grands résultats dans l'analyse des fonctions de notre intelligence. Je dis esquissée, car cette philosophie, toute belle qu'elle est, demande encore bien des efforts, non pour la régulariser en elle-même, mais pour fixer invaria-

réparties sur tout le système nerveux, et que les parties, qui semblent en être le siége propre, sont seulement celles qui jouissent d'une sensibilité plus vive, ou plus en rapport avec la nature de l'affection ; encore moins doit-on leur chercher des organes dans le cerveau.

---

blement les bases sur lesquelles elle repose. En effet, on ne peut atteindre ce but, qu'en déterminant avec une précision rigoureuse quelles sont les facultés spéciales de notre intelligence, puisque la philosophie n'est que l'histoire de leurs gradations diverses.

Je reviendrai sur ce point, en proposant mon opinion sur l'ensemble de la nouvelle doctrine.

CHAPITRE XIX.

N.° 9. Organe des mots.

(Pl. I.re N°. 9 de la fig. 1).

L'EXPOSÉ de la philosophie donne un nouveau prix à l'étude des organes. Par elle, ils sont vivifiés, et toutes leurs actions s'expliquent facilement. Je reviens donc à leur histoire.

On se souvient que dès ses premières études, le docteur Gall fut frappé de la mémoire étonnante que montraient deux de ses condisciples ; on se rappelle aussi qu'il remarqua en eux des yeux très-saillans. Ce qu'il avait pris d'abord pour le siége de la mémoire, ne fut bientôt plus que l'organe des mots. Ce penchant à apprendre beaucoup de mots, sans les enchaîner à des idées, se rencontre chez les compilateurs, chez tous les hommes qui font des collections, chez ceux aussi qui font des mots barbares dont ils associent mal les racines empruntées aux langues étrangères. Les grands acteurs le joignent à celui de la pantomine dont je parlerai.

Ce penchant a pour organe la partie inférieure et un peu postérieure du lobe antérieur du cerveau. Le développement plus grand de cette partie aplatit le fond de l'orbite en diminuant sa profondeur. Par cet effet, l'œil est chassé au dehors, et devient à fleur de tête (1).

(1) Je renvoie les observations que j'ai à faire sur cet organe à ce que je dirai de celui qui suit.

CHAPITRE XX.

CHAPITRE XX.

N.° 10. Organe des langues.

(Pl. I.re N.° 10 de la fig. I.re).

Cet organe, dont le sujet semble d'abord se confondre avec le précédent, en diffère beaucoup, en ce que l'autre ne donnait qu'une vaine facilité à entasser des mots, sans y attacher d'idées, tandis que celui-ci repose sur une connaissance approfondie des rapports des mots, ou de l'esprit et du génie des langues. Il est situé en devant et au dessus du précédent. Il occupe une grande partie du plancher supérieur des orbites, et a son siége dans la portion des hémisphères qui repose sur la partie orbitaire du coronal. Quand cet organe est très-développé, il déprime la voûte de l'orbite, appuie sur l'œil et semble l'enfoncer dans la paroi orbitraire inférieure; alors l'arc inférieur est plus échancré, et on observe une espèce de bourrelet au dessous de l'œil, formé par un repli de la paupière inférieure. Cette conformation philologique est bien caractérisée chez Wolf, Adelung, etc. (1).

---

(1) Je conçois difficilement la valeur de ces caractères que le docteur Gall assigne comme des différences entre ces deux organes. Il me semble que la Philologie doit commencer chez un individu, lorsqu'il a déjà amassé une assez grande collection de mots; ou plutôt je regarde la Philologie comme l'état où l'organe des mots porte des jugemens sur les mots, les compare, les associe, et déduit les lois de leurs rapports. Si, chez quelques individus, on croit voir seulement l'organe des mots sans développement de celui des langues, cela tient, je pense, à ce que ces hommes ont la mémoire des mots, sans s'élever jusqu'à en avoir le jugement.

Quel est le commentateur qui n'ait dû d'abord savoir plusieurs langues, et qui se soit ensuite rigoureusement borné à discuter des mots, sans faire des remarques sur le génie de la langue à laquelle ils appartenaient?

D'un autre côté, quel est le grammairien qui ne doive avoir d'abord une abondante collection de mots, avant de prétendre régler leurs rapports? Je ne parle pas de la manie de faire des collections. Je soutiens également que, chez aucun homme, elle n'est seulement une source de mots; que l'un amasse des médailles pour y rattacher des vérités historiques, que l'autre recueille des minéraux ou des végétaux pour rendre la nature tributaire de ses jouissances. On cite

Mais la disposition des yeux propre à cet organe, ainsi que celle qui appartient à celui des mots, peuvent être imitées dans une maladie, sans que le penchant qu'elles semblent caractériser soit prononcé. C'est sur-tout chez quelques enfans que l'on remarque cette disposition. Ces individus, ou ne peuvent apprendre à prononcer un mot, ou en retiennent un très-petit nombre sans pouvoir les enchaîner.

Cette maladie, lorsqu'elle se présente, est généralement attribuée à un défaut de conformation, soit du palais, soit de la langue ou du larynx. Mais on fait de vaines recherches pour en découvrir des traces. Et d'ailleurs, quelques légers dérangemens dans l'appareil extérieur du langage pourraient-ils empêcher de parler, lorsque l'on sait que des individus auxquels la langue avait été

---

particulièrement la Botanique comme une science de mots; mais que d'idées s'y rattachent, que de faits en varient la monotonie!

Je pourrais faire une observation semblable sur la localité respective de ces deux organes, mais je me hâte de conclure qu'ils sont aussi peu distincts que les penchans dont on les rend les arbitres.

détruite, ont recouvré la parole au point de s'exprimer avec une netteté et une facilité presqu'égales ? Mais la véritable cause de ce mutisme tient à une sorte d'imbécillité (1). Souvent il y a commencement d'hydrocéphale. Plus souvent encore, cette maladie est due à un défaut notable de développement du cerveau. Dans ce dernier cas, elle est incurable ; dans le second, elle peut se guérir, soit par l'âge, soit par un emploi continué de moyens toniques (2).

Les enfans qui sont attaqués de cette maladie ne sont jamais pris pour des imbécilles, parce qu'ils conservent souvent assez d'intel-

---

(1) Cette facilité d'envisager l'imbécillité comme partielle, et tenant seulement à une faculté qui est lésée ou manque entièrement, est un des avantages les plus grands de la nouvelle philosophie de l'homme. Celui qui éprouve cette privation de l'action d'un ou de plusieurs organes, est dans le cas d'un animal qui n'en jouiroit pas : ainsi donc l'animal est une espèce d'idiot qui ne peut s'élever aux mêmes idées que l'homme.

(2) Je ne sais s'il n'y a pas ici erreur d'observation. Avons-nous des moyens assez sûrs pour juger d'une hydropisie commençante du cerveau, et pour affirmer que nous en avons guéri ? et savons-nous quels

ligence pour saisir d'autres rapports. Cependant leur regard incertain, leurs mouvemens vagues, le défaut total d'attention, les empêchent d'acquérir jamais des notions exactes des choses extérieures. Ces enfans peuvent prononcer quelques mots, mais sans suite, et sans saisir l'esprit qui les enchaîne.

On remarque quelquefois un défaut semblable de langage chez des individus avancés

---

remèdes seraient capables de ramener l'équilibre entre l'inhalation et l'exhalation de l'arachnoïde ?

Je me défie singulièrement des cures occultes ; et, pour le dire en passant, je range dans cette classe les guérisons si vantées dans ce moment, de *croup* ou celles *d'hydropisie aiguë du cerveau*, dont on cumule les observations. Depuis que le croup a enlevé le prince royal de Hollande, la moindre angine est un *croup* commençant ; des émétiques, des rubéfians rendent la santé, et l'on a guéri un croup.

Une douleur fixe dans la tête, les yeux larmoyans et fermés, ne sont-ils pas, chez les enfans, un indice assuré d'une hydropisie aiguë du cerveau ? On recourt aux drastiques, sur-tout au muriate de mercure (calomelas), et l'on a été assez heureux pour guérir une maladie, dont les suites eussent été nécessairement mortelles.

Je demande si tous ces faits ont été assez scrupuleusement observés pour mériter une créance entière.

en âge. Une femme, dont les qualités intellectuelles étaient peu développées, ne put jamais apprendre à dire un seul mot; ce qui ne l'empêcha pas d'élever ses enfans, etc. Voilà une imbécillité partielle. Le docteur Gall a vu également une femme folle qui ne voulait pas dire un seul mot. Voici comment il explique ce cas. L'organe du langage étant naturellement peu développé, s'il survient un affaiblissement dans tout le systême, il doit étendre particulièrement son action sur l'organe déjà affaibli. Que faut-il donc faire alors? déterminer une irritation vive au systême nerveux de la tête. C'est ce qu'il a plusieurs fois obtenu, en faisant frotter la tête pendant six semaines ou deux mois, avec une solution de târtre stibié. L'irritation que cause ce traitement a rendu la parole (1).

(1) Il est probable qu'une irritation portée sur la partie du systême nerveux, que l'on est fondé à accuser d'atonie, peut contribuer à lui rendre de l'énergie; mais, dans ce cas, qui me dira que l'irritation a porté plus particulièrement sur l'organe de la Philologie que sur toute la masse cérébrale, à laquelle je pense qu'elle a communiqué une excitation plus vive, que je regarde comme la véritable cause de la guérison?

On demande maintenant si les animaux ont un langage, et aussi pourquoi l'orang-outang en est privé? Les animaux privés, comme le corbeau et le perroquet, peuvent bien prononcer quelques mots, mais jamais enchaîner des idées, donc ils ne parlent pas. On ne saurait disconvenir cependant que les animaux aient un langage, mais dans ce sens seulement qu'ils ont des moyens de s'informer de leurs besoins, de leurs craintes par des tons différens: ainsi le chien crie autrement, quand il sent un voleur, que lorsqu'il ressent de la joie: ainsi le coq avertit la poule qu'un faucon plane dans les airs; celle-ci appelle ou repousse à volonté ses petits, etc. Voilà bien des tons connus entr'eux, et d'une signification fixe. Mais tout cela ne constitue pas un langage. Que penser alors des rêves de Dupont de Nemours?

On conçoit facilement que le plus grand nombre des animaux ne peut articuler des mots et encore moins joindre les idées qui s'y rattachent; mais il en est cependant quelques-uns chez lesquels l'organisation est tellement parfaite, que l'on s'étonne qu'ils ne parlent pas. Il ne faut pas reprocher au larynx de l'orang-outang le silence de ce singe. La véritable cause tient à ce que l'organe du langage manque entièrement chez lui. Son cerveau est effectivement très-excavé dans la partie inférieure des lobes antérieurs ; et les orbites ont la forme d'une boule très-arrondie dans leur partie supérieure. Cette forme des orbites est aussi celle que l'on observa sur le crâne d'un enfant de sept ans qui ne put apprendre à parler.

CHAPITRE XXI.

N.° 11. *Organe de la mécanique ou des arts.*

(Planche I.re N.° 11 des figures 1 et 2).

Tous les hommes, qui ont un grand talent pour la construction des machines, tous les grands architectes, par exemple, ont la figure comme enfermée dans deux lignes parallèles, la fosse temporale étant aussi élevée que l'os de la pommette. Le docteur Gall crut d'abord que le génie des arts imprimait cette forme générale à la tête ; mais il en trouva bientôt la cause particulière dans une élévation située dans la fosse temporale, derrière l'apophise zigomatique du coronal. Cet organe est caché par le muscle temporal, et est très-difficile à reconnaître dans un sujet, vivant, autrement que par la forme qu'il imprime à la tête.

Le docteur Gall n'a remarqué nulle part cette organisation aussi prononcée que sur la tête que l'on dit être celle de Raphaël (1).

(1) Je rougis presque de rapporter que le docteur

Les animaux, qui se construisent des habitations, ou se creusent des souterrains, ont une élévation dans le même endroit. Pour s'en assurer, il faut comparer ensemble la tête de deux animaux dont l'instinct diffère, quoique leurs espèces soient à peu près les mêmes. Ainsi, le lapin, qui creuse des terrains, a une élévation dans ce lieu qui est rétréci chez le lièvre. Le rat, qui ne creuse pas, a le cerveau également resserré dans cet endroit, tandis que le mulot, qui pratique des chemins, a cette partie bombée.

Mais on s'étonne, dit le docteur Gall, que l'on attribue une organisation semblable à un Raphaël et à un mulot, par exemple, quoique les effets qui en résultent, se ressemblent si peu. Voici la réponse. Si vous enlevez de la tête de l'homme tous les organes de sa supériorité, ceux qui le rendent apte à saisir tant

---

Gall montre, dans ses Cours, l'organe de la mécanique sur le crâne d'une marchande de modes, qui était renommée à Vienne par la prodigieuse facilité avec laquelle elle variait les formes des objets de son état.

La mort d'une artiste aussi distinguée a dû coûter bien des pleurs aux dames de cette capitale.

de motifs, à combiner tant de réflexions, et que vous réduisiez cette tête à l'organe des arts, alors le même penchant qui, dans le premier cas, eût dicté d'admirables inventions, peut-être produit les tableaux de Raphaël, le même organe (1), dis-je, ne

(1) C'est une expression qui semble d'abord bien vague, que celle d'organe de la mécanique ou des arts, tant il y a de sortes de mécaniques et d'espèces d'arts; mais tous n'ont-ils pas des points communs? Tous ne se ressemblent-ils pas par les résultats qu'ils atteignent? Il faut admettre que tous les arts n'ont été primitivement que le produit de cette excitation que nous avons nommée *instinct*. Dans cet état de simplicité, ils émanent de l'organisation des êtres et sont dirigés vers leur bien. Ce n'est que lorsque l'homme les a soumis à ses moyens de perfectionnement, qu'ils semblent ne plus se rattacher aux arts dont ils étaient primitivement les égaux; mais ces différences ne sont que l'effet de notre entendement.

Je pense donc que l'on doit admettre un penchant, qui, sous forme d'instinct, pousse les animaux et l'homme lui-même dans son premier état, à divers procédés d'où sont nés les arts : ainsi le Hottentot bâtit une cabane par le même instinct que le castor. Si le Hottentot réfléchissait un jour, il substituerait des maisons élégantes et solides à de simples huttes. Ne serait-ce pas le même penchant, varié seulement par son entendement, qui lui aurait fait construire l'une et l'aufera plus naître qu'un penchant, soit à bâtir un nid, soit à former des hexagones, etc. Il n'y a donc, entre ces produits si différens, que la seule distance de l'intinct à l'entendement.

---

tre ? Or cet instinct doit avoir une base dans l'organisation; celle que lui assigne le docteur Gall est-elle assez prouvée ? Je ne le crois pas.

J'ai fait graver (Pl. 3) une tête de lièvre (fig. 4), et une de lapin (fig. 5), vues par le sommet. On n'y distingue que bien peu de traces de l'organe de la mécanique; ce sont deux des animaux sur lesquels ces différences devraient être le plus marquées.

CHAPITRE XXII.

N.° 12. Organe de l'attachement amical.

(Pl. I.re N.° 12 de la fig. 2).

L'AMITIÉ, qui, chez nous, reconnaît des bases si différentes, qui quelquefois repose sur la reconnaissance, d'autre fois sur des raisons morales, plus souvent sur de simples convenances de société, semble bien éloignée de devoir être rapportée à un penchant fondé sur notre organisation. Cependant, si on trouve le même instinct d'attachement chez les animaux, ne devra-t-on pas y reconnaître un véritable penchant ? Les chiens ne donnent-ils pas des exemples étonnans de l'attachement le plus vrai ? Le chat en est moins susceptible, quoiqu'il n'en soit pas dépourvu. On en remarque encore quelques traces dans le cheval, mais elles s'éteignent tout-à-fait dans le bœuf. Cette diminution suivant l'espèce, n'annonce-t-elle pas une variété dans l'organisation ? Quels moyens employer pour découvrir le siége d'un semblable penchant ?

Une femme de Vienne, d'abord pauvre, puis devenue riche, perdit encore sa fortune, et en dernier lieu la recouvra. Cette femme avait un attachement si vrai pour ses amis, que, dans aucune des chances de sa fortune, elle ne les changea jamais, ni n'en fut jamais abandonnée.

On pria le docteur Gall de l'examiner avant de lui avoir appris ce qui formait le point le plus saillant de son caractère. Il lui trouva deux élévations très-sensibles à la partie latérale et postérieure de la tête, au dessus et à côté de l'organe de l'amour maternel. Fallait-il rapporter à cet organe l'attachement amical? (1)

---

(1) Auparavant de déterminer le siége de ce penchant, il faudrait approfondir davantage la question de savoir si l'amitié peut et doit avoir un organe.

Mais, comme le docteur Gall laisse entrevoir les doutes qu'il a sur la réalité de ce penchant, et plus encore sur la certitude de l'organe qu'il lui assigne, je ne me montrerai pas plus sévère que lui, et je tairai mes observations.

CHAPITRE XXIII.

N.° 13. Organe de la rixe ou de la pugnacité.

(Planche Ire. N°. 13 des figures 2 et 4).

On pourrait être tenté d'attribuer la passion de se battre, ce penchant à la rixe ou à la dispute au sentiment qu'a l'individu de ses propres forces ; mais on voit souvent des êtres d'une organisation très-frêle avoir ce penchant, lorsque d'autres qui sont très-robustes, en sont privés. Cette disposition ne varie pas seulement, suivant les espèces, mais encore suivant les individus. Il y a des chiens, dits *hargneux*, qui semblent ne courir les rues que pour y trouver des occasions de se battre. La même différence se remarque aussi chez les chevaux.

Les hommes qui ont ce penchant, ont une élévation bien sensible à l'angle mastoïdien du pariétal, au dessus de cette apophise. Il résulte de cette organisation que les oreilles paraissent plus rapprochées, à cause de la plus grande largeur de la partie qui leur est postérieure. Aussi, peut-on juger, dit le docteur Gall, seulement par la distance des oreilles, relativement au reste de la tête, si un animal est méchant. Ce caractère est sûr dans les chevaux. On le trouve aussi dans ces coqs d'une espèce particulière que l'on élève en quelques endroits, pour jouir du spectacle de leurs combats. Les habitans de Brémen, qui aiment passionnément ce divertissement, choisissent ceux de ces animaux qui ont la tête la plus large.

Le docteur Gall avait d'abord appelé cet organe l'organe du courage (1); mais cette

(1) Le penchant à la rixe me semble ne devoir pas être considéré comme une des qualités fondamentales de l'ame, parce que je trouve qu'il résulte toujours d'une autre cause. Ainsi le chien, qui se bat avec tous les autres chiens, tantôt est déterminé par son avidité extrême, d'autrefois par son désir de posséder seul une chienne. L'oiseau qui, comme la pintade ou la rouge-gorge, se bat pour n'avoir point de voisins, porte plus loin le sentiment de la propriété, ou ne veut être troublé ni dans son chant, ni dans son amour, ou craint de diminuer ses moyens de subsistances. On pourrait de même chez l'homme faire dériver le penchant à la rixe de causes toutes différentes.

dénomination était trop vague pour pouvoir être admise. Qu'est-ce en effet que le courage ? n'est-ce pas le sentiment de notre propre force qui nous excite à faire des choses de longue haleine ou de difficile exécution ? Ainsi, il y a du courage à parler en public; il y en a à se privé de choses que l'on recherche, etc. etc.

Je sais bien que tous les hommes et tous les animaux n'évitent pas également la rixe ; mais cela ne me paraît pas suffisant pour admettre un penchant spécial. Une excitation nerveuse générale, un malaise quelconque ne produisent-ils pas cet effet?

En rejetant ainsi le penchant, il est facile de voir que je ne tiens aucun compte de ce qui a été dit sur le siége de l'organe lui-même. *Nego majorem*.

Je présenterai plus au long ma manière de voir sur cet organe, après avoir achevé l'histoire de tous.

CHAPITRE XXIV.

N.º 14. Organe du meurtre.

(Planche I.re fig. 2, N.º 14).

On conviendra sans peine que les animaux carnivores doivent être portés à tuer des animaux, puisque c'est d'eux qu'ils doivent faire leur nourriture. Or, l'homme qui ressemble aux animaux carnivores par ses dents, et plus encore par son estomac, ne devra-t-il pas avoir ce penchant, lequel, à la vérité, sera borné d'abord aux animaux ? En vain on dirait que le meurtre est un des malheurs de la vie sociale, une des corruptions des hommes réunis ; les premières pages de l'histoire nous montrent déjà un frère se souillant du sang de son propre frère.

Mais il faut bien se garder de voir, dans le penchant à tuer, rien qui annonce préméditation, rien qui constitue le meurtre proprement dit (1). Aussi l'expression allemande

(1) Il me semble qu'une action déterminée par un

dont se sert le docteur Gall pour exprimer ce penchant, ne renferme-t-elle, suivant lui, que l'idée de donner la mort.

Les animaux carnivores et frugivores se distinguent par la manière dont leur cerveau est placé. Une ligne perpendiculaire, élevée au dessus du conduit auditif, ne laisse en arrière presqu'aucune partie du cerveau dans les frugivores; la même ligne, tirée sur le crâne des carnassiers, sépare le cerveau en deux portions, dont la plus forte est en arrière. A mesure que l'animal devient moins carnivore, la ligne se rapproche davantage de la partie postérieure; et elle tient à peu près le milieu dans ceux qui vivent de toutes sortes d'alimens (1).

---

penchant est bien préméditée; car, si ce penchant est irrésistible, l'individu est un malheureux; s'il ne l'est pas, il s'y livre avec complaisance, et a médité l'action. Donc alors il y a préméditation.

(1) Cette observation m'a paru assez importante pour en donner une idée par la gravure. J'ai fait dessiner (Planch. 3), plusieurs têtes d'animaux carnivores et herbivores. On verra un exemple du troisième cas dans la figure 2 de la Pl. I.re, où une tête humaine est montrée de profil. La ligne, qui s'élèverait au dessus du trou auditif, partagerait le cer-

Le plus grand nombre des naturalistes, comme des philosophes, a pensé que la différence de nourriture que recherchaient les animaux, tenait à la conformation de leurs dents, de leurs griffes, de leur estomac.

---

veau de l'homme en deux parties à peu près égales. Il faut faire abstraction de la portion du crâne qu'occupe le cervelet; observation importante, sur-tout dans les animaux, où cet organe est quelquefois très-fort.

Il s'en faut bien que je regarde cette observation d'anatomie comparée comme sans exceptions. Il me semble que le lion lui-même en est un exemple. Il y a également des frugivores chez lesquels la tête se prolonge beaucoup en arrière de ce trou.

On conçoit déjà, d'après la méthode de raisonnement du docteur Gall, que tout ce qui se trouvai derrière les oreilles dans les carnivores, devait être l cause du penchant à tuer que n'ont pas les herbivores. Je ne sais si ce raisonnement est bien fondé car il y a en arrière les organes de l'amour maternel, dont l'étendue est indéterminée, l'organe de l rixe, et celui de l'amitié. L'*ordre admirable*, qui li les organes, ne serait-il pas interverti, si l'amour maternel, qui est le penchant à entretenir la vie, étai voisin du penchant au meurtre qui tend à son extinction? On verra tout à l'heure que c'est cependant cett observation de ce qui reste derrière l'oreille du carnivore, qui a déterminé la localité de l'organe du meurtre.

Mais des instrumens ne peuvent jamais donner des penchans; et si l'organisation intérieure n'était analogue à l'extérieure, ce serait pour l'animal des moyens inutiles. Que ferait le mouton, des dents et des griffes du lion, si son instinct ne changeait avec ses formes extérieures? devinerait-il même la puissance de ses armes?

L'instinct de tuer diffère non seulement suivant les races, mais encore comme les espèces. Il est plus ou moins vif chez les animaux d'une même espèce. Mais dans les races, il a des nuances propres. Quelques-uns ne tuent que pour se nourrir. Le lion se repose quand il est rassasié. Le tigre est déjà plus cruel; mais la fouine, la belette semblent avoir une horreur pour la vie des animaux, et ne mettent de bornes à leur avidité de tuer, que l'impossibilité même de le faire; introduites dans un colombier, elles ne laisseront en vie aucun animal. Où ranger l'homme dans cette série? n'est-il pas, en quelque sorte, plus carnivore que les autres animaux, puisque chacun d'eux est borné à tuer une espèce, tandis que lui, donne la mort à tous les animaux, depuis l'huître, jusqu'au plus grand quadrupède? et de plus, les animaux respectent leur espèce, l'homme attente souvent aux jours de la sienne.

Le penchant à tuer a aussi des degrés dans l'homme. Quelques-uns ne peuvent soutenir la vue du sang, même de celui des animaux; pour d'autres, ôter la vie à un animal, est une chose indifférente; et enfin, il en est quelques-uns qui en font une félicité. Citons quelques faits.

Pendant que le docteur Gall nourrissait une grande quantité d'animaux pour ses recherches, il eut une servante qui leur prodiguait tous ses soins; mais lorsqu'il en fallait tuer quelques-uns, elle réclamait cet office; et s'il lui était refusé, elle se plaignait amèrement qu'après avoir eu la peine de les nourrir, elle fût frustrée du plaisir de les tuer. Le fils d'un marchand de Vienne se fit boucher, seulement pour assouvir ce besoin de voir couler le sang des animaux.

On a objecté que ce penchant, si on en admettait la réalité, ne pouvait porter l'homme que vers les autres espèces, et non à attenter à la sienne. Cela est généralement vrai; mais qu'un homme, entraîné par ce penchant à tuer des animaux, manque des motifs fournis par l'éducation, la morale, la religion, les lois, cette habitude du sang, devenue plus impérieuse, pourra le porter à ne plus respecter ses semblables. Cet effet aura lieu plus vivement encore s'il est livré à la séduction du mauvais exemple, s'il est associé à des brigands. Dans la bande de Schinderannes (exécutée à Mayenne il y a environ deux ans), on ne remarquait que deux hommes qui eussent montré un plaisir extrême à tuer ; les autres, ou s'abstenaient du meurtre, ou le regardaient comme une nécessité.

Le professeur Brukmann de la Haye a cité au docteur Gall l'histoire d'un prêtre hollandais, qui nourrit beaucoup de chiens et de chats pour couper la tête à leurs petits. Ce même homme est en relation avec les bourreaux des villes voisines pour les accompagner dans leurs exécutions.

Le fils d'un apothicaire de Vienne se fait bourreau lui-même pour exercer le meurtre avec impunité et sans crime.

Un vieux musicien de Hollande se fait ménétrier, et va jouer aux fêtes de village. Il tue plusieurs personnes en rentrant chez lui de nuit sans les voler. Trahi par ses enfans, il avoue n'avoir choisi ce métier que pour trouver l'occasion de tuer sans être soupçonné. Il est exécuté.

Le penchant au meurtre peut être une sorte de maladie. Un coiffeur de Vienne voit rompre un criminel. Il est pris aussitôt du penchant à tuer ; il fuit la société de ses sœurs pour n'être pas tenté de les étrangler. Il fit cet aveu au docteur Gall, en lui exprimant que son intention était de le tuer lui-même ; mais la fermeté de sa réponse le déconcerta, et il put être guéri (1).

Hufeland lui a fait voir, pendant son séjour à Berlin, un soldat qui, depuis la mort de sa femme, est sujet à des accès d'épilepsie qui reviennent tous les mois. Ils sont précédés, pendant deux ou trois jours, d'un penchant à tuer tous ceux qui l'entourent. Il prie alors qu'on l'enchaîne ; et certain que cet instinct est rendu impuissant, il goûte une tranquillité qui était incessamment troublée par la crainte de s'abandonner. Ne voit-on pas de même les enragés qui prient que l'on s'éloi-

(1) Cet homme était-il autre chose qu'un mélancolique ?

gne d'eux lorsqu'ils sentent les approches de leur accès ?

Dans tous les cas énoncés jusqu'ici, le meurtre est une action volontaire : il y a bien le penchant qui excite, mais la volonté est encore toute puissante pour l'étouffer. Il est des cas, au contraire, dans lesquels l'individu ne peut être regardé comme coupable en s'y livrant. Trois états entraînent l'irrésistibilité, et par conséquent l'idéé du crime, 1.° la folie, lorsque l'organe a pris un tel ascendant, qu'il se soustrait à la volonté ; 2.° une maladie ; 3.° l'idiotisme, dans lequel l'homme n'est pas susceptible de motifs pour résister.

Quelques faits montrèrent au docteur Gall que l'organe du meurtre consistait dans une élévation du cerveau correspondante à la partie écailleuse du temporal, et un peu à l'angle postérieur et inférieur des pariétaux, au devant de l'organe de la rixe. Cette organisation lui parut bien prononcée chez un homme qui avait tué son ami et ensuite deux enfans. Il le trouva de même chez une fille qui aida au meurtre de sa mère, et ne montra jamais aucun repentir.

Le penchant au meurtre n'est donc point une acquisition de la société. Il a un siége matériel ; mais combien il y a loin du simple penchant qui porte à tuer des animaux pour s'en nourrir, à cet instinct féroce qui pousse au crime, et de là encore jusqu'à ce qu'il comprime la volonté et produise l'idée fixe !

On ne saurait donc trop faire d'efforts pour s'opposer au penchant qui porte les enfans à tuer des animaux. D'abord en butte à la vie des scarabées, ils pourront par la suite arriver jusqu'à éprouver le désir de voir couler le sang des hommes, si l'éducation n'étouffe un penchant encore peu développé. Nouvelle preuve que l'admission des penchans innés ne rend pas l'éducation inutile.

On doit regarder comme une modification du penchant au meurtre, la disposition qu'ont certaines personnes à mettre le feu, et qui fait les incendiaires. (le mot allemand qu'emploie le docteur Gall veut dire *qui tue par le feu*). Dans ce cas, le penchant ayant subi des modifications, l'organe a aussi changé de forme. Il présente une élévation presque ronde dans le meurtrier, ovale dans l'incendiaire.

Mais le penchant, qui détermine à brûler les propriétés d'autrui, semble n'être qu'un résultat des calculs de la haine, et des horreurs que médite la vengeance. Faut-il donc lui chercher une base dans l'organisation ? Un domestique, qui se croit fondé a se plaindre d'une maison dans laquelle il a servi, y met le feu. Ne faut-il pas voir dans l'espèce de vengeance, dont il a fait choix, l'instigation d'un penchant réel ? (1).

---

(1) L'admission de cet organe a suscité au docteur Gall le plus d'ennemis. On s'est révolté contre une doctrine qui tendait à justifier le crime. Cependant, sans nous effrayer de l'idée que l'on attache à ce penchant, voyons s'il était nécessaire à l'homme. On ne peut disconvenir que l'homme ne soit porté à se nourrir de la chair des animaux. Ceux des sauvages qui s'en abstiennent, s'il en existe, sont plutôt une exception à cette loi qu'un argument contre elle. Or, pour s'en nourrir, il faut les tuer. Mais le penchant à tuer des animaux peut-il constituer un penchant distinct dans quelques-uns, puisqu'il n'en est aucun qui, dans l'occasion, ne tue l'animal qu'il croit son ennemi ? Depuis l'araignée, qui dessèche le corps de la mouche en pompant ses sucs, jusqu'à l'éléphant, qui éventre les plus grands animaux et l'homme, je n'en rencontre pas un qui ne soit capable de tuer un autre animal. D'après ces faits, l'organe du meurtre devrait donc être universel ; et alors que deviendrait l'observation de la différence des têtes des carnivores et des herbivores ?

On ne peut disconvenir cependant qu'il ne soit pé-

Assez souvent les incendiaires sont des femmes, ou livrées à la boisson, ou folles. D'au-

---

nible d'admettre une semblable disposition dans l'homme, puisqu'elle présente le crime comme naturel ; car, pour résister à l'instigation de cet organe, il faut une suite de réflexions que chaque homme peut n'être pas capable de faire. D'ailleurs ce penchant peut devenir si grand, qu'il laisse peu de prise aux motifs ; et alors on voit que l'assassinat doit en découler. Aussi pensai-je que, dans le cas où le penchant serait prouvé, il faudrait redoubler les motifs basés sur la crainte. Les lois doivent donc déployer, contre ce forfait, l'appareil le plus menaçant.

Mais n'est-ce pas faire un étrange abus des choses, que de vouloir leur donner trop d'extension ? Qui croira que le penchant à mettre le feu soit un penchant primitif, et encore qu'il se confonde avec celui qui porte à tuer ? Qui croira, sur-tout, que l'organe du meurtre se modifie ainsi dans le penchant à l'incendie ? Je conviens que quelquefois l'incendiaire a voulu attenter à la vie de ses ennemis ; mais je demeure convaincu que le plus souvent il n'a cherché qu'à les ruiner, en anéantissant leurs propriétés. Le docteur Gall dira-t-il que le penchant à mettre le feu est endémique en Picardie, parce que là on se venge souvent en brûlant la maison de son ennemi ? J'en demande pardon au docteur Gall ; mais je crois qu'il a été emporté par le zèle de sa nouvelle science, lorsqu'il a fait ce rapprochement, et prévenu par

trefois ce sont des enfans de dix ou douze ans, comme on en voit des exemples dans les maisons de force.

---

son imagination, lorsqu'il a cru observer les deux formes que revêt alors l'organe du meurtre.

Ce serait un travail aussi utile qu'important, mais difficile, que de montrer par quelle gradation passent les penchans pour arriver au point où nous les voyons dans l'homme. L'intelligence si étendue de cet être lui fait imprimer à ses qualités primitives une teinte toute particulière. Ici se rapporte ce que j'ai dit de la disposition aux arts étudiée dans l'homme et les animaux, de l'amour physique également considéré dans les deux cas. Ce n'est qu'après que l'on aura bien déterminé l'effet de l'intelligence sur les penchans, que l'on pourra distinguer ceux qui sont simples et primitifs; ce n'est qu'alors aussi que la nouvelle doctrine philosophique reposera sur des bases assurées.

Lorsque l'on aura déterminé les qualités spéciales chez les animaux, on pourra assigner ceux que l'homme partage avec eux, et aspirer à la découverte de ceux qu'il possède seul.

Ce travail apprendra ce qu'est le penchant à tuer dans les animaux; et s'il est une faculté primitive, on verra s'il doit appartenir à l'homme.

CHAPITRE XXV.

N.° 15. Organe de la ruse.

(Planche Ire. N°. 15 des figures 2 et 3).

La ruse est un penchant qui revêt des formes diverses, et toujours appropriées aux circonstances. Tantôt elle sert à l'homme de bien à déjouer les intrigues des scélérats; tantôt l'intrigant lui doit ses succès; d'autrefois le misérable la prostitue en en faisant un instrument, à l'aide duquel il triomphe de la vertu même. Ainsi la ruse, qui est *prudence* chez l'homme dont la tête est bien organisée, est un moyen de crime chez celui dont les autres penchans sont vicieux. L'homme de lettres lui doit l'art de nouer à son gré, et dénouer avec succès une intrigue qui assure la réussite de sa pièce, ou donne des lecteurs à son roman. Le grand acteur lui doit les moyens d'exprimer ces pensées fines, ces traits délicats qui décèlent les mœurs ou peignent les ridicules. Il donne au spéculateur l'art de bien saisir les chances favorables, etc. L'organe de la ruse peut se rencontrer chez les personnes très-bonnes. Les femmes l'ont plus développé, ainsi que les femelles d'animaux, sans doute pour mieux veiller à la conservation de leurs petits. La ruse est en général une force de l'esprit qui nous fait concevoir les rapports des choses extérieures pour les tourner à notre profit.

Mais chez les animaux, elle modifie leur instinct, leur donne les moyens d'éviter les embûches de l'homme, ou de dresser des piéges aux animaux qui doivent leur servir de proie (1).

---

(1) Je n'attaquerai ici le docteur Gall qu'avec ses propres armes. L'extension qu'il donne à l'organe de la ruse ne prouve-t-elle pas, d'après lui-même, qu'il n'existe pas? Comment a-t-il combattu l'idée que l'on avait émise de la nécessité d'un organe pour l'instinct? N'a-t-il pas dit que, s'il y avait un organe unique pour l'instinct, cet instinct serait le même dans tous les animaux, un même organe ne pouvant avoir des fonctions différentes? Or, n'est-ce pas ce que l'on attribue à l'organe de la ruse? Par lui, le renard varie les moyens qui doivent lui procurer une proie; par lui, le voleur devient ingénieux à modifier les moyens qu'il a employés pour dérober; par lui encore, le poète dénoue l'intrigue qu'il avait si habilement conçue, etc.

Qu'y a-t-il, dans tout cela, qu'un degré de per-

Les hommes chez lesquels cet organe est très-prononcé, ont la tête aplatie et large sur le côté. Il réside au dessus de l'organe

---

fection de plus dans un penchant quelconque ? La ruse n'est-elle pas, dans tous ces cas, produite par une plus grande perfectibilité appliquée spécialement à tel ou tel organe ; car on doit se rappeler que j'ai dit précédemment qu'il fallait regarder la perfectibilité, moins comme le produit d'un seul organe, que comme le résultat de tous les penchans devenus susceptibles d'être influencés par les motifs ? Ici on voit qu'au lieu d'un organe pour la perfectibilité, il faudrait en assigner un, en vertu duquel on saisirait les motifs; mais cela même rejeterait dans le vague, puisque cet organe devrait recevoir les motifs qui s'appliquent à tous les autres penchans.

Je reviens à la ruse, et je dis que si elle dépendait d'un organe capable de la communiquer à tous les autres penchans, le même homme, rusé sur une chose, le serait pour toutes les autres. Ce bon Lafontaine, qui était si rusé sans ses Fables ou dans ses Contes, portait-il la même finesse dans les actions ordinaires de la vie ?

Je veux encore montrer, par un exemple, que ce que l'on attribue à la ruse, n'est que le produit de la perfectibilité. Pense-t-on à faire hommage à la ruse de l'adresse avec laquelle le fourmi-lion lance du sable à l'insecte qui passe au dessus de son cône ? Si cependant cet animal venait à varier les formes de son puits, et la manière de lancer sa poudre suivant

du

du meurtre, à trois doigts environ du trou auditif.

Les animaux qui le présentent dans un plus haut degré sont : le tigre, le lion, le chat, le renard sur-tout, la fouine et la belette. On sait que ces animaux sont des plus rusés pour saisir leur proie.

---

l'espèce d'insecte qu'il veut atteindre, ne rapporterait-on pas à la perfectibilité cette plus grande liberté qu'il aurait de choisir ? Qui oserait avancer qu'il a reçu un nouvel organe, celui de la ruse ? Tel est cependant le cas du renard, du lion, etc. etc.

Après cette discussion sur la valeur du penchant lui-même, je me crois dispensé d'entrer dans de nouveaux détails sur ce que l'on dit de son siége.

18

CHAPITRE XXVI.

N°. 16. Organe du vol.

(Planche I.re N.° 16 des figures 1 et 2).

Qui eût pu penser, dit d'abord le docteur Gall, que le vol, que l'on attribue si généralement à la misère, à l'amour-propre, au peu d'éducation, au défaut de morale, eût pour cause un organe particulier du cerveau? Voyons de quelle manière il fut amené à penser que le vol était un penchant inné. Il rassemble un bon nombre de gens sans éducation, de cochers de fiacres, d'ouvriers des plus vils métiers, les fait boire, leur donne de l'argent, et les engage à se trahir mutuellement, en disant ce qu'ils ont remarqué en eux-mêmes. Bientôt les uns s'accusent d'aimer à dérober tantôt un pain, d'autrefois des objets d'une valeur moindre encore ; d'autres ne voudraient pas même partager ce que leurs camarades auraient volé. Voilà donc un instinct bien différent chez ces gens où l'intelligence est si peu développée. Il met de côté les voleurs, examine leurs têtes, et voit qu'ils ont tous une élévation qui se prolonge de l'organe de la ruse jusqu'à l'angle orbitaire. Voilà donc une organisation propre. Les sourds-muets sont tous voleurs au moment de leur arrivée dans l'institut de Vienne, dont il est médecin (1). Ces sourds n'ont encore reçu aucune éducation. En peu de temps on les guérit de la passion de voler ; mais il en est toujours quelques-uns qui restent incorrigibles. La tête de ceux-ci le confirme de plus en plus dans ses premiers soupçons. Il acquiert de nouvelles preuves en se faisant amener plusieurs enfans qui, dans les écoles, sont accusés de vol. Joignez à cela que presque tous les enfans sont enclins à voler, aussi long-temps qu'ils n'ont pas reçu d'éducation.

Mais était-il possible d'admettre un penchant, basé sur l'organisation, pour une action qui implicite la propriété, lorsque la propriété n'existe pas dans l'état de nature ? Le vol, dit-on, suppose la propriété, qui elle-même est établie sur les lois ; donc le vol n'existe pas dans l'état de nature, etc. etc. D'un autre côté,

(1) J'ai entendu dire à M. l'abbé Sicard que la même observation avait été faite ici.

fallait-il se refuser à des témoignages aussi sûrs que ceux qui découlaient des observations précédentes? Que faire? examiner si la propriété existe réellement.

On regarde la propriété comme une idée factice, et comme étant une suite de nos conventions sociales qui sont, dit-on, étrangères à la vraie nature de l'homme; mais il n'y a rien de factice dans l'homme ou dans les animaux. Il faut toujours une disposition intérieure qui donne une susceptibilité particulière; il faut toujours que la nature ait l'initiative.

La société est-elle naturelle à l'homme ou est-elle un état forcé? Quelques animaux vivent isolés, comme l'aigle, le hibou, etc.; d'autres vivent en société, comme les taureaux, les chevaux, les moineaux, etc.

Pourquoi les uns se cherchent-ils, tandis que les autres sont indifférens pour leur propre espèce? On ne manque pas de dire que c'est le besoin qui les réunit; mais quelle force résulte-t-il pour les herbivores, les moutons par exemple, de leur réunion? L'ombre d'un loup disperse le plus nombreux troupeau sans qu'ils songent à se défendre mutuellement. D'ailleurs, ce ne sont pas les plus faibles qui vivent en société. Le renard, qui le cède de beaucoup au loup, vit isolé, tandis que celui-ci s'accompagne de ses semblables. Ce n'est donc pas le besoin qui a développé cet instinct de la vie sociale dans les animaux.

L'homme est dans le même cas. Son penchant pour la société est aussi naturel que celui qui réunit les animaux, et résulte de même d'une organisation propre. Or, si la société est naturelle à l'homme, tout ce qu'il fait dans l'état social, et qui semble ne découler que de cette réunion, résulte de sa nature même; car la nature a toujours mis en rapport les instincts avec les besoins. Ainsi l'abeille bâtit des hexagones en commun, non parce qu'elle vit en société, mais parce que ce penchant est inné en elle comme l'instinct qui l'appelle à la vie sociale. Le mouton, pendant l'ardeur du soleil, met sa tête sous le ventre de son voisin. Est-ce une réflexion qui a produit cet instinct, ou n'est-il pas aussi naturel à cet animal que la vie sociale elle-même? Les cigognes posent des sentinelles pour leur sûreté. Est-ce la suite d'une réflexion, ou le font-elles parce que cet instinct correspond en elles avec le penchant qui les porte à vivre en société? Il ne faut donc pas dériver une faculté de l'autre; car si, par exemple, le penchant à se construire une habitation résultait de la vie sociale, verrait-on le castor, animal assez stupide, s'abriter, tandis que le chien n'aurait aucun moyen de se soustraire à l'intempérie des saisons? De plus, la société n'amenerait-elle pas les mêmes conséquences, la même industrie chez tous les animaux où elle existe?

Maintenant examinons si la propriété est fondée dans la nature, si l'homme et tous les animaux en ont un sentiment intérieur. L'oiseau défend son nid, le castor sa demeure; le chien se sent plus fort dans la maison de son maître. Les animaux se déterminent un arrondissement. Le rossignol ne souffre aucun rossignol dans une certaine étendue autour de lui; le renard, l'aigle, le lièvre ont de même une circonférence d'autant plus étendue, que les moyens que fournit le pays à leur nourriture sont moindres. Des troupes de vingt, trente ou quarante chamois occupent en Suisse une certaine partie de montagnes, et n'en permettent l'abord à aucune autre troupe. Ce cas est aussi celui de l'homme, qui se rapproche en raison de l'abondance du sol. Là aussi le sentiment de la propriété agite les ames. Il est donc antérieur à la société, comme il en est indépendant.

Quelle a été l'origine des lois ? est-ce la loi qui a fondé la propriété, ou les lois découlent-elles du sentiment de la propriété ? On peut assurer qu'elles lui sont postérieures, et que, sans cet instinct de la propriété, on n'eût jamais pu penser à s'en assurer d'une manière légitime. Les lois ont donc légitimé la propriété, mais sans en donner l'idée. Donc la propriété étant naturelle, le désir de s'en emparer doit l'être aussi. Mais le vol entraîne deux questions à résoudre. 1.° La propriété est-elle naturelle, et le vol l'est-il comme elle ? 2.° Si la propriété n'était pas naturelle, le vol cesserait-il pour cela de l'être? Le vol a des nuances. Tous les voleurs n'ont pas le désir de s'approprier, de faire usage des objets volés; le vol n'est, dans ce cas, que l'action ou le désir d'enlever. Or, cette action d'enlever implicite-t-elle la propriété? Une pie apprivoisée espionne ce que vous avez. Si on le lui offre, elle le refuse. Cessez de regarder, et elle s'en emparera. Pour elle, le plaisir est dans l'exercice de cette ruse, non dans l'acquisition qu'elle a faite. La même chose se rencontre chez beaucoup d'hommes. Victor I.er, roi de Sardaigne, avait un grand penchant à voler, même ses domestiques. Assurément ce n'était pas en lui le désir de s'approprier. La femme de Gaubius, célèbre professeur de Leyde, avait un penchant extrême à voler. Un domestique, qui la suivait, était chargé de remettre ce qu'elle avoit enlevé. Un capucin, à Bruchsall, a ce penchant depuis sa première jeunesse. Il laisse sa cellule ouverte, afin que l'on puisse reprendre ce qu'il a enlevé; et il dit plaisamment que l'on peut bien se donner la peine de remporter ce qu'il a eu la peine lui-même d'apporter.

Le penchant au vol peut être si fort, qu'il devient quelquefois idée fixe, et qu'alors cesse toute responsabilité. Cela peut arriver dans trois cas qui sont, à la vérité, bien rares. On peut les reconnaître, lorsque l'individu est riche, qu'il vole peu de choses, qu'il restitue volontiers. La société doit maintenir ces hommes, et les regarder, moins comme des criminels que comme des êtres doués d'une organisation malheureuse. Le *premier cas*, où il y a *irrésistibilité*, est celui dans lequel l'individu est maîtrisé par une idée fixe. Un secrétaire de la cour de Vienne loue deux chambres qu'il emplit de meubles volés. Il est tourmenté par le désir de rendre, mais il n'ose le faire. Ce penchant est alors une maladie.

Un ambassadeur autrichien à Saint-Pétersbourg en avait amené un jeune Kalmouk; cet enfant devient malade de la nostalgie (maladie du pays). Il dit que son ennui vient de ce qu'il ne peut se livrer au penchant qui le porte au vol, et qu'il périra si on lui ôte ce plaisir. Le prêtre, chargé de l'élever, lui permet de le voler. Le jeune Kalmouk lui dérobe en effet sa montre en lui servant la messe, et ressent un tel plaisir de cette action, qu'il ne songe plus à revoir sa patrie.

Le *second cas* est celui où le penchant au vol naît d'une irritation qui a porté sur les organes, et déterminé l'aliénation. A Vienne, deux fous renfermés aux Petites-Maisons ont un désir insatiable de se voler. Tous deux, probes auparavant, sont actuellement dominés par un penchant irrésistible. Les femmes enceintes ont souvent des envies très-extraordinaires, qui tiennent à une excitation trop vive du système nerveux. Ne peut-on pas supposer que, dans ce cas, l'irritation pourrait porter spécialement à voler, ce qui ferait alors un penchant irrésistible au vol? Le docteur Gall a vu quatre cas semblables. Il en existe plusieurs autres. Le jeune homme trépané par Acrel, lequel ne put ensuite être corrigé du vol, était dans le même cas. Ce chirurgien même pensa que ce penchant devait être attribué à l'irritation qu'avait produite le coup sur le cerveau. Ce sont des changemens dus à l'irritation des nerfs cérébraux. Car puisque par une maladie on peut perdre ou acquérir certains penchans, pourquoi celui qui détermine au vol ne serait-il pas dans le même cas? Dans ces deux états où il y a irrésistibilité, le vol ne consiste que dans l'action d'enlever.

Le *troisième cas* se rencontre lorsqu'il y a organisation défectueuse. C'est proprement un état d'imbécillité, au moins partielle. On présente au docteur Gall, pendant sa visite aux prisons de Berlin et Spandau, un jeune homme de douze ans, repris déjà pour la sixième fois. Il le regarde comme un animal non susceptible de motifs, et qu'il faut ménager en l'enfermant pour sa vie. Son organisation en faisait une espèce d'idiot. Cheveux roux et analogues à du crin, front aplati et déprimé présentant un enfoncement dans son milieu. Les parties inférieures de la tête étaient très-développées, et les supérieures peu, ce qui l'égalait à peine à l'orang-outang. Aussi dès l'âge de deux ans, il manifestait ce penchant pour le vol. Voilà trois autres faits semblables (1).

Le docteur Gall voit à Iéna un homme qu'on lui présente comme le voleur le plus incorrigible, puisqu'il est déjà repris pour la dixième fois. Cet homme qui a 26 ans, paraît au plus en avoir 16, tant son organisation est vicieuse; son front est aplati comme le sujet des prisons de Berlin. Son regard est vague, il vole même dans la maison de détention. Il faut attribuer ce penchant irrésistible à une imbécillité. A Stuggard, on fait voir également au docteur Gall un homme qui vole depuis sa

(1) Après avoir déterminé d'une manière aussi précise les cas dans lesquels un penchant entraîne nécessairement son acte, on ne sera plus fondé à regarder la nouvelle Physiologie du cerveau comme conduisant, dans tous les cas, au fatalisme. Elle seule, plus que toutes les opinions philosophiques émises jusqu'à ce jour, a déterminé l'étendue de la liberté morale et l'empire des motifs. Pourquoi d'ailleurs n'accuserait-on pas également d'irrésistibilité les bons penchans? Un homme bon passe aupres d'un malheureux; sa position ne lui permet aucun sacrifice; cependant il ne se défend qu'avec la plus grande peine de l'instigation qui le porte à obliger.

troisième année. Cependant il est un peu mieux développé.

L'empereur Joseph avait condamné à une réclusion perpétuelle un jeune homme de quinze ans, dont l'organisation était analogue à celle du voleur de Berlin. (Le docteur Gall en fait voir le crâne dans ses leçons).

Voilà donc trois cas dans lequel le penchant pour le vol n'est pas un crime, puisqu'il ne suppose pas de liberté morale. Ils prouvent que le vol repose sur un penchant né de l'organisation, puisque tous trois sont dûs à des aberrations dans l'organisation elle-même.

Examinons maintenant le vol comme crime, et voyons quels doivent être les moyens à employer pour le réprimer.

On dit que si le vol est la suite d'un penchant, on sera d'autant moins coupable que le penchant aura été plus fort; que si le penchant est peu impérieux, il n'y aura aucun mérite à ne pas s'y livrer; qu'ainsi on anéantit toute idée de crime dans le premier; et que, dans le second, on sappe les fondemens de la vertu.

Mais les organes (sauf les cas de maladies,) déterminent le penchant à l'acte, non l'acte lui-même; nous pouvons toujours opposer *la volonté*, qui repose sur les motifs, à *la velléité*, qui est l'excitation même de l'organe. Nous admettons involontairement la liberté morale dans la gravité du crime, lorsque nous cherchons à nous justifier d'une action, en nous accusant d'ivresse. Que faut-il donc faire alors ? multiplier les motifs pour agrandir la liberté morale, et donner à l'individu une plus grande latitude dans ses choix. C'est ce que l'on obtient de l'éducation. D'où il suit que le même crime, commis dans les mêmes circonstances, rend plus coupable celui qui a été bien élevé, que celui qui n'a reçu aucune éducation.

Or, quel peut être le but de la législation? il ne peut être autre que de diminuer le nombre des malfaiteurs, et de corriger ceux qui le sont déjà.

J'ai déjà dit que presque tous les enfans étaient enclins à dérober. D'abord il faut réprimer sévèrement ces premières traces d'un penchant, qui, s'il était négligé, pourrait devenir funeste à l'individu. Ici, comme je l'ai dit au sujet de l'organe du meurtre, il ne faut pas voir sur quels objets s'exerce le penchant, mais le penchant lui-même. Ces premiers soins peuvent en etouffer le germe.

Pour compléter ce qui est relatif au vol,

jetons un coup-d'œil sur l'organisation des maisons de force, et voyons si toutes tendent à diminuer le nombre des voleurs, et à corriger ceux qui le sont déjà ; ou, ce qui est la même chose, si la justice atteint toujours son véritable but. C'est un abus que de confondre dans les mêmes maisons, dites de force, ceux qui ont volé une première fois, et ceux qui ont déjà commis plusieurs vols. Le cas est bien différent.

Il faut établir une gradation dans la peine, comme il en existe une dans le crime. Celui qui a commis un vol ne doit pas être mis dans la société des voleurs pervertis, sans cesse occupés à méditer de nouveaux crimes, et se donnant, en quelque sorte, des cours de vols. Trop de causes peuvent avoir entraîné un homme à voler, pour que l'on soit en droit de le regarder dès-lors comme un misérable sans ressource. Au contraire, il faut l'enfermer dans des asiles qui n'aient rien de flétrissant ; qu'il y apprenne un état lucratif, sur lequel il fera des économies ; qu'il y reçoive une éducation religieuse et morale. Alors on verra que le plus grand nombre de ces gens sortira corrigé et formé à un travail capable de les nourrir ; qu'il s'attachera à la maison par un sentiment de reconnaissance, et reprendra un rang honnête dans la société.

Des institutions semblables ont été créées dans le grand duché de Bade, en Autriche, en Bavière. Mais la maison de ce genre, la mieux organisée, est à Philadelphie. Là, on leur apprend la lecture, l'écriture et le calcul. De jeunes prêtres, pleins de feu, les subjuguent par leurs exhortations. Bientôt le produit de leur travail couvre la dépense de la maison; et l'argent qui leur reste, à leur sortie, leur sert à se procurer des outils. Aussi voit-on à peine de trois à cinq récidives sur cent, tandis que dans l'administration ordinaire de la justice, on en compte plus de soixante sur cent. A Philadelphie, ceux qui sont dociles à l'instruction sortent plutôt.

Cet arrangement des maisons de correction suppose la liberté morale, et repose sur les moyens de l'étendre en multipliant les motifs.

Le penchant au vol s'annonce par une saillie de la partie latérale et supérieure de la tête. Cet organe est placé au devant de celui de la ruse, dont il semble même n'être qu'une exubérance. On pourrait croire que ces deux organes n'en font qu'un seul; mais il y a des hommes très-rusés qui ne sont pas voleurs, et d'autres qui, quoique peu rusés, sont des voleurs. Le penchant au vol se modifie comme tous les autres, se gradue suivant les facultés des personnes : ainsi il déterminera un savant à s'approprier les écrits des autres.

Des penchans aussi funestes que ceux du meurtre et du vol, ont fait concevoir l'idée de déprimer mécaniquement la partie du crâne sur laquelle ils se bombent; mais l'emploi de pareils moyens, dont le succès serait très-incertain, serait aussi long que violent. Que l'on n'exerce pas un organe, et il ne se développera pas outre mesure; ou, s'il est déjà très-actif, la seule chose qui reste à faire consiste à doubler les motifs (1).

(1) J'ai rapporté, avec le plus de soin possible, les idées du docteur Gall sur le vol et sur la propriété. Je pense que cet article est un des plus satisfaisans du Cours, et que le mode de formation des asiles de correction serait très-avantageux. Ces considérations m'ont fait m'étendre davantage, et l'emportent de beaucoup sur les chicanes que je pourrais élever contre la localité de l'organe, et jusqu'à un certain point contre la réalité du penchant lui-même. Je renvoie, au surplus, à ce que je dirai de l'Égoïsme.

CHAPITRE XXVII.

N.° 17. Organe de la hauteur.

(Pl. I.re N.° 17 des fig. 2 et 4).

Le docteur Gall ayant observé que quelques personnes, même sans fortune, avaient une fierté naturelle, en fit l'objet particulier de ses recherches. Ce fut particulièrement sur un mendiant qui avait perdu une fortune considérable en dédaignant même de la surveiller, qu'il remarqua ce penchant ; et il trouva sur la tête de cet homme une élévation très-sensible dans la partie postérieure et supérieure de la tête, au dessus de l'angle de la suture lambdoïde. La même observation fut bientôt après renouvelée ; et une organisation semblable en fut toujours le résultat.

En quoi consiste donc la fierté ou la hauteur ? Dans la haute opinion que l'individu prend de lui-même, ce qui le porte à se croire très-supérieur, et à mépriser les autres. Aussi cet organe se trouve-t-il chez tous les fous, qui, sous les titres de rois, de princes, meublent les Petites-Maisons. Tout en eux annonce cette grande opinion qu'ils ont d'eux-mêmes : maintien grave et élevé, air imposant, réponses brèves, etc.

On accuse plusieurs animaux d'un penchant semblable ; fallait-il chercher en eux les traces de l'organisation que je viens de décrire ? toutes tentatives pour le trouver sur les têtes de chevaux, de paons, de coqs-d'Inde, furent inutiles ; ou il n'existe pas chez eux, ou il y est trop peu développé.

Mais le docteur Gall le trouve d'une manière très-prononcée dans toute la série des animaux qui ont un penchant pour habiter les lieux élevés. Y a-t-il donc un rapport entre le goût de l'élévation morale pour l'homme et celui de l'élévation physique pour les animaux ? Une qualité peut-elle exister comme physique chez les animaux, et sous des rapports moraux dans l'espèce humaine ?

Un enfant, qui veut s'élever, monte sur une table, ou sur une chaise ; un homme, qui veut faire sentir son crédit, se porte sur la pointe de ses pieds. D'un autre côté, dans notre langage, tout ce qui sert à exprimer l'élévation morale est pris de l'élévation physique. Voilà donc déjà quelques rapports entre deux choses qui, d'abord, semblaient n'en avoir aucuns. Voyons ce qui arrive aux autres penchans en passant des animaux à l'homme. Assurément l'amour physique a essentiellement le même but dans l'homme que dans les bêtes; cependant observez comme il se gradue, se modifie dans l'homme, ou s'anoblit, au point quelquefois de perdre tout ce qu'il a de physique pour devenir un sentiment purement moral. Voilà donc un exemple d'une qualité physique dans les animaux, devenue qualité morale dans l'homme. La même chose ne peut-elle avoir lieu pour le penchant à la hauteur?

On objecte, que si les animaux qui recherchent les lieux élevés se plaisent sur ces montagnes, ce n'est point un penchant particulier qui les y porte, mais le seul besoin d'y trouver leur nourriture. Cette objection porte à faux, puisque tous les pics ou sommets sont ordinairement arides, et que les animaux doivent descendre pour paître. C'est donc un instinct particulier qui fait gravir à la chèvre, au bouquetin, les cimes les plus élevées.

C'est une autre erreur de croire que nos

besoins nous ont fait inventer nos arts, et ont été les mobiles de notre industrie en dirigeant nos goûts. On a pris alors l'effet pour la cause. En effet, pour qu'un animal éprouve le besoin d'une chose, il faut que son organisation la lui indique. Ainsi le chien ne sent pas le besoin de se bâtir une habitation, tandis que le castor emprunte ce besoin à sa propre organisation. Les castors que l'on élève enfermés à Munich, quoiqu'abrités, éprouvent le même besoin de bâtir. Le rossignol chante par la même raison : chanter est un besoin pour lui, à cause de l'espèce d'organisation dont il est doué. Le besoin des sexes ne se fait pas sentir chez l'enfant ; mais il s'annonce avec le développement de l'organe de la propagation. L'alouette s'élève pour chanter ; cependant elle chante bien sur le sol, comme on le voit lorsqu'elle est enfermée. Donc nos besoins, loin de nous créer des facultés, n'ont d'autre source que ces facultés elles-mêmes. Donc encore si certains recherchent les hauteurs, ils le font en vertu d'un penchant inné, lequel doit être fondé sur l'organisation.

On trouve la partie postérieure, et en même temps supérieure du crâne, bombée dans le chevreuil des montagnes, plus arrondie dans le chamois, et davantage encore dans le bouquetin, qui est l'animal chez lequel le goût des lieux escarpés est le plus prononcé. Au contraire, cette même partie de la tête est déprimée dans le chevreuil des plaines (1).

Cette élévation se remarque sur le crâne

---

(1) Je rends hommage à l'esprit du docteur Gall, qui lui a fait trouver des raisonnemens aussi brillans pour rapprocher des choses qui se ressemblent aussi peu ; mais néanmoins je les regarde comme plus captieux que solides, et je pense que mes lecteurs jugeront comme moi. C'est d'abord une preuve insignifiante que celle fondée sur le rapprochement des mots qui expriment le penchant à la hauteur morale et aux hauteurs physiques. On sait que toutes les langues ont été bornées primitivement à des expressions de choses physiques, et que ce n'est que long-temps après que l'on a employé ces mêmes mots pour exprimer des idées abstraites. D'ailleurs ces conséquences pèchent, en ce qu'elles semblent reconnaître les premiers artisans des langues comme des métaphysiciens consommés.

Je penche cependant à reconnaître une disposition à la fierté, parce que je vois qu'elle peut mener à l'idée fixe ; ce qui en est la plus grande preuve à mes yeux. Je demande au docteur Gall s'il n'a pas placé son organe de la hauteur au sommet du crâne, pour qu'il parût en occuper le lieu le plus élevé. J'ignore

d'un médecin, de ses amis, lequel était plein de fierté.

---

quelle est la véritable valeur des termes allemands qu'emploie le docteur pour ces rapprochemens et le siége de cet organe, mais je trouve qu'en français, tous ont l'air de reposer sur de simples jeux de mots.

CHAPITRE XXVIII.

N.° 18. Organe de l'ambition.

(Pl. I.re N.° 18 des fig. 2, 3, 4).

On ne manquerait pas de confondre le penchant dû à cet organe avec celui que produit le précédent, si je ne me hâtais d'opposer les caractères spécifiques de l'ambition à ceux de la hauteur, et de démontrer ainsi que ces deux penchans sont distincts et peuvent avoir des organes différens.

L'ambitieux, loin de mépriser les hommes, en recherche le suffrage; il ne fait rien qui ne tende à le faire vivre en eux, et à leur donner la plus grande idée de lui. Si l'ambition s'exerce sur de grands objets, on la nomme ambition proprement dite, grandeur d'ame, élévation de sentiment; si, au contraire, elle roule sur de petits objets, c'est la *vanité*. Dans les deux cas, elle diffère de la hauteur.

Des penchans aussi différens ont une organisation également différente. Ce n'est plus seulement une élévation sur la ligne médiane de l'extrémité postérieure de la suture des pariétaux, c'est une prolongation de la tête en arrière et en haut ; car cet organe est situé sur les côtés du précédent.

Il y a une remarque importante à faire sur la manière dont l'ambition et la fierté agissent sur les individus.

Dans les Petites-Maisons, on ne trouve jamais l'organe de l'ambition développé chez ceux qui ont une idée fixe qui leur assigne un rang élevé ; c'est toujours l'organe de la fierté qui prédomine. Les femmes présentent un phénomène opposé ; mais il suffit de bien observer ces maniaques pour reconnaître la différence de l'organe dominant par la différence de leurs manières. L'homme, devenu fou par hauteur, parle peu, et toujours en se donnant une stature plus élevée, pour affecter un air de supériorité. La femme, que la vanité a rendue folle, emploie tous les moyens de plaire, elle parle beaucoup, et met en œuvre la plus aimable coquetterie. Le docteur Gall montre cette organisation sur le crâne d'une femme qui se croyait reine de France.

Il semble que cet organe de l'ambition

existe chez des nations entières, auxquelles il imprime le sentiment de l'honneur (1).

---

(1) C'est encore le cas de répéter une partie de ce que j'ai dit précédemment. Ce penchant ne me paraît pas essentiellement distinct de celui de la hauteur ; et je doute que la nature elle-même ait été aussi subtile dans ses divisions que l'est le docteur Gall. En vain il croit séparer la fierté de l'ambition, en me disant que parmi ceux que domine un de ces penchans, l'un méprise les hommes, tandis que l'autre en ambitionne le suffrage. Je lui réponds que celui que maîtrise l'ambition, doit avoir pour les hommes un mépris bien plus grand, puisqu'il ne les regarde que comme des instrumens propres seulement à servir à ses desseins. Je crois que l'on pourrait regarder la fierté comme l'ambition des sots qui, n'étendant pas leurs prétentions au-delà d'eux-mêmes, sont leur propre univers. La distinction, établie par le docteur Gall, vient, je crois, de ce qu'il ne donne pas assez d'extension à l'ambition, et en accorde trop à la fierté. Ainsi, ce sentiment de l'honneur, si vif chez le soldat français, quoiqu'appelé *fierté*, est pourtant une véritable *ambition*, celle de faire son devoir, et par là de mériter le suffrage de son prince et l'estime de sa nation. S'il semble dédaigner tout ce qui l'entoure, c'est qu'il donne à sa passion une sphère plus grande.

D'après cela, comment admettre deux organes pour un penchant qui, en se modifiant, soit par les circonstances, soit par l'état des facultés intellectuelles

Doit-on chercher un semblable organe dans tous les animaux ? Le cheval, par exemple, ne se montre-t-il pas sensible à la louange ? (1)

---

de l'individu, peut revêtir deux formes, sans cesser d'être le même?

(1) J'admire cette incertitude du docteur Gall, qui n'ose décider si les animaux peuvent avoir l'organe de l'ambition. J'aimerais autant que l'on demandât si les titres et les soins, prodigués au cheval de Caligula, avaient persuadé à cet animal qu'il gouvernait l'empire romain.

CHAPITRE XXIX.

N.° 19. Organe de la circonspection.

(Pl. I.re N.° 19 des fig. 2, 3, 4).

CERTAINS hommes hésitent dans toutes leurs actions, ne savent prendre un parti, tâtonnent; ils sont circonspects au plus haut degré. Le docteur Gall a connu à Vienne deux hommes qui étaient dans ce cas; l'un était un conseiller, l'autre un inspecteur des écoles. Tous deux parlaient lentement, et portaient une indécision extrême dans leurs résolutions. Ces deux individus présentaient une même organisation; ils avaient la tête très-large en arrière et comme carrée.

Cette organisation se rencontre chez ceux qui ont une idée fixe qui les dispose au suicide. Si chez ces individus, naturellement très-circonspects, il survient un affaiblissement ou une excitation du systême nerveux, cet état se fera sur-tout sentir sur l'organe le plus actif, et ils deviendront encore plus circonspects, plus pusillanimes que jamais. Les craintes les plus chimériques trouveront créance dans leur esprit, et ils redouteront tantôt le besoin, la disette; tantôt la colère de Dieu, etc. De cette crainte naîtra en eux le dégoût de la vie. L'organe de la circonspection ne dispose donc pas au suicide par lui-même; mais seulement parce que, toutes les causes portant sur le caractère, il en résultera des craintes capables de séparer de tout ce qui retient au monde.

Le contraire de cette organisation amène le peu de circonspection, l'étourderie, la légèreté de caractère; car il ne faut pas chercher d'organes pour des qualités négatives, qui ne sont dues qu'au défaut de développement de l'organe qui produit la faculté réelle ou positive.

L'organe de la circonspection se prononce chez les animaux par les mêmes qualités, et des signes extérieurs analogues. Les chamois, les cigognes, les étourneaux posent des sentinelles, et envoient en avant un des leurs pour paître avec tranquillité. Peut-on attribuer cette action à ces réflexions profondes qui dictent les mêmes précautions à l'homme, ou ne vaut-il pas mieux y voir une instigation due à l'organisation? Or, ce penchant est celui de la circonspection. Comment un écureuil, un mulot feraient-ils des provisions pour l'hiver, s'ils n'avaient cet organe de la circonspection? La même cause n'agit-elle pas chez les oiseaux qui ne cherchent leur proie que la nuit, quoiqu'ils voient bien clair le jour? Aussi observe-t-on que le grand-duc, le hibou, la taupe, le chien marin, la fouine, ont la partie postérieure du crâne très-élargie. Les singes, les chevreuils, les renards sont aussi très-circonspects. Le cerf, le sanglier sont dépourvus de cette qualité (1).

---

(1) La circonspection peut-elle former un penchant particulier, soit dans l'homme, soit dans les animaux? Chez ces derniers, ainsi que dans quelques cas dans l'homme, ne paraît-elle pas être la ruse? Je dis dans quelques cas, parce qu'il semble qu'en d'autres, elle résulte seulement d'une faiblesse générale du système nerveux, ou d'un trop petit développement des facultés intellectuelles.

Je ne sais sur quelles observations physiologiques se fonde le docteur Gall, pour refuser la circonspection aux sangliers et aux cerfs; car chaque animal doit en avoir une somme proportionnée tout à la fois aux dangers qu'il court en cherchant sa nourriture, et aux moyens qu'il a pour résister. Je ne regarde alors la circonspection que comme la ruse elle-même, à laquelle je renvoie, ainsi qu'à ce que je dirai encore sur ce sujet, dans le dernier Chapitre.

CHAPITRE XXX.

N.° 20. Organe de la comparaison, ou de la sagacité comparative, ou de l'esprit d'analogie.

(Pl. Ire N.° 20 des fig. 1, 2, 3).

PARMI les organes dont j'ai donné l'histoire, il en est à peine deux ou trois que l'on ne trouve pas chez les animaux, encore même est-il incertain qu'ils en soient entièrement privés. Jusqu'ici l'homme ne différait des animaux que par le plus ou moins de perfection de ses organes; mais avec eux, il ne pourrait jamais être qu'un animal. Cherchons donc les causes de sa supériorité; car il ne faut plus les voir dans les qualités générales de l'intelligence, puisque les animaux ont de la mémoire, du jugement, même de l'imagination. Cette dernière faculté est prouvée par le rêve. L'homme diffère des animaux, en ce qu'il a des séries d'idées qui lui sont propres, et par conséquent des organes qu'il possède exclusivement. On peut ranger dans cette classe la faculté de saisir les idées de morale, de religion. On doit donc ne chercher les organes des facultés propres à l'homme que dans les parties du cerveau qui lui sont propres. Or ces parties sont le front et la partie supérieure de la tête. Là doivent se rencontrer les organes des facultés qui assurent à l'homme la supériorité, en lui assignant la raison. On savait déjà que le front était le type de l'organisation de l'homme, puisque lui seul le possède.

Une foule de difficultés vient entraver la recherche de ces organes propres. D'abord nous perdons tous les avantages de la comparaison avec les animaux; et, en second lieu, l'homme est susceptible de tant de modifications et de changemens, par l'étendue de sa liberté morale, qu'il peut en quelque sorte se créer une manière d'être différente de son organisation. Je reviens aux organes.

Quelques hommes ont au milieu du front, et dans sa partie supérieure, une élévation très-sensible et dessinant une sorte de triangle ou de cône. Avec cette organisation paraît coïncider un esprit d'analogie, une aptitude à faire des comparaisons. Le docteur Gall observa cet organe et la faculté correspondante chez un de ses amis, qui ne parlait que par comparaison. Loder est dans ce cas. Il cite encore un poète allemand, chez lequel cette faculté est bien plus prononcée. Cette organisation donne un genre d'éloquence qui entraîne ceux qui ne sont pas accoutumés à réfléchir. Les prédicateurs qui en sont doués portent la conviction dans leur auditoire plus que ceux qui emploient une éloquence plus pure et plus élevée: aussi peut-on appeler l'emploi des comparaisons l'éloquence populaire. Cet organe se remarque sur la tête du père Abraham, prédicateur de l'impératrice Catherine, lequel était inépuisable en comparaisons.

On peut s'étonner que la nature ait placé cet organe au milieu; mais il est de la plus grande importance. Nous acquérons nos connaissances par la voie des sens, et nous les exprimons d'abord par leur forme ou des sons analogues. Ce n'est qu'après que nous nous élevons par abstraction à des choses qui n'ont point d'analogues dans la nature physique; mais alors la comparaison trouve encore son emploi, puisque les noms qu'elle leur donne sont les mêmes qu'aux choses physiques: ainsi *comprendre* n'est pour l'esprit, que ce qu'est

pour

pour le corps *prendre avec la main* (1). Telle a été l'origine des langues et de l'écriture, formée d'abord d'images ; telle est aussi la méthode que l'on doit préférer en instruisant les sourds-muets. Elle l'emporte sur la nôtre, en ce qu'ils étudient d'après les choses, et nous d'après les mots (2).

---

(1) Ces observations sont loin de détruire ce que j'ai dit, dans une note, au sujet de l'organe de la hauteur. Combien de ces comparaisons manquent de raison !

(2) Je ne sais pourquoi le docteur Gall refuse cet organe aux animaux, ou plutôt, je ne sais pourquoi il fait don à un organe particulier de la faculté qu'il lui accorde. Il me semble que tous les animaux font des comparaisons, puisqu'ils jugent. Or, la sagacité comparative n'est-elle pas l'abus des jugemens ou des parallèles ? Et les animaux ne peuvent-ils pas en être doués ? La faculté des analogies prend encore des formes accommodées à l'organe le plus développé ; et, sous ce rapport, semble se confondre avec les qualités générales. Le commentateur, doué de la faculté de saisir les mots, rapproche tous ceux qu'il rencontre dans les auteurs, ou, s'il s'élève jusqu'aux opinions, il veut mettre en ligne toutes celles émises sur le sujet qui l'occupe. Le grand peintre ne voit pas un nouveau tableau, qu'il ne le mette en parallèle

Cette organisation est propre à l'homme ; les animaux n'ont aucune faculté qui y soit analogue.

---

avec ceux qu'il connaît déjà. Il en est de même de l'architecte, du statuaire, du musicien, etc.

Quant à cette éloquence que le docteur Gall veut fonder sur des comparaisons, je crois qu'elle est simplement l'éloquence des faits, au lieu d'être celle des mots ; de là vient aussi que cet orateur persuade plus facilement, puisqu'il emploie, pour instruire son auditoire, la marche usitée dans l'éducation des sourds-muets.

Je ferai quelques observations sur la position de cet organe et les suivans, après avoir déterminé ceux du front.

CHAPITRE XXXI.

N.° 21. *Organe de la pénétration métaphysique.*

(Planche I.re N.° 21 des figures 1, 2, 3).

Il y a des hommes qui ne sont pas contens de ce qui se passe autour d'eux, et veulent tout approfondir. Ils sont naturellement portés vers une philosophie purement idéale ou abstraite, une métaphysique sans appui dans les choses matérielles. Chez eux, on rencontre tantôt deux élévations distinctes sur les côtés du front, tantôt une élévation totale de cette partie, les deux organes latéraux étant confondus. On remarque cette disposition chez Kant, plus encore chez Fichten (autre philosophe spéculatif allemand). Le buste de Socrate, s'il est vrai, nous apprend que cet Athénien avait cette conformation.

Les artistes anciens, qui s'attachaient à étudier les formes le plus rigoureusement liées à l'état de l'ame, ont donné cette élévation totale à leurs bustes de *Jupiter Capitolinus*, tandis qu'ils ont réuni dans leurs têtes d'Apollon tout ce qui tient à l'élégance des formes. Il ne faudrait pas pour cela supposer qu'ils ont eu connaissance de ces organes; mais cela indiquerait seulement qu'ils avaient trouvé une disposition analogue chez ces hommes étonnans par la profondeur de leurs vues, et la pénétration de leur génie. De là ils étaient partis pour attribuer ces formes, encore exagérées, à leur dieu favori, celui qui présidait aux destins de Rome.

CHAPITRE XXXII.

N.° 22. Organe de l'esprit de saillie.

(Pl. I.re N.° 22, fig. 1, 2, 3).

QUELQUEFOIS le haut du front présente deux boules arrondies dans ses parties latérales ; les bosses frontales sont très-saillantes. Avec cette organisation coïncide l'esprit vif, l'esprit de saillie, celui que possédèrent Voltaire, Piron, Sterne, Wieland, etc.

CHAPITRE XXXIII.

N.° 23. Organe de la poésie.

(Pl. 1.re N.° 23, fig. 1, 2, 3).

Un peu plus en arrière, et sur les côtés du front, on remarque quelquefois un élargissement assez considérable. Le front paraît alors élevé sur les côtés et en arrière.

Cette organisation donne, à l'individu qui en est doué, une sorte d'élévation et de clarté dans ses idées. Peut-on la regarder comme un organe particulier, et cet élan donné aux idées comme un penchant également particulier?

On dit généralement qu'il faut une imagination vive pour être poète: cela n'exprime rien. Beaucoup de gens ont une imagination très-vive pour la musique, et ils composent; pour les arts, et ils inventent. Sur quoi reposerait celle qui doit faire le grand poète, si ce n'était sur un penchant particulier? Il y a donc, dans la poésie, autre chose que de l'imagination.

Organisation de l'induction. Si ces quatre derniers organes sont bien développés chez un même homme, savoir : ceux de la *sagacité comparative*, de la *pénétration métaphysique*, de l'*esprit de saillie* et de la *poésie*, ils donnent à celui qui en est doué la faculté de combiner, de saisir le plus grand nombre possible de rapports. Cet état du front prend le nom d'*organisation de l'induction*, car il n'y a pas, ainsi qu'on l'a écrit, d'organe de l'induction. Un front semblable est l'apanage des hommes capables de connaître le plus d'objets, d'embrasser un plus grand nombre de choses, et d'aspirer à une réputation plus universelle. Bacon, Leibnitz, Montesquieu, Haller, sont également très-célèbres dans plusieurs sciences à la fois (1).

Le docteur Gall avait d'abord appelé cette

---

(1) On conviendra sans peine que la division du front en plusieurs organes ne repose pas sur des bases bien certaines. Elle semble même n'avoir été présentée que pour recevoir la division de nos facultés éminemment intellectuelles, qu'avait adoptée le docteur Gall. On peut encore se convaincre, par le peu que j'ai dit de chacun de ces organes, qu'ils sont plutôt préparés et comme notés pour être observés, que reconnus.

Mais si l'on peut jusqu'ici refuser toute créance à

20...

disposition l'organe de la philosophie ou de l'observation ; mais il a reconnu ensuite que chacun était observateur dans la chose pour laquelle il avait un talent marqué.

---

chacun des organes du front, il n'en est pas de même du développement de son ensemble, constituant l'organisation de l'induction. Un beau front fut, dans tous les temps et chez tous les hommes, le signe d'une organisation heureuse, et fut justement regardé comme coïncidant avec les facultés les plus élevées. Peu d'hommes présentent cette organisation comme le docteur Gall lui-même.

Mais je reviens encore à l'organe de l'éducabilité, placé au dessous, et que l'on sépare de cette belle organisation. Plus j'y réfléchis, et plus je suis disposé à penser que la faculté que l'on y attache doit précéder, et accompagner ces facultés inductives. Aussi me semble-t-elle n'en pas être distincte.

C'est donc encore le cas d'observer que le docteur Gall me paraît prendre le penchant à la sociabilité pour celui qui rend susceptible de perfectionnement, ce que je suis loin de croire exact.

J'ai développé ailleurs (Note de la page 187) les raisons qui me portent à regarder l'éducabilité comme une des qualités générales de l'ame, puisqu'elle peut porter sur toutes.

CHAPITRE XXXIV.

N.° 24. Organe de la bonté, ou de la bonhomie.

(Pl. I.re N.° 24, figures 1, 2, 3).

APRÈS avoir étudié successivement les organes situés aux parties antérieures, latérales et postérieures de la tête, il faut passer à ceux qui en forment le sommet ou *sinciput;* mais il est une de ces parties que l'homme partage avec les animaux, et les organes qui y sont placés leur sont également communs (1).

---

(1) Je ne sais sur quoi le docteur Gall se fonde pour accorder ou refuser telle ou telle partie du cerveau aux animaux. Pour avoir une donnée certaine, il faudrait connaître les faisceaux qui leur sont communs, et alors on saurait quels sont ceux que l'homme possède seul, et quelles parties du cerveau en sont formées.

Le cerveau n'a pas la même forme dans l'homme que dans les animaux ; et il ne varie pas moins par la direction de ses diverses parties. Le cerveau de

Qui eût jamais pu soupçonner que la bonté, ce que l'on appelle la bonhomie, eût dû avoir un organe dans le cerveau? L'empyrisme seul ne devait-il pas conduire à cette découverte? En voici l'histoire. Les amis du

---

l'homme fait presqu'un angle droit avec la moelle épinière, tandis qu'il se redresse de plus en plus, tellement que toutes ses parties sont comme enfilées sur la même ligne dans le poisson.

Le cervelet existe chez tous les animaux qui ont un système nerveux apparent. Au moins est-on porté à croire que les deux globules, qui se trouvent au dessus de l'œsophage des insectes, sont plutôt le cervelet que les vestiges du cerveau. M. Cuvier penche vers cette opinion (Leçons d'Anatomie comparée, tome 2, page 121).

La partie postérieure du cerveau existe aussi, toutes les fois que le cerveau est lui-même bien formé. On peut en dire autant de la portion qui est antérieure et inférieure, située au dessus des ganglions qui fournissent les nerfs des sens, et s'avançent au dessus des orbites. Après ces trois portions communes dans l'organe encéphalique de l'homme ou des animaux, les autres me paraissent purement de convention. Mais je renvoie à la Partie anatomique une discussion plus étendue sur la question de savoir si le cerveau de l'animal contient en petit toutes les parties du cerveau de l'homme, ou n'en contient que quelques-unes.

docteur Gall lui conseillent, le prient même instamment d'examiner un homme d'une bonté rare. Sa tête se faisait remarquer par une saillie oblongue très-large à la partie supérieure, antérieure et moyenne du frontal. En était-ce assez pour se déterminer à admettre un penchant à la bonté? Un domestique, également distingué par son caractère de bonhomie, avait la même organisation. Les animaux confirment tous cette première découverte. On trouve chez tous la partie correspondante du crâne déprimée et formant un sillon chez les animaux méchans, tandis qu'elle est bombée en saillie chez ceux qui sont doux de caractère : ainsi le chevreuil, qui est un animal doux et bon, a cette saillie, qui est remplacée par un enfoncement chez le chamois, qui est indocile et très-difficile à priver, quoique ces deux animaux soient très-voisins. De même, on peut estimer le caractère d'un cheval en s'assurant si le crâne est bombé ou déprimé à environ trois travers de doigts au dessus des yeux. Les chiens fournissent une nouvelle preuve de cette assertion. L'aigle a dans la même partie un enfoncement que l'on ne trouve pas dans les autres oiseaux.

L'aigle est un animal cruel : il est des animaux qui se montrent indifférens aux souffrances des autres animaux ; quelques-uns sont vraiment doués de la compassion, et d'autres prennent plaisir à causer ces souffrances (1).

---

(1) Voilà un penchant auquel on ne pensait sûrement pas que le docteur Gall assignerait un organe dans le cerveau. Ce n'est pas que la bonté soit dans le cœur, comme on le dit vulgairement. Cette expression est purement figurée. Le cœur est un muscle creux, essentiellement lié à la vie organique, et rattaché seulement aux phénomènes de la vie animale par ses rapports de connexion et de sympathie.

Mais la bonté n'est-elle pas la faculté négative du penchant à la rixe ou de la pugnacité (organe N.° 13)? L'organe du meurtre (N.° 14) n'en est-il pas aussi l'opposé ? En vain le docteur Gall répondrait que quelques hommes, enclins à la rixe, aux disputes, ont un très-bon cœur, cela ne me paraît pas suffisant pour en établir la distinction.

C'est encore une chose plus difficile que de prouver cette différence dans les animaux. Ceux d'entr'eux, qui sont hargneux ou portés à la rixe, sont vraiment méchans ; ils n'ont point de ces retours que l'on voit dans l'homme, et qui, peut-être, sont un effet de sa facilité à modifier ses penchans naturels. Pourquoi le docteur Gall ne se rappelle-t-il pas ici ce qu'il a dit de la difficulté de bien observer les penchans de

Le défaut de compassion, que l'on remarque dans les enfans, paraît tenir à ce qu'ils n'ont pas de point de comparaison pour apprécier l'état de douleur qu'ils font ou voient endurer.

---

l'homme, et de la sûreté qu'il y a à considérer ceux des animaux qui sont plus tranchés ? Par là il se fût convaincu que la bonté ne peut être qu'une faculté opposée tantôt au penchant à la rixe, et tantôt à celui qui porte au meurtre.

Ce que le docteur Gall dit ici de la compassion comme tenant à la bonté, ne prouve-t-il pas encore que la bonhomie est l'état négatif du penchant au meurtre, puisqu'il a présenté alors cette même graduation comme tenant à cet organe ?

Au surplus, je vois avec plaisir le docteur Gall admettre un penchant heureux; car il faut convenir que le plus grand nombre est ou fort sinistre ou tout-à-fait étranger aux rapports sociaux; et comme tel, incapable de donner naissance à un seul acte de vertu.

En voilà assez pour montrer combien peu je crois à la protubérance qu'il lui assigne.

CHAPITRE XXXV.

N.° 26. Organe de la morale et de la théosophie.

(Planche I.re N.° 26 des figures 2, 3, 4).

Nous voici enfin parvenus au dernier des organes, à celui qui, par la grandeur de son objet, distingue si éminemment l'homme de tous les autres êtres créés, et suffirait pour le placer à une distance infinie de toute la nature vivante, puisqu'il donne à l'homme la faculté de s'élever jusqu'à la cause première de l'univers.

En général, les hommes très-dévots ont la partie supérieure de la tête dépourvue de cheveux, et très-bombée en haut et un peu en arrière; les cheveux tombent de côté. Lavater a bien connu ce rapport de conformation de la tête avec le penchant à la religion. Les artistes l'avaient pressentie aussi, car ils l'ont donnée aux hommes très-pieux qu'ils ont eu à représenter; et quand les têtes de Jésus, qui sont venues jusqu'à nous, n'en seraient pas le véritable portrait, il faudrait encore en conclure que cette organisation a paru la plus favorable à la théosophie.

Cette organisation rend l'homme capable de discerner le juste de l'injuste, ou lui donne les premières et les grandes bases de la morale. Elle l'élève aussi à la religion.

L'homme a été, de tous temps, susceptible de sentimens moraux et religieux. Tous les peuples ont reconnu un être au dessus d'eux. Il y a donc une organisation qui nous porte à ces idées de morale et de religion. Remarquons d'ailleurs, avec Ciceron, Descartes et d'autres philosophes, que l'homme n'aurait jamais pu s'élever à l'idée d'un Dieu, si cette idée n'eût été innée en lui; ou, ce qui est la même chose, s'il n'eût été doué d'une organisation propre à lui faire concevoir ces rapports entre lui et le principe moteur de l'univers.

Ainsi donc, en admettant un penchant inné à la religion, bien loin d'anéantir l'idée d'un être indépendant, on trouve une raison, plus puissante que toutes les autres, de croire à son existence. Raisonnons : par cela même que l'homme a des penchans innés pour la poésie, la musique, etc. il peut assurer que ces choses existent réellement dans la nature, puisque ses penchans seraient sans objets, ou, ce qui est la même chose, ces effets seraient sans cause; de même le penchant inné vers la morale et la religion, ne laisse pas douter que ces choses existent. Aussi doit-on penser que la religion est essentielle à la nature de l'homme; qu'elle est un besoin pour lui (1). Or, comme c'est celui de tous ses penchans

(1) J'ai plusieurs observations à faire sur ce qui regarde cet organe. 1.° Je l'attaque dans sa dénomination, et je demande pourquoi cette synonymie d'*organe de la morale ou de la théosophie*. Ces deux choses sont-elles tellement liées ensemble, qu'on ne doive pas les séparer? L'homme ne peut-il avoir des sentimens moraux sans des principes religieux? Je vais plus loin, et je demande si la morale n'est pas une chose de convention entre les hommes rassemblés. N'a-t-elle pas varié comme les sociétés? Pourrait-on citer un prétendu axiome de morale qui fut le même chez tous les peuples? (J'excepte cette maxime si connue : *Ne fais pas à autrui ce que tu ne voudrais pas qui te fût fait.* Car c'est une similitude, une comparaison qu'il faut rapporter à l'organe de l'analogie, et qui tire sa source du sentiment de notre conservation ou de notre égoïsme propre, qui

qui est le moins en rapport avec des choses matérielles, c'est aussi celui dont l'objet doit être le plus relevé, et dont le siége est le plus élevé au crâne.

---

dont je parlerai bientôt). 2.° Est-il vrai que, sur trois dévots, il y en ait deux qui soient chauves, tandis que les femmes, qui outrent le sentiment de la religion, le sont si rarement. 3.° En plaçant cet organe au sommet de la tête, le docteur Gall ne s'est-il pas trop rappelé les raisonnemens ingénieux par lesquels il montre l'analogie qu'il y a entre les hauteurs physiques et la hauteur au moral?

Je crois donc que la morale, qui n'est qu'une manière de voir déterminée par le bien-être de la société dans laquelle nous vivons, résulte de l'ensemble de nos facultés intellectuelles; tandis que la religion, dont le sentiment est si universel, doit avoir un organe.

C'est une erreur grave que de consacrer l'union de la morale et de la religion comme constante. Les peuples grossiers et sauvages ont des superstitions qui leur tiennent lieu de religion, et cependant ils n'admettent aucune maxime de morale.

C'est donc une expression trop vague que celle de penchant pour la morale; et, loin que son association à la théosophie l'éclaircisse, on peut remarquer qu'il devient alors complètement impossible d'y voir un penchant simple. Où est cette analyse qui distinguait si scrupuleusement le penchant pour les mots de celui pour les langues, celui à la rixe de celui au meurtre, etc. etc.?

CHAPITRE XXXVI.

N°. 27. *Organe de la constance de caractère, ou de la fermeté.*

(Planche I.re N.° 27, figures 1, 2 et 3).

Quelques hommes ont une fermeté remarquable dans leur caractère, tandis que d'autres sont irrésolus et variables. On ne peut attribuer cette solidité de caractère à l'esprit ou au développement plus grand des facultés intellectuelles, puisqu'on rencontre des sots qui sont opiniâtres, et des hommes de mérite qui ne peuvent se fixer à rien. Il faut donc reconnaître là le produit d'une organisation particulière (1). Lavater avait déjà annoncé que

(1) Cet organe de la constance, ou fermeté, ou persévérance, est-il autre chose que l'ensemble ou le positif des qualités dont l'organe de la circonspection, autrement dit de la pusillanimité, N.° 19, présente les qualités négatives? Comparez cette incertitude, cette hésitation qui caractérisent l'organe de la circonspection avec la vigueur de caractère, l'énergie des résolutions auxquels on reconnaît celui-ci, et vous serez

ceux qui avaient un caractère très-prononcé, se faisaient remarquer par une élévation du sommet de la tête. Cette organisation est aussi celle que le docteur Gall a vu coïncider avec ce penchant.

---

de mon avis. Aussi vous vous demanderez lequel des deux il faut admettre; ou plutôt, la réflexion suivante vous portera à croire qu'il n'en faut admettre aucun des deux. L'hésitation ne coïncide-t-elle pas avec une organisation physique et sur-tout morale peu prononcées, tandis que la vigueur de caractère est l'apanage des êtres forts et susceptibles d'une raison élevée? Sous ce rapport, ne conviendrait-il pas mieux de regarder la circonspection et la fermeté comme deux qualités générales de l'ame ? Voici sur quoi je me fonde. L'homme, qui a une qualité quelconque très-prononcée, a aussi une grande fermeté dans ce qui a rapport à cette qualité, quoiqu'il puisse être fort incertain dans ses résolutions pour le reste.

L'irrésolution, prise dans ce sens, peut donc être regardée comme une sorte d'idiotisme, ou impossibilité à l'ame de s'élever jusqu'à un certain degré.

Ajoutez à cela combien de motifs peuvent donner à l'homme une fermeté factice, tantôt l'amour-propre qui l'empêche de varier dans sa résolution; d'autrefois la morale qui le contraint à persister dans sa première opinion; et vous verrez s'il peut y avoir véritablement un organe pour la constance de caractère.

CHAPITRE XXXVII.

Considérations générales sur les organes ; moyens d'en assurer la découverte ; sous quel point de vue il faut étudier la forme de la tête des différens peuples.

J'AI exposé tout ce qui est relatif à l'histoire des organes découverts par le docteur Gall ; il me reste à le suivre dans la discussion de quelques questions sur les moyens d'étendre ou de confirmer cette découverte.

Il y a deux moyens d'arriver à ce but. Le premier consiste à faire des recherches sur les differences de conformation du crâne des différens peuples ; le second doit avoir pour objet de rapprocher ces organisations particulières du caractère dominant des peuples, ou, ce qui est la même chose, des facultés qui sont les plus prononcées chez eux.

Ces recherches, auxquelles se sont appliqués plusieurs savans, et qui sont encore, en ce moment, un sujet de méditation pour MM. Cuvier, Blumenbac, Sœmmering, etc., supposent, au moins implicitement, que chaque partie du cerveau est le siége d'une faculté, et que cette partie peut être plus ou moins développée suivant le degré d'énergie de la faculté qui y correspond. Car ces savans n'ont pu être guidés dans leurs recherches par le désir d'étudier la forme de parties muettes par elles-mêmes, comme les os de la face ou ceux qui n'ont aucuns rapports avec le cerveau (1).

(1) Est-il bien assuré que les peuples ne diffèrent essentiellement entr'eux que par la forme du crâne? Toutes les autres différences ne doivent-elles être considérées que comme des témoignages muets? J'en suis fâché pour les savans qui se sont occupés de déterminer des races dans l'espèce humaine; mais presque tous n'ont consulté que ces caractères accessoires. Tantôt ils ont noté l'écartement des os zygomatiques comme dans le Kalmouk, le Hottentot; d'autrefois l'obliquité des mâchoires en avant, comme dans le Nègre, etc. Ces signes, toujours équivoques, ne les ont conduits qu'à un très-petit nombre de résultats positifs, encore bornés à déterminer la physionomie propre à chaque peuple. Il reste donc tout à faire dans l'art d'assigner le caractère dominant d'une nation d'après la forme de son crâne. La méthode du docteur Gall doit-elle conduire à ce résultat; les sciences morales en retireront-elles ce nouvel avantage?

Mais on est encore peu avancé sur ce point. Outre que l'on n'a examiné qu'un petit nombre de crânes des différentes nations, on manque souvent de renseignemens bien certains sur leurs mœurs, leur psychologie. Il faudrait d'ailleurs, pour que les caractères fussent bien tranchés, que les nations n'eussent entr'elles aucunes communications, sur-tout par les mariages. Exposons quelques faits pris parmi ceux qui ont le plus de vraisemblance.

Les Kalmouks ont la tête déprimée, aplatie, et formant deux angles très-prononcés sur les côtés. C'est l'organisation assignée au penchant pour le vol. Cette nation passe pour très-adonnée au vol. Mais ces renseignemens sont-ils bien certains? Un des amis du docteur Gall, qui a voyagé parmi ces peuples, lui a assuré qu'il s'en fallait beaucoup que cette nation fût aussi généralement entraînée au vol, qu'on le croit communément.

Les Caraïbes compriment, pendant plusieurs années, la tête de leurs enfans. Ces sauvages sont les plus méchans, et très-superstitieux; l'organe de la théosophie prédomine chez eux (1).

(1) Je ne sais à la compression de quel organe le docteur Gall attribue la méchançeté du Caraïbe. Est-ce

Les crânes des anciens Egyptiens ont également l'organe de la théosophie très-prononcé. On sait combien ils étaient superstitieux.

Le Chinois a l'arcade surcilière plus bombée que l'Européen. On connaît son penchant pour les couleurs très-tranchantes.

Le Nègre a en général la tête plus petite que le blanc (1), elle est aussi plus rétrécie en avant : aussi manque-t-il du talent pour le calcul, du goût pour la musique.

Les Français paraissent avoir le front plus rétréci, sur les côtés, que les Allemands;

à celle de l'organe de la bonhomie ? Mais, étant sur la même ligne que l'organe de la théosophie, ou, comme lui, dans le plan supérieur du crâne, il serait difficile que la même cause produisît l'atrophie de l'un et l'exubérance de l'autre. Je crois que c'est à l'annihilation du front, ou des facultés intellectuelles proprement dites, qu'est dû cet effet. Nouvelle raison pour regarder la bonté comme une qualité générale de l'ame.

(1) Le docteur Gall pense qu'un homme, dont la tête est petite, peut bien avoir une ou deux qualités dans lesquelles il est remaquable, mais il lui refuse un développement général de l'intelligence. Aussi, dans ses principes, une grosse tête est-elle la première chose indispensable pour aspirer à un grand développement des facultés de l'ame.

plus encore que les Italiens, mais moins que les Anglais : n'est-ce pas à cause de cette disposition que l'Italien a un goût si vif pour la musique ; que l'Allemand l'aime aussi avec tant de passion ; tandis qu'en France elle est une mode, et seulement supportée en Angleterre ? car chez les Allemands, sur-tout chez les Italiens, la musique est un goût national, une partie du caractère de ces peuples.

On observe encore entre les Français et les Allemands une autre différence dans le front. Celui des Français a plus cette élévation qui indique l'esprit saillant, cet esprit vif dont j'ai parlé au Chapitre 32. Mais le front des Allemands est plus évasé, représente plus cette organisation de l'induction, en vertu de laquelle l'individu, sans se borner à de simples faits, cherche à s'élever à des spéculations métaphysiques.

Ces différences entre les nations se continuent comme la transmission des formes du crâne. Elles deviennent héréditaires et nationales ; ce qui tient sur-tout au défaut d'exercice de l'organe. Ainsi, en Hongrie, les esclaves ont la tête très-petite, tandis que les nobles l'ont très-développée, différence due seulement à l'engourdissement long-temps continué de plusieurs organes chez ces esclaves.

C'est d'après ces connaissances que l'on peut demander encore si l'espèce humaine est identique, ou si elle se compose de plusieurs espèces. Mais pour qu'il y eût plusieurs espèces, il faudrait que certains peuples manquassent de quelques organes cérébraux, que d'autres posséderaient; car des différences dans la conformation des parties extérieures, ou dans la couleur, ne peuvent servir de base à une semblable division. Or, c'est ce qui n'a pas lieu. Tous les peuples du monde ont le même nombre d'organes dans le cerveau, seulement différens pour le degré d'activité dont ils jouissent. Donc il n'y a qu'une seule espèce dans l'espèce humaine.

On conçoit donc ainsi que les climats, les gouvernemens, les religions mêmes, peuvent agir sur la forme de la tête, et lui imprimer des caractères propres, soit en excitant sans cesse un organe, soit en étouffant le penchant qui résulterait de plusieurs autres.

Les recherches sur la forme de tête des différens peuples ne doivent donc plus avoir pour objet de déterminer la configuration générale du crâne, mais seulement les développemens divers de chacune de ses parties. Continuées sur ce plan, elles donneront des notions plus justes sur la sphère d'activité de certains organes; elles confirmeront ceux qui sont bien connus, et peut-être elles en feront découvrir quelques autres (1).

---

(1) La nouvelle méthode d'observation des crânes des différens peuples que propose le docteur Gall, suppose toujours comme principe, ce qui est encore en question, à savoir, que les organes se prononcent à la surface du crâne, et s'y montrent d'une manière d'autant plus prononcée eux-mêmes, que les facultés qu'ils desservent sont plus énergiques.

Je me rends difficilement à cette oblitération héréditaire de certains organes, causée seulement par leur défaut d'action. Je sais bien qu'Hippocrate a parlé, dans son Traité des Airs, des Eaux et des Lieux, de la forme de la tête des macrocéphales, devenue héréditaire, après avoir été long-temps le produit de l'art; mais comme il n'avait pas vu ces peuples, je crois qu'il vaut mieux nier cette proposition que d'en faire une autorité.

Je me résume donc en disant que, pour que la doctrine nouvelle pût utilement présider à l'examen des têtes des différens peuples, il faudrait que sa partie-pratique ou d'applications fût certaine; ce que je dirai n'être pas.

CHAPITRE XXXVIII.

Que l'art, appelé physiognomonie, n'existe pas, et que les jugemens que nous croyons lui devoir, sont fondés sur la Pathognomonie. Des gestes et de leurs causes.

La physiognomonie, ou l'art de découvrir les facultés d'un individu par l'inspection des différentes parties de la figure ou du corps, n'existe pas, en tant que l'on se borne à étudier les traits naturels. Comme nos facultés intellectuelles ont leur siége dans le cerveau, il n'y a que lui qui puisse les déceler, ou le crâne qui en reçoit sa forme. Comment concevrait-on que les traits de la figure, ou la forme et le volume des mains ou des genoux, pussent être les interprêtes des qualités de l'ame, avec lesquelles elles n'ont aucun rapport ?

Essayons de démontrer que les caractères attribués aux traits naturels, ne sont que des indices trompeurs. Lavater assigne de grosses lèvres, un nez retroussé à ceux qui ont un penchant très-décidé pour le sexe. Il dit aussi que des lèvres pincées, et un nez pointu, décèlent un homme d'un caractère méchant; en troisième lieu, que l'angle des yeux, s'il est très-pointu, annonce de l'esprit, au contraire de ce qui a lieu lorsque ces angles sont obtus, etc. etc. Mais qui ne connaît une foule d'exceptions à chacune de ces assertions ? qui oserait même prononcer avec certitude sur le caractère, d'après des signes aussi équivoques ?

En vain, pour donner du poids à la physiognomonie, on dit que l'ame forme le corps, et lui imprime ses différentes qualités (1); cela ne peut être. L'ame ne peut être que le résultat de l'organisation. La vie organique doit préexister, et la vie animale ne peut être mise en jeu qu'après la formation des organes. L'ame, qui est l'effet des forces physiques et chimiques du corps, ou des forces vitales, a besoin du concours des organes matériels,

(1) C'est d'après cette manière de voir que Lavater a cru quelque temps qu'une belle ame devait habiter un beau corps; ce qui était une des erreurs les plus graves que pût faire commettre la manie de bâtir des systêmes.

et ne peut donc préexister à ces mêmes organes (1).

On se fonde encore sur ce que des personnes, qui se ressemblent par les traits, ont quelquefois une analogie parfaite de caractère. Mais cette identité de penchant n'existerait pas, si la ressemblance ne s'étendait à la forme du crâne. Le docteur Gall a vu des exemples d'une ressemblance aussi frappante, et voici le plus remarquable de ceux qu'il cite. Les deux fils d'un ambassadeur russe à Vienne, âgés de six ou sept ans, se ressemblent tellement, que leur mère ne les distingue pas toujours l'un de l'autre. Leur gouverneur trouve entr'eux la même parité de goûts, de penchans. Peut-on se refuser à admettre une parité de système nerveux cérébral ?

---

(1) C'est dans ce peu de mots qu'est véritablement la philosophie du docteur Gall. Je ne hasarde pas de mettre en parallèle avec ce paragraphe, ce qu'il a dit pour réfuter l'accusation de matérialisme. Les conséquences sont trop claires pour que je ne les abandonne pas à chacun de mes lecteurs. Je suis d'autant plus porté à en agir ainsi, que je ne regarde pas ces conséquences comme une véritable objection contre la nouvelle doctrine.

Mais si la physiognomonie était une science réelle, pourrait-on expliquer comment, depuis trois mille ans, on n'a pu encore assigner un trait constamment affecté à un même penchant ? En vain la Chambre, Porta, Lavater, ont réuni leurs efforts à ceux d'auteurs moins célèbres et non moins malheureux dans leurs recherches. Ils ont tous échoué.

Cependant la physiognomonie compte de grands suffrages, et un grand nombre de partisans zélés. Comment tant d'hommes ont-ils pu errer ainsi ? parce qu'ils ont pris le change, en attribuant à la forme des traits le jugement qu'ils portaient, lorsqu'il n'était dû qu'à leurs mouvemens. En voici un exemple : De deux hommes qui vous abordent, l'un prodigue les salutations, vous adresse mille complimens sans vous regarder ; l'autre a un air ouvert, un abord franc, un maintien assuré. Vous dites que vous n'aimez pas le premier, et que le second vous charme. Avez-vous jugé l'un et l'autre sur la figure de leurs traits ? non, c'était sur leurs mouvemens. Vous faites donc honneur à la physiognomonie, art muet et nul, d'avantages qui appartiennent à la *pathognomonie*, qui est l'art de juger les changemens imprimés aux traits par les actions intérieures. Cette communication d'action se fait par le moyen des réunions nerveuses qui unissent les parties entr'elles : ainsi la moelle épinière ayant des liaisons avec le cerveau, lorsque celui-ci entre en action, il influe sur elle, et par suite, sur les muscles. Or, cette action a toujours son principe dans les affections du cerveau, le tableau de l'homme extérieur n'étant que la saillie du tableau de l'homme intérieur.

Aussi faut-il admettre que les gestes, loin d'être différens, sont constans ; de manière que les passions, comme la joie, la colère, la tristesse, ont des signes extérieurs qui les manifestent. Les gestes, les mouvemens, les expressions sont les mêmes chez tous les hommes dans les mêmes circonstances. De là vient que les statues antiques sont encore un livre dans lequel nous lisons les traits des passions que l'on a voulu exprimer alors ; ce qui n'aurait pas lieu, si les traits de ces passions n'étaient pas constans. Les animaux mêmes reconnaissent ces expressions. Voyez le chien. On tire aussi un grand parti de ces gestes dans l'éducation des sourds-muets. Il servent à leur donner l'idée des mots, *joie, tristesse*, etc. qu'on leur fait écrire. Et ensuite ces mêmes sourds-muets, jugeant par les choses, non par les mots, en ont des idées plus complètes, d'où il suit que leur pantomime est plus parfaite que la nôtre (Prenez Massieu pour exemple).

Les gestes sont donc une sorte de langage qui découle des organes intérieurs. Si les mêmes passions prédominent chez un individu, si les mêmes pensées se représentent souvent, les muscles se contractent d'abord momentanément, et en reçoivent bientôt une habitude. Qu'un homme ait de longs chagrins, un air de tristesse s'empreint sur tous ses traits; cet air ne leur était pas inhérent. L'observation peut mener à caractériser, par le seul aspect des traits acquis ou des gestes, les fonctions habituelles des organes et leur destination. C'est ainsi que Stoll connaissait tous les métiers par la marche des individus, le mouvement de leurs mains, et leurs manières; il y a toujours quelque chose qui reste de l'habitude. Un soldat devenu domestique, conserve une sorte de fierté qui le décèle; tous ses mouvemens le trahissent (1).

(1) Ce que dit ici le docteur Gall sur la Pathognomonie me paraît évident. Ces découvertes ne me laissent aucun doute; elles me font éprouver ce sentiment qui naît de la conviction, savoir, que l'on doit

Tous

Tous nos gestes ont leur cause dans l'action des organes intérieurs : ce sont les mouvemens automatiques. Un homme est blessé à la tête, il délire; cependant il porte la main sur l'endroit blessé. On observe la même chose chez un imbécille ou chez un animal (1).

---

s'étonner que l'on n'y ait pas pensé plutôt. Mais, en contribuant volontiers à renverser l'édifice de la physiognomonie, je pense qu'il ne faut pas porter trop loin le désir de substituer une science nouvelle à une hypothèse ancienne. Il faudra excepter de cette destruction quelques signes qui me paraissent certains, comme, entr'autres, cet écartement des yeux dont j'ai déjà parlé, page 32.

La Pathognomonie aura bientôt ses principes généraux, et ses moyens d'application. Mais que prouve-t-elle en faveur de la craniologie ?

(1) Je suis loin de me rendre à cette assertion. J'ai rencontré souvent des cas analogues, et jamais je n'ai vu le moindre effort du malade pour y porter la main. De quel secours ne serait pas un tel renseignement, s'il était réel ? Combien ne dévoilerait-il pas de siéges de maladies que l'on peut à peine soupçonner ? Cependant il y a une mimique pathologique, si je puis m'exprimer ainsi. Je veux dire que, suivant l'espèce d'affection, il s'empreint sur tous les traits un air particulier qui peut aider beaucoup au diagnostic du médecin observateur. Je me souviens d'avoir vu mille

Il faut donc étudier ces mouvemens qui décèlent à la fois et l'action des organes du cerveau et le siége de ces organes. Ce sera l'objet du Chapitre suivant.

---

fois M. Corvisart présager, au seul aspect du malade, l'affection dont il était atteint. Ceux qui ont eu le bonheur de suivre ce savant professeur dans ses leçons cliniques de la Charité, lui ont voué une reconnaissance éternelle, basée sur les services dont elles leur sont chaque jour dans leur pratique. Hippocrate a tracé les premiers traits de ce *facies* propre à chaque maladie. Mais c'est sur-tout à Ramazzini que l'on en doit les plus beaux développemens (Maladies des artisans, traduites par M. de Fourcroy.)

Je ne quitterai pas ce sujet sans faire remarquer aux médecins qu'ils s'attachent trop aux réponses, souvent erronées des malades ou de ceux qui les entourent, pour porter un jugement de la maladie qu'ils ont sous les yeux, et n'interrogent pas assez la nature elle-même. Pour savoir combien peuvent être étendues ses seules révélations, il suffit d'observer que toute la médecine vétérinaire repose sur les signes extérieurs; et que c'est sur leurs indications qu'est basé le traitement.

CHAPITRE XXXIX.

Sur le nombre des organes, et les moyens d'en découvrir de nouveaux.

La doctrine des organes (1) a donné naissance à deux objections bien différentes ; les uns ont reproché au docteur Gall d'avoir admis un trop petit nombre d'organes, et les

(1) On a vu, par toutes les notes que j'ai faites sur les organes, combien peu j'étais convaincu de la réalité de leur découverte. Je dois ajouter ici que je ne nie positivement aucun de ces organes, parce que le temps ne m'a pas encore permis un assez grand nombre d'observations pour émettre un avis définitif. Mais outre ce doute général et plus ou moins fondé sur la vérité des différens organes dans les siéges qu'on leur attribue, il en est qui portent sur la faculté elle-même dont je nie l'existence.

Cependant si l'on veut, à toute force, que nous ne puissions rien faire sans l'instigation d'un penchant, il faudra bien admettre des dispositions nombreuses. Je reviens aux organes.

J'ai déjà dit qu'il ne me paraissait pas que l'éducabilité pût avoir un organe, parce que je la regardais comme une faculté générale de l'intelligence; laquelle pou-

autres l'ont accusé d'en avoir trop multiplié le nombre.

Pour résoudre ces deux questions, il faudrait connaître parfaitement toutes les qualités fondamentales de l'ame, ce qui donnerait le moyen le plus rigoureux d'en déterminer le nombre; mais nous sommes encore loin de ce degré de précision. Il faut analyser toutes les facultés de l'homme, décomposer tous les talens dont il est susceptible, pour ramener à leurs élémens les plus simples ces qua-

---

vait s'appliquer à chacune des qualités fondamentales. Ainsi le castor est susceptible d'éducabilité dans son penchant à bâtir, l'oiseau dans son chant; donc, etc.

J'ai dit aussi qu'il me semblait que l'on pourrait faire honneur à cet organe du penchant à la sociabilité. Car la sociabilité n'est autre que le besoin qu'éprouvent certains animaux de vivre ensemble, et de multiplier leurs rapports avec ceux de leur espèce.

J'ai nié le penchant pour les personnes comme impossible à déterminer; car, si l'on admet qu'il consiste à reconnaître l'homme, il ne paraîtra plus qu'une dépendance de la domesticité; si l'on accorde qu'il consiste dans la faculté qu'a chaque animal de reconnaître son semblable, il se rapprochera beaucoup de la sociabilité; car les animaux, qui ne vivent pas en société, ont peu de besoin de se reconnaître.

lités si multipliées. En effet, presque toutes nos facultés, telles qu'elles nous paraissent dans l'état habituel, résultent du concours de deux ou trois facultés simples. Ainsi un astronome doit joindre à l'organe des lieux celui des mathématiques; ainsi le développement très-grand et coïncidant ensemble de l'organe de la théosophie et de celui des localités, fera naître le goût des voyages pour l'honneur de la religion, et par conséquent fera le missionnaire. La poésie, quoiqu'ayant peut-être un organe particulier, ne doit pas résulter d'un seul organe; au contraire, il est probable que plusieurs organes y concourent, mais qu'un organe particulier inspire au poète cette faculté de saisir de nouveaux rapports entre les choses qui sont l'ame de ses chants. Ainsi, tel poète célèbre l'amour, tel autre peint les forêts, les plaisirs de la campagne, tel autre les combats.

Voilà donc une foule de qualités purement composées, qui ne peuvent avoir d'organes propres; et on voit avec combien peu de facultés fondamentales on peut arriver à des combinaisons nombreuses. On a un exemple assuré de cette facilité de combinaisons dans ce qui arrive à la figure qui, composée elle-même d'un si petit nombre de traits, est susceptible de tant de variations, qu'il n'y a pas deux hommes qui se ressemblent (1). Les combinaisons des lettres de l'alphabet ne produisent pas des résultats moins étonnans.

Ceux qui ont accusé le docteur Gall d'avoir trop multiplié les organes, auraient voulu qu'il réunît des facultés qui semblent être les mêmes dans des degrés différens; qu'ainsi le vol et la ruse fussent tributaires du même organe; qu'ainsi les penchans au meurtre et à la rixe fussent confondus. Mais tous les voleurs, répond-il, ne sont pas rusés, et tous les hommes rusés ne sont pas voleurs; de même on voit des lâches qui aiment à verser

---

(1) Ce que dit ici le docteur Gall, du petit nombre de traits de la figure qu'il cite comme un exemple de la multiplicité des combinaisons opérée avec un petit nombre d'élémens, ne me paraît pas juste. Il n'y a, à la vérité, qu'une bouche, un front, deux yeux, un nez, un menton; mais chacune de ces parties est susceptible de plusieurs centaines de formes appréciables, ce qui multiplie d'autant les élémens des physionomies; or, le nombre de ces élémens combinés ne pourrait-il pas égaler au moins tous les hommes qui existent sur le globe?

le sang, tandis que des gens très-courageux évitent toutes les querelles (1).

Les différens organes n'occupent pas toutes

---

(1) Je prends une opinion moyenne entre les deux accusations que repousse ici le docteur Gall. D'une part, je ne crois pas qu'il soit en possession de toutes les facultés fondamentales de l'ame; de l'autre, je crois aussi qu'il a trop divisé celles qu'il a réellement découvertes. La manière dont il repousse ici cette dernière accusation, ne me paraît pas conforme à la méthode ordinaire. Pour surprendre, en effet, les facultés dans leur plus grand état de simplicité, le docteur Gall descend chez les animaux en possession de la moindre étendue de liberté. Or, si on en use ainsi pour examiner si le penchant au meurtre est réellement séparé de celui de la rixe, nous voyons qu'ils se rapprochent par degrés, et même se confondent. Déjà le chien ne distingue plus le penchant qui le porte à tuer de celui qui le sollicite à la rixe. Pour le loup, attaquer, et tuer sont la même chose. Ainsi le penchant à la rixe n'existe donc indépendamment de celui au meurtre, qu'autant que l'individu jouit d'une liberté morale étendue. C'est comme si l'on regardait l'amour physique comme un penchant distinct de l'amour moral, parce que dans l'homme, il y a entr'eux une ligne de démarcation bien tranchée, laquelle semble même se laisser entrevoir chez les animaux susceptibles de choix. D'où l'on doit conclure que le penchant à la rixe est une modification de celui au

les places du crâne susceptibles d'être touchées : il en existe encore quelques-unes dont

meurtre ; modification due seulement à l'étendue de la liberté. D'où il suit encore que la rixe n'est qu'une faculté générale.

Je dirai, à plus forte raison encore, la même chose des penchans au vol et à la ruse.

Mais, avant d'examiner les rapports de ces deux penchans, il faut voir si la propriété est bien réelle dans les animaux. Chez eux, j'observe qu'elle n'est pas distincte de l'*égoïsme*, lequel est un attribut général de l'organisation. En effet, qu'est-ce qui caractérise la propriété chez l'animal, si ce n'est le soin qu'il met à empêcher qu'un autre animal ne s'empare de ce dont il jouit, soit parce qu'il craint qu'il ne lui diminue ses moyens d'existence, soit parce qu'il ne veut pas en être interrompu dans ses chants (le rossignol) ? Le chamois ne retient une portion de montagne que pour y chercher sa subsistance, etc. Or, chez tous ces animaux, l'égoïsme ne peut avoir d'autre but que d'éviter le besoin, ou d'être troublé dans leur penchant dominant. Mais si cet égoïsme porte sur les choses extérieures, alors il remplacera le sentiment de la propriété, ou le simulera. Cependant il ne cessera pas d'être une qualité générale de l'intelligence de l'animal.

On voit combien ces considérations ébranlent fortement ce qui a été dit de l'égoïsme et du sentiment de la propriété chez les animaux, et par suite les cones organes n'ont pu être assignés jusqu'ici ; le lus étendu de ces espaces vides est placé aux parties supérieures et latérales de la tête ; quelques autres organes ne sont pas encore irconscrits dans leur étendue : de ce nombre ont particulièrement les Nos. 23 et 25 sur lesuels on n'a encore que trop peu de faits(1).

idérations sur le vol. Le vol peut-il être encore regardé comme une qualité fondamentale ? Il le semble, cette qualité étant capable de devenir malade, et de passer par tous les termes de l'altération qui survient aux autres facultés. Ce doute n'existe pas pour la ruse, qui ne me semble qu'une qualité générale de l'ame, et tenant seulement à un développement très-étendu d'un organe. Ainsi, le grand musicien est le plus adroit à produire des effets avec les sons ; le grand poète, le plus habile à tisser une intrigue, et à la dénouer, etc.

D'après ces considérations, on voit combien on est loin d'avoir encore déterminé la vraie nature des qualités fondamentales, et d'en avoir assigné le nombre.

(1) On pourrait demander au docteur Gall sur quelles bases il a pris les formes qu'il donne aux organes, d'où leur viennent ces figures régulières, et comment il se fait qu'elles dessinent des compartimens égaux. Mais comme il leur fallait une forme quelconque, je n'insiste pas, celle-ci me paraissant au moins une des plus ingénieuses.

Parmi les espaces qui restent vides, il en est d'assez

Il est encore quelques qualités pour lesquelles on peut espérer de trouver des organes. Ainsi il est très-probable que le penchant à la sociabilité a un organe, puisque ce penchant existe dans des degrés différens chez un certain nombre d'espèces, et manque tout à fait dans d'autres. On peut croire aussi que le penchant qu'ont certaines espèces à aller à l'eau, tandis que d'autres s'y refusent, a aussi un organe; car il ne faut pas attribuer ce penchant à l'organisation en général, puisque dans la même espèce, on voit des individus qui y sont portés, et d'autres qui s'en éloignent(1).

Mais pour ne pas retomber dans le vague, il faudra bien prendre garde de confondre les

---

étendus pour pouvoir être le siége de plusieurs organes; mais, avant tout, il faudrait déterminer la véritable étendue de chaque organe; ce qui me paraît au moins impraticable. (*Voyez* ce que j'ai dit de l'Organe de l'amour maternel, page 167, note).

(1) Quant aux facultés pour lesquelles le docteur Gall invite à rechercher des organes, je les crois (celle qui consiste à aller à l'eau) trop peu importantes pour s'en occuper. J'aimerais autant que l'on recherchât pourquoi certains oiseaux dorment sur une patte, tandis que d'autres reposent sur leur sternum, et d'autres sur leurs deux pattes. J'ai parlé ailleurs de la Sociabilité.

qualités générales avec les spéciales, ou même de prendre pour des qualités spéciales des attributs généraux de l'économie animale. C'est l'erreur dans laquelle étaient tombés ceux qui ont reproché au docteur Gall de n'avoir pas cherché un organe pour l'égoïsme. Or l'égoïsme n'est que le désir de sa propre conservation, la crainte des sensations douloureuses. L'égoïsme se rencontre chez les animaux comme chez l'homme, seulement il y prend des formes différentes. Chez tous il ne cesse pas d'être un produit de l'organisation, et chez aucun, par conséquent, il ne peut avoir d'organe.

Je présenterai dans les Chapitres suivans de nouveaux moyens de confirmer et d'étendre la découverte des organes.

CHAPITRE XL.

N.° 25. Organe de la mimique.

(Pl. I.re N.° 25, fig. 1, 2, 3).

NOTA. J'ai cru devoir transporter l'Organe de la Mimique au devant de ce que j'avais à dire des mimiques des différens organes. Comme il est peu lié à ceux qui précèdent et le suivent, je crois que cette transposition facilitera l'intelligence des autres mimiques, et en deviendra comme l'Introduction.

CET organe, nommé aussi de l'imitation ou de la pantomime, consiste dans une élévation, en sorte de boule aplatie, à la partie supérieure de la tête ; c'est la conformation que remarqua le docteur Gall à la tête de l'un de ses amis, qui portait au plus haut point la faculté de contrefaire tous les gestes, ou la mimique.

Il a rencontré la même organisation chez plusieurs acteurs distingués. Plus d'une fois, il arriva au docteur Gall, dans sa visite aux prisons ou maisons de force, de prononcer que c'était dommage qu'un tel homme n'eût pas été comédien, parce qu'en satisfaisant un penchant très-prononcé, il eût évité ce crime. Cela se trouva toujours conforme à la nature, car ces hommes avaient souvent appartenu à des troupes de comédiens (1).

Telles sont les raisons qui appuyent cet organe, et les preuves qui l'établissent.

---

(1) Voilà un organe bien faiblement appuyé. D'abord est-il commun aux animaux? Quant au penchant à l'imitation, la question ne peut être difficile à résoudre; mais elle devient plus incertaine, si on l'applique à l'organe matériel. On sait, en effet, que plusieurs animaux, sur-tout les singes, ont un talent particulier pour l'imitation. Leurs crânes ne présentent donc pas cette élévation en forme de boule aplatie qu'on remarquait sur la tête de l'ami du docteur Gall, car il ne les cite pas. Les enfans, qui possèdent cet art imitateur au plus haut dégré, paraissent ne pas se conformer à cette organisation, puisqu'on reste aussi muet à leur égard.

L'organe de la bonhomie est assez singulièrement placé entre les deux organes de la pantomime!

Voilà donc deux objections très-fondées que j'élève contre cet organe; mais il pourrait être susceptible d'une autre bien plus grave, puisqu'elle aurait pour objet de contester la réalité du penchant lui-même. Je renvoie au Chapitre dans lequel je discuterai la valeur des qualités que le docteur Gall appelle *fondamentales*.

CHAPITRE XLI.

De la mimique des différens organes.

Je vais exposer maintenant la mimique des différens organes, c'est-à-dire, la nature des gestes ou mouvemens automatiques, affectés à chacune de nos facultés.

1.° *Mimique de l'organe de l'amour physique.* Pendant la jouissance, tous les animaux portent le col en arrière. La tête éprouve une sorte de rétraction. Les artistes ont bien senti cette disposition; ils ont peint Léda reportant ainsi la tête en arrière. Les animaux saisissent leur femelle par la nuque pour l'exciter. Cela se voit dans le canard, le coq, le cheval, etc.

2.° —*de l'organe des mots.* On raconte quelque chose, et le nom propre ne revient pas: que fait-on alors? on se frotte les yeux, et on excite par là l'organe correspondant du cerveau. Cette excitation augmente l'action de l'organe, et on trouve le mot.

3.° — *de l'organisation de l'induction.* Si on réfléchit, on frotte la totalité du front avec la main dans l'endroit correspondant à l'organisation de l'induction. De même si l'on s'accuse d'une sottise, on se frappe sur le front. Sterne est représenté ayant le doigt sur la partie correspondante à l'organe de l'esprit de saillies.

4.° —*de l'organe des tons.* Le musicien qui joue avec passion, se balance sur son instrument; il semble nager dans le plaisir. Cela tient à ce que le cerveau étant double, il offre successivement chacun de ses côtés à l'action.

5.° —*de l'organe des arts.* Une femme, qui veut examiner avec attention un ajustement qu'elle vient de construire, au lieu de le tourner pour le bien voir, le porte d'un côté en jetant son corps de l'autre, et recommençant toujours de la même manière. L'architecte qui veut bien observer un édifice, ne se place pas en face; il se met de côté, puis se tourne et présente l'autre côté : ainsi il met successivement en action ses deux organes de la mécanique.

6.° —*de l'attachement amical.* Le chat vous présente le derrière de sa tête, comme en vous invitant à le frotter : il n'a pas de caresse plus affectionnée que celle-là. Il semble que deux demoiselles, qui veulent se témoigner une amitié sincère, aient une mimique analogue : l'une d'elles pose l'organe de l'amitié sur l'épaule de l'autre. On trouve la même position dans un groupe antique représentant Castor et Pollux.

7.° —*de l'organe de la pugnacité.* Lorsque l'on se prépare à fondre sur son ennemi, la tête est renfoncée dans les épaules, et comme tirée en bas et sur un côté. C'est l'effet des organes situés à la partie inférieure et postérieure de la tête, au lieu que ceux qui sont placés en dessus l'élèvent, et ceux en avant l'avancent. On sait que lorsqu'on est vaincu, *on se gratte l'oreille*, ce qui n'est autre chose qu'une excitation accessoire que l'on porte sur l'organe de la rixe.

8.°—*de l'organe de la ruse.* Les animaux très-rusés, comme le renard, le chat, le tigre, se blotissent en avant et en dedans; position indiquée par celle de cet organe. N'est-ce pas dans le même sens que l'Italien, qui veut dire qu'on ne le trompera pas, porte le doigt sur le côté de la tête ?

9.°—*de l'organe de la hauteur.* L'homme qui éprouve ce sentiment, redresse la tête, et avec elle tout son corps. On dit proverbialement qu'il se rengorge. Au contraire, dans l'humilité, qui est l'état opposé, on remarque une disposition inverse.

10.°—*de la vanité.* Une fille de la campagne,

gue, qui veut faire remarquer les beaux habits qu'elle porte, se tourne de chaque côté, comme pour en jouir.

11.° — *de la constance de caractère.* Cet organe étant placé au milieu de la partie supérieure de la tête, en même temps qu'il l'élève, la fixe, et semble en assurer l'équilibre.

12.° — *de la théosophie.* L'action de prier se compose de deux états très-distincts, 1.° l'état d'humilité dont j'ai indiqué la mimique; 2.° l'acte d'adoration, dans lequel tout le corps s'élève, et semble se détacher de la terre. Cette dernière mimique ne tient pas à ce que nous croyons Dieu en haut, car on nous apprend qu'il est par-tout; elle est déterminée par le siége de l'organe de la théosophie (1).

---

(1) Je m'étais proposé de faire des remarques sur la mimique de chacun des organes en particulier, mais je me bornerai à des considérations générales sur ces mouvemens automatiques.

J'ai déjà demandé précédemment comment le docteur Gall pouvait expliquer la communication d'action du cerveau sur les muscles, soit voisins, soit éloignés. Les développemens que j'ai donnés à chacune des mimiques, ont redoublé la difficulté. En effet, quels moyens une portion isolée du cerveau a-t-elle d'agir sur les autres parties du corps, lorsque nous ne reconnaissons aucun intermédiaire? Je prends la mimique de l'or-

Les différentes passions ont aussi leurs mouvemens automatiques propres, lesquels

---

gane de la rixe. Cette pose assurée, cette manière d'asseoir plus fortement la tête en l'enfonçant dans les épaules, ne tiennent-elles pas aux simples contractions générales des muscles pour se faire un point d'appui, sans que l'on doive y voir l'action particulière d'un organe que l'on tend à enfoncer, ou à soustraire aux corps? De même, dans la mimique de l'organe de l'amour physique, faut-il voir autre chose qu'une contraction spasmodique des muscles de la région dorsale?

Voici donc quelle est ma manière d'envisager les mimiques. Tous nos gestes automatiques sont commandés par les organes du cerveau (la chose me paraît même impossible à nier; car sans cela, comment expliquerait-on la constance de mouvemens dans les mêmes affections chez tous les hommes et dans tous les temps?) Mais je ne puis y voir une manifestation du siége de ces organes. Par exemple, on croit que la mimique la mieux établie est celle de l'organe des mots. Cependant je rapporte le geste que l'on fait alors au besoin de s'isoler en fermant les yeux d'après la raison qui en a été donnée pag. 59. Car j'ai observé que l'action principale consistait alors à fermer les yeux, plutôt qu'à les frotter. *Je regarde donc les mimiques comme une confirmation de ce principe, que toutes nos facultés, penchans, passions, ont un siége constant dans l'organisation, mais non comme une preuve des localités de chacun des organes auxquels on les rapporte.*

sont toujours sollicités par le siége des organes dans lesquels elles résident (1).

Si un acte est répété toute la vie, il laisse des traces, il donne une attitude différente au corps, des airs différens à tous les traits : aussi reconnaît-on facilement l'homme qui réfléchit, celui qui se laisse emporter par la colère, celui que le chagrin accable, ou celui que la gaîté soutient, non par ce que leurs traits ont de naturel, mais par ce qu'ils ont d'acquis. Ce n'est donc plus un jugement fondé sur une science imaginaire comme la physiognomonie, mais basé sur une science réelle et d'une étude importante qu'il faut nommer *pathognomonie*.

---

(1) Ceci semble donner un siége particulier aux passions, au contraire de ce qui a été dit page 232. Cependant ce n'en est qu'une conséquence. En effet, les passions n'étant qu'une faculté très-énergique, une passion a précisément le même siége que la faculté dont elle est l'ampliation.

CHAPITRE XLII.

Quelques applications de la nouvelle Physiologie du cerveau.

Du *monde extérieur*. Certains philosophes ont demandé si le monde existait réellement, ou s'il n'était qu'une manière de sentir, une illusion. On a demandé ensuite si le monde extérieur était tel qu'il nous paraissait.

On peut voir dans Tiédemann ce que le sophisme peut enfanter de plus ingénieux employé à prouver que le monde n'existe pas et n'est qu'illusion (1).

(1) M. de Buffon a employé les premières pages de son beau Traité de l'Histoire Naturelle de l'homme à examiner si nous sommes assurés que les choses, qui frappent nos sens, existent réellement. Sans avoir prononcé aussi hardiment que le philosophe allemand, il a employé tout ce que son génie, soutenu du style le plus pompeux et le plus subtil pouvait fournir d'argumens spécieux pour nier l'évidence. On sait maintenant quelles raisons influèrent sur les opinions de ce grand homme; et si l'on était assuré qu'il eût réel-

Mais, sans nous arrêter à la première question, examinons la seconde, et essayons de déterminer si le monde a une existence absolue. Pour atteindre à ce but, suivons la gradation suivant laquelle le monde s'offre aux animaux et enfin à l'homme. Il est inutile de dire que tout ce qui n'a pas la conscience de son existence, tout ce qui ne vit pas au dedans de soi, n'a pas de monde extérieur, puisque le monde extérieur n'est que ce qui est hors de nous. Mais aussitôt que l'animal peut éprouver une sensation, il s'isole de ce qui l'environne, et conçoit déjà quelque chose hors de soi. Tel est l'état du polype, susceptible seulement de sensations obscures. Son monde extérieur est borné comme les moyens qu'il a d'en être frappé. Donnez à cet animal un sens de plus, et vous agrandirez d'autant son monde extérieur. A mesure qu'il recevra de nouveaux sens, distinguant de nouvelles qualités dans les corps qui l'entourent, il verra son monde extérieur s'agrandir de même.

lement pensé ainsi, ce serait un grand spectacle que de voir le plus grand historien de la nature briser ainsi, en niant la nature elle-même, le sujet qui lui ouvrit toutes les portes de la gloire.

Avec l'ouie, le monde s'augmentera des sons; avec l'odorat, il y ajoutera les odeurs ; mais c'est la vue qui étendra le plus considérablement la sphère dans laquelle il vit. Quelle quantité prodigieuse d'idées il en recevra ! quelle distance le séparera d'un animal aveugle !

Hors, si le monde s'étend en proportion des organes que possède un animal, il n'existe donc pas le même pour tous. L'homme conçoit donc le monde le plus vaste, puisqu'outre les organes qu'il partage avec les êtres animés, il en a reçu de particuliers qui étendent ses relations, et lui créent un monde dont les animaux ne peuvent avoir aucune connaissance. Notre monde est donc renfermé dans le nombre et l'énergie de nos organes. Nous ne sommes donc pas en droit de dire qu'il n'est que ce que nous le voyons, puisque d'autres êtres, avec d'autres facultés, le trouveraient différent.

Mais le monde extérieur ne varie pas seulement dans les différentes classes d'animaux, il est encore susceptible de modifications suivant les individus; car quoique nous ayions tous les mêmes organes, à moins qu'il n'y ait eu une génération vicieuse dans son principe, ces organes, ainsi que ceux du corps, peuvent être tellement modifiés, qu'ils produiront en nous des jugemens différens sur un même sujet. Ainsi, l'un croit que le plus grand bonheur est dans l'amour physique que l'autre dédaigne; un autre, que la musique est le plus noble amusement; un troisième, que la peinture l'emporte sur toutes les conceptions humaines, etc.

On doit conclure de là que, quand un homme, dont l'organisation est plus forte sur certaines choses, accomplit les lois de la société, observe les devoirs imposés par la morale, on ne peut être fâché de sa manière d'agir et de penser; car chacun portant des choses un jugement fondé sur son organisation, nul n'a le droit de donner son jugement pour le meilleur; le forcer à voir comme les autres, ce serait le jeter dans un état perpétuel de contrainte. Ainsi donc en connaissant bien le principe de nos penchans (l'organisation), on est porté à la tolérance (1).

(1) Comme le docteur Gall n'a pas parlé de la conscience, je vais extraire de l'Ouvrage du docteur Demangeon ce qu'il a dit dans ses Cours en Allema-

De l'origine de nos sciences et de nos arts. La source de nos inventions a été un des champs les plus vastes ouverts aux conjectures, aux hypothèses et aux discussions

---

gne, afin de ne rien laisser à désirer à mes lecteurs.

« La conscience est le sentiment de la sympathie » ou de l'antipathie des organes intellectuels pour » les penchans, et pour les actions que la volonté » décrète. Voilà pourquoi la supposition des remords » attachés à la culpabilité est si souvent démentie par » l'expérience; car les juges ne voient que trop souvent les criminels n'éprouver aucun repentir, ou » même s'applaudir et tirer vanité de leurs actions » répréhensibles.

» Il y a donc une *conscience de naissance*, qui » tient à l'organisation, et une *conscience factice*, » qui tient à l'éducation. La première est uniquement » l'effet de la contradiction qui s'établit entre les » penchans dominans et les actions. Qu'un homme se » soit fait violence à lui-même, il en aura du regret, » et éprouvera un vrai repentir, n'importe que son » penchant ait eu un but utile ou nuisible à la société. Cette espèce de remords ou de repentir n'est » donc pas moral, puisqu'il poursuit aussi le scélérat qui a omis l'exécution d'un crime pour lequel » il avait un penchant décidé, ou qui l'a manqué par » quelque faute.

» La *conscience factice* se déduit du sentiment de

frivoles. Il s'en faut bien cependant que cette origine soit aussi obscure qu'on l'a imaginé : le mal est venu de ce que l'on tirait des conséquences de principes faux.

Si on se rappelle que le castor bâtit, que le chamois pose des sentinelles, que le rossignol chante, tous en vertu de leur organisation, pourra-t-on encore demander qui leur a appris à chanter ou bâtir, et s'ils ont été longtemps pour arriver à ce point? Appliquons ce que nous avons à dire à la musique.

Tous les hommes ont l'organe de la musique ; chez l'un d'eux cet organe est développé au point de produire de soi-même, ou de donner naissance à l'imagination : voilà le compositeur. La musique existait donc chez le premier homme; à la vérité, le concours de plu-

---

» la contradiction des penchans et des actions avec les » principes reçus par l'éducation. Les privations qu'elle » impose pour rendre toutes les actions conformes aux » mœurs et aux usages sanctionnés par les lois et la » religion, lui donnent une moralité réelle. Quoi» qu'elle ne paraisse pas tenir de si près à la nature » que la première, elle y tient cependant, puisque » nos mœurs sont, comme la société elle-même dont » elles forment le lien, un produit de notre organi» sation » (pag. 161 et suiv.)

sieurs hommes de génie la régularisa, lui fit éprouver une partie de ces modifications que nous imprimons à toutes nos dispositions en vertu de notre grande liberté morale ; et la musique devint un art. Les arts et les sciences sont donc une suite de notre organisation, une révélation de notre structure.

Cette philosophie explique une autre difficulté, c'est la conformité d'usage de différens peuples. On conçoit maintenant que des peuples qui ne se seront jamais vus, pourront avoir des usages qui leur seront communs, sans que l'on puisse leur attribuer une même origine, puisque chez les uns comme chez les autres, les actions sont toujours fondées sur l'organisation. C'est ainsi que les hirondelles font leurs nids de la même manière à Hambourg, qu'à Vienne et à Paris (1).

De la perfectibilité dans l'espèce humaine. Le genre humain peut-il être perfec-

---

(1) On sait jusqu'où a été portée la manie de faire descendre un peuple de l'autre, en se fondant seulement sur certaines conformités dans leurs actions, ou certaines analogies dans leur langage. Ainsi, les Chinois ont été réunis d'origine aux Égyptiens, les Hottentots aux Sauvages de l'Amérique, etc. etc.

tionné, et peut-il s'élever davantage de siècle en siècle, de manière à approcher plus de la perfectibilité absolue? La réponse à cette question est dans ce que j'ai déjà dit, que le monde était borné dans nos organes, d'où il suit que l'espèce ne peut être plus parfaite que nous la voyons, puisqu'il faudrait lui ôter ou lui ajouter de nouveaux organes.

Mais ce qui est vrai de l'espèce en général ne l'est pas des hommes en particulier, ou des hommes réunis en nations. L'un et l'autre peuvent faire des progrès dus à plus de culture des organes qu'ils possèdent; et encore cette perfectibilité est-elle bien bornée dans les individus; car si le jeune homme ne voit point de bornes à ses espérances, l'homme qui a atteint cinquante ans sent que la perfectibilité individuelle elle-même a un terme. Ce ne sont en effet ni nos expériences, ni notre âge qui nous donnent plus d'esprit ou plus de moyens, puisque de cette manière les vieillards surpasseraient les autres hommes. On observe, au contraire, qu'à mesure que le système nerveux s'affaisse, ou diminue (pag. 79) l'individu devient moins susceptible de saisir de nouveaux rapports.

La philosophie est donc ici d'accord avec l'histoire qui nous montre les hommes toujours les mêmes dans tous les temps, puisqu'elle nous apprend que l'homme ne peut ni acquérir une seule qualité qu'il n'aurait pas, ni en perdre une de celles qu'il a reçues de son organisation ; et par là on voit que des trois jugemens qui ont été portés du monde, un seul découle de l'observation, tandis que les autres ont été inventés plutôt que remarqués. Les philosophes prétendent que l'espèce humaine est susceptible de perfectionnement ; les théologiens assurent qu'elle se dégrade ; et les naturalistes trouvent le monde invariable (1).

Que deviennent, apres cela, les rêves phi-

---

(1) Toutes ces réflexions sont extrêmement justes, et si toutes ne sont pas neuves, on peut assurer du moins qu'elles trouvent une base bien plus solide dans la nouvelle philosophie. Cette manière de philosopher l'intelligence aura des résultats bien avantageux ; elle fera disparaître, des sciences psychologiques, ce fatras de raisonnemens, cette foule d'hypothèses qui les ont embrouillées jusqu'ici.

J'exposerai une partie de ces avantages à la fin de

lantropiques de ces hommes qui aspiraient à une paix perpétuelle, et s'occupaient déjà d'en poser les bases ?

---

cet Ouvrage, sans pourtant vouloir faire des applications prématurées.

PARTIE ANATOMIQUE.

CHAPITRE XLIII.

Considérations générales sur l'Anatomie du cerveau. Réflexions historiques. Méthode du docteur Gall.

Dans l'exposition de la partie philosophique de la nouvelle doctrine, j'ai cherché à rapporter, le plus fidelement possible, les opinions du docteur Gall; et c'est pour n'en point altérer le texte que j'ai renvoyé dans des notes les observations que m'a suggérées la physiologie du cerveau; mais cette réserve serait inutile ou déplacée dans la partie anatomique : aussi ai-je interverti l'ordre précédent, et intercalé mes remarques dans l'exposé même que je vais faire.

Pour apprécier avec plus de justesse les avantages de la méthode du docteur Gall, et discerner mieux les découvertes qui lui sont propres, je crois qu'il importe de présenter à mes lecteurs une esquisse rapide de ce qui a été fait jusqu'ici, et de déterminer ainsi le point d'où on est parti.

La partie historique d'une science, outre qu'elle intéresse la curiosité, révèle à celui qui la médite, l'incertitude des efforts faits pour arriver à des résultats positifs. Elle sert de plus à tirer de l'oubli des faits peu connus, et à rendre à chaque auteur la portion de gloire qui lui appartient.

Que l'on ne pense pas cependant qu'à mes yeux ce qui est ancien soit seul digne d'attention, et qu'il suffise de me démontrer qu'une doctrine est en contradiction avec les opinions reçues pour me convaincre de sa fausseté ; ce serait nous reporter aux temps de la renaissance des lettres, à ces siècles fertiles en commentateurs, où ce qui avait été dit par les anciens était donné comme les limites de l'esprit humain. Les sciences ont maintenant une toute autre marche ; et l'on peut même se plaindre que nous tombons dans un excès opposé.

Ce serait une entreprise aussi pénible qu'inutile que de vouloir s'arrêter à ce que l'on trouve dans les écrits des anciens sur l'Anatomie, et en particulier sur celle du cerveau. Les philosophes et les médecins de ces temps reculés, auxquels l'Anatomie humaine était interdite, ou par les religions (1), ou par les préjugés (2), ou par les mœurs (3) des différens peuples, n'ont pu avoir sur cet objet que des connaissances vagues et peu certaines. De quel poids pourraient être pour nous, sous le rapport anatomique, les opinions d'Aristote, d'Hippocrate, même de Galien et des écrivains de Rome, lorsqu'ils n'avaient point encore ouvert de cadavres humains ? Il faut donc franchir un immense intervalle pour arriver aux temps que l'on peut assigner comme

(1) La religion des gymnosophistes, qui fut depuis celle des bramines, commandait aux Indiens le plus grand respect pour tout ce qui jouissait ou avait joui de la vie.

(2) L'Egyptien était persuadé que son ame demeurerait unie à son corps aussi long-temps que celui-ci subsisterait. Ce préjugé donna naissance à l'embaumement.

(3) Outre que les Grecs eurent toujours un respect profond pour les morts, la coutume de les brûler ne favorisait pas la naissance de l'Anatomie humaine.

le berçeau de l'anatomie humaine (1), et ce n'est encore que long-temps après, dans les écrivains des 16 et 17.e siècles, que l'on trouve sur le cerveau des notions précises.

Les premiers anatomistes s'attachèrent à connaître les parties du corps, plus sous les rapports de leurs fonctions que sous celui de leurs formes, de leur nombre, etc. A la vérité, les explications qu'ils donnent de ces fonctions sont peu satisfaisantes; mais elles suffisent pour prouver que l'Anatomie n'était pas à leurs yeux un exercice purement mécanique; il était réservé à notre temps de voir ces deux parties s'isoler tellement, qu'elles semblaient, il y a quelques années, tout-à-fait distinctes: j'en trouve la raison dans la manière dont nos sciences sont cultivées. Une foule d'hommes, d'un esprit aride et de peu de génie, imagina de substituer au génie lui-même des recherches qui ne prouvent que la patience de leurs auteurs. Ce vice introduit dans les sciences, les infecta toutes; et on vit sous

(1) On sait que ce fut en 1309 et 1315 que Mundinus disséqua le premier, à Milan, trois cadavres humains; cet usage ne fut imité que bien long-temps après dans les autres parties de l'Europe.

le nom d'*esprits justes* une classe d'hommes qui se bornait aux faits seulement. On attacha la plus grande importance à des détails futiles, et on négligea les vues générales, les seules qui pussent néanmoins mener à de grands résultats. L'Anatomie fut moins qu'une autre à l'abri de ce mauvais goût, et celui qui sut le mieux quelles étaient les directions des muscles ou des vaisseaux, se crut le plus avancé dans la science de l'économie (1); dès-lors plus de vues générales, plus de physiologie. Cependant ces vues générales sont le seul moyen de faire de grandes découvertes; les faits isolés ne formeront jamais une masse de connaissances réelles, si on ne les enchaîne par des méthodes, ou si on ne les réunit par des données philosophiques (2).

La Physiologie était déjà appliquée avec quelques succès aux autres organes, lorsque l'étude du cerveau était encore purement physique; car on ne peut regarder comme des

---

(1) J'aurai quelque jour occasion de montrer combien l'Anatomie mécanique est opposée aux véritables progrès de l'art.

(2) *Voyez* quels sont les caractères du génie, page 230.

indices des recherches faites pour découvrir ses fonctions, les expressions si vides de sens, *esprits vitaux, fluide nerveux*, etc. tant prodiguées par les auteurs.

Vésale, Willis, laissèrent peu de chose à désirer dans la partie anatomique de cet organe qui fut presque complétée par Vieussens.

Ces auteurs n'avaient lacéré le cerveau qu'autant qu'il était nécessaire pour pénétrer dans son intérieur et en démontrer la structure; mais la fureur de découper cet organe, de le mutiler, se multiplia de plus en plus jusqu'à Santorini, Tarin, et sur-tout Vicq-d'Azyr. Ce savant avait, il est vrai, inséré parmi les Mémoires de l'académie royale des Sciences (1781), trois mémoires où l'anatomie du cerveau est esquissée avec un grand intérêt; mais il s'écarta de cette route en publiant son grand ouvrage qui se compose seulement de coupes du cerveau prodiguées sans mesure, et d'explications de planches rebutantes par leur aridité.

Il appartenait aux anatomistes français de rattacher la Physiologie à l'Anatomie proprement dite. Bordeu fut le premier qui se signala dans cette nouvelle carrière. Haller l'enrichit du fruit de ses recherches et des inspirations de son génie. Paris eut bientôt MM. Chaussier (1), Cuvier (2), Bichat (3), aux yeux desquels l'Anatomie n'est que le support de la physiologie. Je m'arrête et reviens à la méthode usitée dans l'anatomie du cerveau. Le plus grand nombre des anatomistes commença de tout temps la démonstration du cerveau par sa partie supérieure, trompé sans doute par la position verticale de l'homme, qui nous fait croire que les parties qni sont en bas proviennent de celles qui sont au dessus. Ce fut une des causes les plus puissantes du peu de progrès que l'on fit dans l'étude de cet organe. Je compare cette méthode réunie à celle des coupes, aux procédés d'un homme qui, pour

---

(1) L'Ecole doit au professeur Chaussier l'enseignement régulier d'une Physiologie fondée sur la vitalité des organes.

(2) Les leçons d'Anatomie comparée de M. Cuvier sont pleines de vues physiologiques aussi saines que profondes.

(3) Le Traité d'Anatomie générale, et les Recherches sur la mort, renferment un corps entier de doctrine des fonctions, basée sur les recherches les plus ingénieuses, et exposée avec ce coup-d'œil du génie qui crée et perfectionne tout à la fois.

démontrer le foie, pénétrerait dans le péritoine, par le diaphragme, enleverait cet organe par feuillets horizontaux et décrirait les coupes de ses vaisseaux, de ceux de la vésicule et de ses scissures. Ne doit-on pas commencer par le lieu où l'organe se rattache au reste du systême ? Cependant quelques anatomistes avaient étudié la face inférieure du cerveau, tels que Bartholin, Varole et sur-tout Willis, qui se louait particulièrement des découvertes qu'il en avait recueillies. C'est aussi le procédé que suit le docteur Gall, et nous allons voir qu'il le fonde sur des raisons bien puissantes.

Il est si généralement reçu de nos jours que la moelle épinière était une prolongation fournie par le cerveau, que soutenir le contraire c'est presque s'attirer le reproche que Galien faisait à Philotime et à Praxagoras qui avaient combattu cette opinion(1). Je m'étonne cepen-

(1) *Quo loco subit mihi admirari Praxagoram et Philotimum, non modò propter dogmatum absurditatem, verùm etiam propter eorum, quæ in Anatomis apparent, ignorantiam. Superabundantiam enim quamdam, seu spinalis medullæ propaginem, existimant esse cerebrum.* .... (Galenus, de usu Partium, 1538, page 243).

dant que tous les anatomistes, qui n'ont disséqué que des animaux, n'aient pas été de cette opinion, tandis que l'anatomie humaine a dû nécessairement faire penser que le cerveau fournissait la moelle épinière et ses nerfs.

Mais ce qu'il m'importe d'exposer encore avant d'entrer dans les détails anatomiques, c'est l'ordre qu'a suivi le docteur Gall pour arriver à des résultats si différens de ceux qui formaient jusqu'à lui l'ensemble des connaissances anatomiques sur cet organe.

On répétait dans tous les livres que le cerveau était distendu, désorganisé, même dissous dans l'hydrocéphale; cependant le docteur Gall connaissait une femme, âgée de quarante-huit ans, qui conservait l'usage de ses facultés intellectuelles, quoique son cerveau fût estimé contenir quatre livres d'eau. Cette désorganisation d'un viscère pouvait-elle coïncider avec l'intégrité des ses fonctions ? Il n'y avait donc pas décomposition de l'organe ? La mort de cette femme, arrivée six ans après, lui montra que la substance cérébrale était épanouie, déplissée, mais sans nulles traces de dissolution.

D'un autre côté, le docteur Gall était persuadé que chaque faculté de l'ame avait un siége propre dans le cerveau : cet organe n'était donc plus une simple masse médullaire ; il était donc possible d'y trouver une organisation distincte et appropriée à cet usage qu'il lui prêtait ; le scalpel vint encore confirmer ces présomptions.

Les découvertes anatomiques furent donc pour lui, comme on le voit, de simples résultats de ses conceptions ; il ne dut à l'emploi empyrique du scalpel aucune notion qui n'eût été pressentie par le raisonnement. Voilà pourquoi j'ai transporté à la fin de cet Ouvrage le Traité Anatomique.

CHAPITRE XLIV.

Du systéme nerveux en général. De ses rapports avec le cerveau.

J'ai déjà dit que l'opinion générale consistait à regarder le cerveau comme l'origine et le point de départ de tous les nerfs du corps, soit immédiatement (ceux qui sortent par les trous du crâne), soit médiatement (ceux qui se détachent de la moelle épinière). L'anatomie comparée, et plus encore le raisonnement, démontrent la fausseté de cette opinion. Je vais exposer les preuves qui forcent à regarder chaque systême nerveux comme indépendant, quoique réuni à ceux qui lui sont supérieurs et inférieurs.

1.° Il n'y a aucune proportion constante entre le cerveau et la moelle allongée ou épinière; dans l'homme, celle-ci est très-petite, eu égard au volume du cerveau; dans les animaux, au contraire, son volume est proportionnément très-grand.

2.° La moelle épinière ne va pas en diminuant, du cerveau à son extrémité pelvienne, comme cela aurait lieu, si les nerfs s'en détachaient, ce qui l'affaiblirait. On remarque, au contraire, qu'elle est sensiblement plus forte en bas.

3.° Les nerfs tirent leur origine de la moelle épinière, par des filets ascendans et descendans, ce qui n'aurait pas lieu, si les nerfs ne faisaient que se détacher de la moelle de l'épine, et venaient directement du cerveau.

Cette disposition qui est bien prononcée dans le système nerveux de la chenille que j'ai placé, (fig. de la Pl. 2), est encore très-sensible dans les quadrupèdes, mais elle s'efface dans l'homme. Le docteur Gall possède une très-belle préparation de la moelle épinière du veau, sur laquelle ces filets ascendans et descendans sont très-visibles. La position verticale de l'homme semble changer cette origine apparente des nerfs. Il n'y a que les nerfs cervicaux qui en montrent des traces. Le nerf lingual ou hypoglosse de la Pl. 2, fig. 2, est dans ce cas.

4.° On trouve la moelle épinière dans des animaux qui n'ont pas encore de cerveau; donc, etc.

5.° Dans les véritables acéphales, le cerveau n'a pas été formé, et cependant la moelle épinière et les nerfs existent. Il faut distinguer deux états compris, quoiqu'à tort, sous le même nom d'*accéphales*. Le premier, le seul qui mérite ce nom, est lorsqu'une portion de la tête n'existe pas : c'est alors une organisation vicieuse dans son principe. Le docteur Gall a disséqué, avec le célèbre *Loder*, un fœtus humain auquel il manquait toute la tête et le thorax. Les nerfs étaient bien formés dans les membres abdominaux. Le docteur Gall a vu aussi une cuisse de mouton qui avait été organisée seule, et qui était bien pourvue de ses nerfs. Dans ces cas, les parties manquent, non pour avoir été détruites, mais pour n'avoir point été formées. Le second cas, nommé improprement acéphale, est celui où le cerveau, ayant existé d'abord sous la forme d'hydrocéphale, a été brisé, sa pulpe dissoute et entraînée au dehors. Ce sont sur-tout Morgani, Haller, et Sandifort qui ont soutenu cette opinion.

Jetons un coup-d'œil sur le systême nerveux, pour le ramener à ce qu'il a d'essentiel. Dans le polype, on ne voit ni nerfs, ni cerveau, ni ganglions, mais une pulpe grisâtre, molle, analogue à celle de la rétine, et qui paraît en avoir la sensibilité. On sait que cet animal, dépourvu d'appareils des sens extérieurs, est susceptible d'en recevoir presque toutes les sensations qu'il doit à cette pulpe : ainsi il discerne la lumière, etc. Le système nerveux est donc éparpillé dans cet animal. Dans quelques mollusques, on trouve des cordons blancs qui sont fort analogues aux nerfs. Mais le système nerveux est organisé d'une manière visible dans les insectes, les vers, les chênilles, etc. Dans ces animaux, il se présente sous la forme d'un chapelet, formé de nœuds ou ganglions, desquels partent les nerfs par paires latérales (1). C'est-là que l'on peut se convaincre, 1.° que les nerfs ne viennent pas du cerveau, puisqu'il n'existe pas encore ; à moins, comme le dit Lyonet, que l'on ne donne douze ou treize cerveaux à ces animaux ; 2°. que les nerfs ont, à leur point de contact avec la moelle épinière, un renflement

---

(1) *Voyez* la figure 1.re de la Planche 2, représentant le système nerveux de la chenille du saule. Elle a été extraite de la Planche 9, fig. 3 du *Traité Anatomique de la chenille qui ronge le bois de saule*, par Lyonet, 1760.

pour chaque paire. Dans les animaux d'un ordre plus élevé, on voit naître, au sommet de la moelle épinière, un renflement qui prend un accroissement proportionné à leur intelligence; bientôt on voit les tubercules qui étaient isolés dans les insectes, se rapprocher et même se confondre à mesure que les paires de nerfs deviennent plus nombreuses. Dans le veau, on aperçoit encore quelques traces de ces renflemens, mais la moelle épinière forme, dans l'homme, un cordon continu.

On est donc déjà fondé à déduire, comme conséquences de ces remarques, 1.° que le cerveau n'est pas essentiel au systême nerveux; 2.° que la moelle épinière est une série de ganglions aussi nombreux qu'elle fournit ou reçoit de paires de nerfs, lesquelles sont elles-mêmes en proportion avec les espaces intervertébraux.

Le terme moyen du systême nerveux existe donc dans les insectes, puisqu'au dessous, ses élémens sont encore dispersés, tandis qu'au dessus, ils sont confondus.

Le systême nerveux se compose essentiellement de deux substances: l'une grisâtre, pulpeuse, gélatineuse, appelée corticale ou cendrée dans le cerveau, et par le docteur Gall, *matière nourricière des nerfs, matrice des nerfs;* l'autre blanche, formée de filets parallèles, appelée médullaire, ou par le docteur Gall, *filets nerveux*. Voici l'ordre dans lequel elles se présentent. J'ai dit que, dans le polype, on ne rencontrait que la matière grise, quoique l'animal eût déjà les fonctions du système nerveux: c'en est donc la partie essentielle. Dans les animaux un peu plus élevés, on voit cette matière grise réunie en forme de nœuds dans les lieux d'où partent les nerfs; aussi doit-on donner le nom de *ganglion* à tout noyau de matière grise, duquel partent, ou dans lequel se renforcent des nerfs. Cette remarque de la nécessité de la substance grise, à l'origine des nerfs, avait été bien sentie par Vicq-d'Azir, et il s'en est exprimé ainsi, page 507 des Mémoires précités : « Il faut que les » usages de la substance grise soient très-im- » portans; car, indépendamment de la por- » tion de cette substance que les circonvolu- » tions contiennent, et qui semblent appartenir « à la masse blanche du cerveau, on en trouve » des amas plus ou moins considérables près » des origines des nerfs. » Il s'exprime à peu près de même à la page suivante.

Une disposition analogue se remarque dans les végétaux. Suivant le docteur Gall, les cotilédons ne sont que des amas de matière pulpeuse, dans lesquels le germe puise sa nourriture, et aux dépens desquels il se développe, lorsque l'humidité de la terre et des circonstances favorables de chaleur ont pénétré cette pulpe nourricière. Au sommet du germe, il se forme un nouvel amas de substance grise, duquel partent de nouvelles productions végétales; et ainsi, jusqu'au développement total de la plante : cette disposition est la même pour les racines. Cette séparation en ganglions est bien visible dans les chaumes, les bambous, où la tige est manifestement formée de tubes superposés, dans l'intervalle desquels il y a une matière plus molle, et qui ne présente pas l'organisation fibrilleuse des autres parties.

Or, si on se souvient des usages que j'ai attribués à la substance pulpeuse, on expliquera comment il se fait que le sommet d'un arbre, par exemple, serait beaucoup plus gros, si on en réunissait les branches, que le tronc lui-même ; c'est que la matière ligneuse a été renforcée en traversant chaque ganglion. C'est aussi ce qui se remarque dans les animaux, et en particulier dans l'homme, où l'on voit les nerfs se renforcer à mesure qu'ils rencontrent de la substance grise. Ces rapports sont constans, et Vicq-d'Azir attribuait déjà au départ de plus de nerfs de cet endroit, la plus grande quantité de matière grise qu'il avait remarquée dans la portion lombaire de la moelle épininière.

Cette comparaison, entre le système nerveux et les végétaux, a paru choquante au plus grand nombre de nos anatomistes, surtout à ceux, qui, excluant tout raisonnement de leur science, n'admettent que ce qu'ils ont vu et touché. Moi-même, j'ai d'abord partagé l'opinion commune, et mon premier soin a été de rejeter ce parallèle. Cependant tout ce qu'il a de choquant, d'extraordinaire, a disparu pour moi, à mesure que j'ai réfléchi davantage sur l'uniformité des procédés que suit la nature. J'ai examiné mille chaumes, mille pousses tendres; j'ai vu comment un bourgeon est implanté sur le tronc qui le soutient; j'ai lu ce qu'on a écrit des productions qui forment sur le polype de nouveaux polypes, et j'ai demeuré presque convaincu. Je sais bien qu'il y a des végétaux dans lesquels les intersections ne sont pas sensibles;

qu'ainsi le chêne est d'un tronc continu ; mais j'ai reporté mon attention sur ce tronc, à l'état de bourgeon, et l'objection n'a plus eu de force. Il en est une plus forte encore que je me suis opposée, à savoir que l'on comparait une des parties qui composent nos corps avec toutes celles ensemble, qui forment le végétal. Mais j'ai vu que dans l'organisation la plus simple, tout était confondu, et suivait un mode uniforme, comme dans le polype où on ne distingue ni vaisseaux, ni nerfs, ni os, etc. ; et dans lequel toutes les parties ont une même manière de croître et de se former.

CHAPITRE XLV

CHAPITRE XLV.

Du cerveau. De sa formation. De ses deux ordres de filets nerveux.

La moelle épinière, à sa partie supérieure dans l'homme, antérieure dans les animaux, présente un renflement ou bulbe, qui n'est qu'un amas de différens foyers de substance grise pour le départ de plusieurs paires de nerfs. Ce renflement est la moelle allongée. Les nerfs qu'elle fournit, sont distincts et séparés dans les poissons, réunis et presque confondus dans les quadrupèdes et dans l'homme. Parmi ces nerfs, il en est qui vont aux appareils extérieurs des sens, et d'autres qui forment le cerveau et le cervelet. Examinons ces deux ordres de nerfs. Tous vont de bas en haut dans l'homme. Les nerfs de la moelle allongée, pour sortir par la base du crâne, se séparent plus ou moins promptement de la masse du cerveau, qui, dans l'homme, est tellement volumineuse, qu'elle en recouvre les ganglions et une partie du trajet. Dans quelques animaux, au contraire, le cerveau étant moindre, on voit ces nerfs se détacher isolément. Cette démonstration, purement analogique, devient basée sur l'observation, quand on considère l'effet de la destruction du cerveau, dans le cas de prétendus acéphales. J'ai vu cela dans la Pl. 8 de Monro, dans laquelle cet anatomiste a fait voir les origines des nerfs à nud, le cerveau ayant été détruit par l'hydrocéphale.

C'est cette séparation plus lente des nerfs dans l'homme, eu égard au volume prodigieux de son cerveau, qui a fait croire qu'ils partaient de cet organe. Sœmmering (*de Corporis Humani Fabricâ* 1798), a déjà rapporté l'origine de tous les nerfs qui sortent par les trous du crâne à la moelle allongée; et s'il comprend aussi dans ce point de départ tous ceux du corps, c'est par suite de l'idée généralement reçue, que la moelle épinière est une prolongation de la moelle allongée. Il dit qu'il faut regarder la moelle allongée, comme l'origine de tous les nerfs du corps, *origo omnium nervorum totius humani corporis, excepto nervo olfactûs, vel locus conventûs omnium nervorum.* (tome 4).

S'il fallait ajouter un argument non moins fort à ceux qui précèdent, pour prouver que ces nerfs ne viennent pas du cerveau, ce serait que ces nerfs ne pourraient en partir qu'en se recourbant sur eux-mêmes, puisque l'on suppose que le cerveau va de haut en bas, tandis qu'ils se dirigent tous de bas en haut. Je passe à d'autres nerfs.

A la face antérieure et inférieure de la moelle allongée, on voit deux élévations conoïdes, séparées par un sillon : ce sont les éminences pyramidales. Si l'on enlève, avec beaucoup de précaution, au moyen du manche d'un scalpel, une portion des fibres transverses qui forment le bourrelet, appelé protubérance annulaire, ou pont de varole, on ne tarde pas à apercevoir des fibres longitudinales qui vont des éminences pyramidales aux pédoncules du cerveau (1). Il y a, dans tous les animaux, une proportion invariable entre la grosseur des éminences pyramidales de la moelle allongée, et le volume du cerveau. Ces éminences sont les véritables ganglions d'où partent les nerfs qui vont former le cerveau proprement dit.

Mais ces nerfs si petits, si minces d'abord,

---

(1) J'ai indiqué ce passage des filets à travers le pont de varole dans la fig. 4, A B, de la Pl. 2.

suivent la loi générale du systême nerveux. En passant dans la protubérance annulaire, ils rencontrent de la substance grise dans laquelle ils se renforcent, soit en augmentant le volume de leurs fibres, soit, ce qui est plus probable, en en acquérant d'autres.

Ici il s'élève une difficulté. Comment peut-il y avoir continuité de sensation ou d'action d'un nerf, si ses fibres sont, les unes interrompues par des intersections de matière grise, les autres formées dans cette même substance? Mais ce cas est si fréquent dans la nature, que, pour ne pouvoir l'expliquer, on n'est pas en droit de le nier. Outre, comme je l'ai déjà dit, que dans les nœuds des végétaux on ne voit pas une communication immédiate entre les vaisseaux ou filets supérieurs et inférieurs, certains nerfs du corps présentent des intersections semblables. Le premier que je citerai est l'olfactif. On ne voit aucune continuité de fibres entre la portion cérébrale de ce nerf, et ses filets qui s'enfoncent dans les fosses nasales. En second lieu, la cinquième paire (trijumeau ou trifacial), arrivée sur les côtés du sphénoïde, avant sa division en trois branches, semble être également interrompue par l'intersection de substance grise. On sait qu'il n'y a que quelques filets des plus internes qui paraissent continus.

Le passage de filets venant des pyramides et se rendant aux pédoncules du cerveau (Pl. 2, fig. 4.), à travers la protubérance, a été bien connu de Vieussens qui l'a fait graver dans sa Pl. 15. Car, quoique la figure qu'il en donne soit très-grossière, on y distingue bien ce qu'il a voulu exprimer. Depuis lui, quelques anatomistes en ont fait une mention vague, et Vicq-d'Azyr l'a montrée dans sa Pl. 22. Mais ce qu'aucun de ces anatomistes n'a soupçonné, c'est la manière dont ces filets se renforcent en traversant la substance grise. Devenus plus volumineux, ils forment en partie les pédoncules du cerveau, ou les nerfs des hémisphères. Je dis en partie, car ces pédoncules contiennent encore des nerfs non séparés actuellement du cerveau, sur-tout la troisième paire, ou moteur externe.

La direction longitudinale et l'apparence fibreuse de ces pédoncules ne laissent pas de doutes que les choses ne se passent ainsi. Mais les pédoncules eux-mêmes sont une sorte de ganglions, puisqu'ils contiennent de la substance grise; cette substance y prend même une couleur noirâtre.

Les pédoncules ne tardent pas à rencontrer une masse énorme de substance nourricière, et à prendre un accroissement prodigieux. Cette masse, que nous appelerons dorénavant *le grand ganglion du cerveau* ou *le ganglion des hémisphères*, comprend les couches optiques et les corps striés (Pl. 2, figure 4, CC). En effet, il ne faut pas regarder les couches optiques comme l'origine des nerfs de ce nom; il n'y a jamais aucun rapport entr'eux pour le volume. Les couches optiques et les corps striés doivent être envisagés comme une collection de matière grise, dans laquelle les faisceaux nerveux réunis et rapprochés dans les pédoncules, divergent, se séparent, s'isolent. Cette disposition fait le sujet de la figure 4 de la Planche 2 de cet ouvrage. Les faisceaux nerveux, ainsi renforcés, s'épanouissent en s'écartant en dehors, et en interceptant entr'eux une double cavité nommée les ventricules latéraux. Les faisceaux qui sortent du grand ganglion du cerveau, au lieu de conserver leur forme de cordon, ou de gros nerf, comme les pédoncules, se placent à côté l'un de l'autre, en dehors des corps striés, d'où ils s'échappent bientôt pour former, dit le docteur Gall, une membrane nerveuse repliée sur elle-même, laquelle constitue les hémisphères proprement dits. Enfin ces mêmes nerfs, après leur épanouissement, viennent se perdre dans une couche de matière grise qui en tapisse toute la surface. C'est la substance dite essentiellement corticale, ou mieux ganglion de la surface des nerfs cérébraux.

Arrêtons-nous sur chacun des points de cette description, tant à cause de l'importance qu'il faut y attacher, que pour les difficultés qu'elles peuvent faire naître par les conséquences que l'on en tire.

Les filets de matière médullaire qui forment les pédoncules du cerveau, au moment où ils se plongent dans les corps striés et les couches optiques, se divisent en faisceaux dont quelques-uns sont tres-distincts et bien séparés par de la substance grise. J'en ai compté plusieurs fois douze, treize ou quatorze dans ce cas (Planche 2, figure 4, CC). Le reste, sur-tout en dedans, forme un nombre infini de fibrilles blanches enfermées dans la substance grise qui répond particulièrement aux corps striés. Ces faisceaux peuvent-ils être considérés, ainsi que le veut le docteur Gall, comme des nerfs distincts, assignés à des fonctions séparées de l'intelligence? Mais comme je viens de le dire, il n'y en a qu'un petit nombre de distincts, le reste formant une réunion de filets sans faisceaux particuliers. Dès-lors quelle distinction devrait-on établir entr'eux, sous le rapport des fonctions? Faudrait-il ne regarder comme des organes de l'intelligence que le petit nombre des faisceaux que j'ai comptés? Alors combien ne restreindrait-on pas le nombre de nos facultés ?

Il faudrait donc, pour acquérir sur ce point quelques données précises, observer dans quel ordre diminuent les qualités des animaux. Mais la difficulté devient insurmontable, lorsque l'on ne trouve plus ces faisceaux, comme dans les oiseaux. C'est donc, comme je l'ai dit, page 44 de la partie physiologique, une conséquence au moins prématurée, que de vouloir conclure que ces faisceaux sont des nerfs assignés à des fonctions distinctes de l'intelligence. Je reviendrai sur cette question.

En sortant du grand ganglion du cerveau, les nerfs ou faisceaux divergent en dehors, de manière que, comme l'avait avancé M.

Cuvier, les hémisphères semblent naître du bord externe des corps cannelés. C'est alors que les fibres qui les forment vont en rayonnant se terminer à la surface de l'organe, dans une dernière couche de pulpe grise.

Cette surface épanouie, au lieu d'être étendue, est replissée sur elle-même, et forme des circonvolutions. Chaque circonvolution est donc formée par deux feuillets adossés, lesquels sont eux-mêmes la base d'une sorte de cône, dont le milieu est dans les corps striés, et le sommet se prolonge jusqu'aux éminences pyramidales. C'est cette disposition qui constitue les organes du cerveau dont j'ai déjà tant parlé. On conçoit maintenant (en admettant cette supposition des organes représentés par des faisceaux) que si un faisceau a un développement outre mesure, la portion de surface que forme sa base devra être agrandie, et se trouvera plus bombée. C'est là dessus que repose tout ce qui tient à l'inspection du crâne pour apprécier la force de chaque organe.

Dans les animaux les plus simples, il n'y a qu'un très-petit nombre de faisceaux, mais la nature ajoute des masses à mesure que l'animal doit avoir plus d'intelligence. Or, cet accroissement, gradué comme les qualités(1), n'est-il pas, dit le docteur Gall, un témoignage certain, que ces parties sont affectées aux qualités?

Si l'on objecte au docteur Gall que le plus grand nombre n'est pas réellement distinct, il répond que les fonctions de l'intelligence ont des liaisons si intimes, des rapports si prochains, que leurs organes n'auraient pas besoin d'organes aussi parfaitement isolés que ceux des sens. Je passe à un autre ordre de nerfs.

Nous avons vu jusqu'à présent que les filets partis des pyramides allaient toujours en divergeant, et que de la sorte, le cerveau était partagé en deux portions latérales symétriques comme tous les organes de la vie animale. Mais ces nerfs, au lieu de continuer à s'écarter, se rapprochent par le moyen d'une autre espèce de nerfs, ou de filets affectant une direction opposée. Ce sont les *nerfs rentrans* ou *récurrens* ou *convergens*.

De toutes les parties de cette membrane formée par les faisceaux sortis des corps py-

---

(1) *Voy.* page 48, comment Vicq-d'Azyr a bien déterminé cette progression.

ramidaux, et en dernier lieu du gros ganglion, il part des fibres blanches qui rentrent vers la ligne médiane, et font, par le moyen des commissures qu'ils forment, un moyen de communication des parties droite et gauche du cerveau.

Il est assez difficile de bien comprendre ces nerfs rentrans, dont une partie est exprimée par les fibres transversales qui forment l'intérieur du ventricule latéral, et concourent à former le corps calleux, dans la fig. de la Pl. 2. On voit ces fibres bien évidentes, lorsque l'on racle légèrement la superficie de la face interne des ventricules latéraux (*Voyez* les fig. 5 et 6, Pl. 2, et leur Notice).

Quelques caractères paraissent distinguer ces fibres nerveuses des précédentes. Elles ne partent pas d'un point unique pour s'épanouir en divergeant. Elles ne rencontrent pas de substance grise. Elles n'ont pas de rapports directs avec la moelle allongée, qui est la source de tous les autres nerfs. Ces fibres récurrentes ou rentrantes complètent donc la toile ou membrane que forme le cerveau, et interceptent ses ventricules.

Lorsque l'eau, par une cause quelconque, s'amasse dans les ventricules, et s'y dépose avec lenteur, leur paroi nerveuse se déplisse peu à peu; les nerfs rentrans, qui formaient à leur base une sorte de lascis inextricable, s'étendent, s'enfoncent; et, au lieu de sauter d'une circonvolution à l'autre, ils s'allongent dans leur intérieur à mesure que s'opère le dédoublement de la plicature dont j'ai parlé : ainsi naît l'hydrocéphale.

On conçoit que, par le moyen du second ordre de filets nerveux dont je viens de parler, ceux venus des pédoncules, lesquels tendaient à s'écarter, sont réunis vers un centre, ou plutôt sont rapprochés de la ligne médiane. Telle est en effet l'opposition qui règne entre les directions et les usages des deux sortes de nerfs.

Mais si l'origine des nerfs de la première espèce nous est bien connue ainsi que leur trajet, il n'en est pas tout à fait de même de la seconde. Le docteur Gall croit qu'ils naissent de toute la surface de la membrane que forment les autres faisceaux en s'épanouissant, laquelle est, comme je l'ai dit, revêtue d'une couche de substance grise. Voyons comment se fait cette terminaison. La base de chaque cône, dont un faisceau des corps striés est le sommet, est revêtue d'une couche grise, dans laquelle on voit arriver et se perdre inégalement les fibres blanches. Pour se convaincre de cette circonstance exprimée ou plutôt indiquée, Planche 2, fig. 6, il faut se représenter une huppe au sommet de laquelle se trouve la couche pulpeuse. Mais ces fibres s'y terminent-elles réellement, ou, parvenues dans cette lame grise, s'y recourbent-elles pour se continuer en nerfs de la seconde espèce? c'est ce que je crois, en admettant toutefois qu'il y a entr'elles un espace de substance grise, ainsi qu'on le voit dans tous les ganglions.

Ainsi donc il faut regarder la lame nerveuse du cerveau comme formée de trois sortes de substances, 1.° nerfs divergens; 2.° nerfs récurrens; 3.° pulpe grisâtre à la surface. La fig. 6, Pl. 6, indique cette disposition.

A mesure que les filets nerveux récurrens augmentent, ils se réunissent en une sorte de lame plus ou moins épaisse, et établissent une jonction entre deux parties latérales de l'organ encéphalique. C'est là l'usage des commissures, et de là vient aussi leur nom.

Les filets récurrens qui les forment, diffèrent des nerfs proprement dits du cerveau, autant parce que leur direction est opposée, que parce qu'ils n'admettent pas de substance grise.

Quant à cette dernière assertion, on peut lui opposer, 1.° que la protubérance annulaire (qui est la commissure du cervelet) contient une grande quantité de pulpe nourricière; 2.° que le corps calleux en laisse généralement voir une traînée sur sa surface et quelquefois même dans les interstices de ses fibres. Mais la matière grise que contient le pont de varole appartient évidemment aux filets du corps pyramidal, en lui servant de ganglion; et les traces grises du corps calleux sont peu marquées. Haller, cet anatomiste si exact, en a indiqué la présence, mais d'autres depuis lui l'ont vainement cherchée.

Les filets rentrans s'adossent ensemble dans la ligne médiane, de manière à former un raphé (fig. 6, Pl. 2).

On trouve dans les Mémoires de Vicq-d'Azyr des idées aussi justes que générales sur les commissures. « Les commissures me » semblent être destinées à établir des com» munications sympathiques entre les diver» ses parties du cerveau ». Il admet deux sortes de commissures, les unes transverses, les autres longitudinales. Les premières, suivant cet auteur, réunissent les parties latérales, ou paires du cerveau, tandis que les secondes servent à faire communiquer ensemble les portions antérieures et les postérieures de cet organe, mais du même côté.

Le docteur Gall n'ayant jusqu'ici porté ses recherches que sur les commissures transverses, je me bornerai à ce qu'il en dit; et je vais en énumérer quelques unes, au moins des principales.

Les commissures du cerveau sont 1°. le corps calleux, ou grande commissure, des hémisphères, d'après l'excellente dénomination de Sœmmering adoptée par Vicq-d'Azyr et le docteur Gall; 2.° la commissure antérieure qui est destinée à établir une communication, sur-tout entre les nerfs du lobe moyen. Cette commissure manque dans les espèces d'animaux où l'on ne trouve pas ce lobe; 3.° la commissure postérieure. Je parlerai plus tard de celle du cervelet.

Je passe à la nature des cavités du cerveau.

Ce serait ne pas connaître les cavités du cerveau que d'attacher à ce mot de *cavité* le sens rigoureux qu'il comporte. Bien loin que ces cavités ou ventricules soient des sacs ou poches pris dans l'épaisseur même du cerveau, il faut se les représenter seulement comme des intervalles que laissent entr'eux les feuillets de la lame nerveuse. Cette manière de les envisager a été celle des anatomistes modernes les plus distingués. On la trouve consignée dans les œuvres de Sœmmering, de MM. Cuvier, Chaussier, Bichat. Et cette disposition ne peut avoir échappé qu'aux anatomistes qui ont sans cesse coupé le cerveau, au lieu de suivre les directions de ses fibres, et les rapports de ses parties.

Les cavités du cerveau ne sont donc que des insterstices entre la lame qui termine les nerfs. Les deux plus étendues sont les ventricules latéraux, séparés par la cloison transparente, ou *septum lucidum*. Ces ventricules importent beaucoup à bien étudier, parce que c'est dans ces cavités que s'accumule l'eau qui forme l'hydrocéphale.

CHAPITRE XLVI.

CHAPITRE XLVI.

Que le cerveau est formé par une lame susceptible de déplissement.

Lorsqu'une certaine quantité d'eau est épanchée dans les ventricules, elle les distend, et peut même déterminer une ampliation extrême de cet organe. Alors les circonvolutions de sa surface s'effacent de plus en plus, et finissent par disparoître entièrement, en quelques endroits, si la quantité d'eau est considérable; c'est là ce qui constitue l'hydrocéphale. Voyons ce qui se passe alors, et cherchons à en expliquer le mécanisme.

Dans l'état naturel, il s'en faut beaucoup que la cavité du ventricule égale la surface externe du cerveau. Comment se fait-il qu'elle s'étende ainsi que cela arrive si souvent?

La surface des ventricules latéraux est entièrement formée des fibres transverses ou des nerfs récurrens qui marchent vers la grande commissure. Lorsqu'une certaine quantité d'eau s'accumule dans ces cavités, elle refoule les fibres transverses, de manière que l'épaisseur de ses parois est de moins en moins grande. Alors il se fait une extension de ce lascis croisé que j'ai dessiné fig. 6, Pl. 2, de telle sorte que l'eau peut étendre les parois des ventricules jusqu'à la base des circonvolutions ; et si cette eau continue à s'accumuler, elle dédoublera les circonvolutions elles-mêmes. Donc, pour expliquer l'ampliation des ventricules, il est inutile d'admettre que la duplicature des circonvolutions se prolonge jusqu'à sa surface, ce que j'ai démontré devoir être impossible.

On peut se convaincre que les choses se passent ainsi, en observant 1.° qu'il y a une couche de fibres transverses à la surface des ventricules, 2.° qu'aussi long-temps que l'on n'est pas parvenu à la base de la circonvolution, on ne peut la dédoubler, à cause de ce lascis inextricable qui est formé par les fibres qui viennent du gros ganglion et celles qui se rendent aux commissures (Pl. 2, fig. 6).

Voilà donc comment se fait la distension du cerveau dans l'hydropisie. Cette distension a été connue des plus anciens anatomistes, et ils ont vu qu'alors le cerveau avoit perdu ses circonvolutions, et étoit ramené à l'état d'une toile ou membrane. Morgagni nous a évité des recherches pénibles et longues, en réunissant dans sa 12.e épître *de Hydrocephalo*, ce qu'il y a sur ce sujet de plus important dans les auteurs. Il rapporte sur-tout une observation de Jacob Schenckzer sur un hydrocéphale qui, ayant été opéré, mourut le lendemain. On crut d'abord n'avoir ouvert que la dure-mère ; mais l'autopsie cadavérique montra que le cerveau était réduit en une membrane mince presqu'également étendue à la capacité du crâne. C'est ainsi, dit Morgagni, que quelquefois le cerveau, ainsi converti en une membrane, fut pris pour une duplicature de la dure-mère.

Bichat a bien exprimé cette disposition au commencement de son Traité d'Anatomie descriptive où il dit : « Quelquefois dans les fœtus » hydrocéphales, les ventricules sont tellement » distendus par la sérosité qui s'y accumule, » que la substance cérébrale, réduite à une » membrane mince et transparente, est évi» demment incapable de remplir ses fonc» tions. J'ai vu deux exemples de cette dispo» sition. La substance du cerveau n'était guère » plus épaisse que la dure-mère au niveau des » pariétaux. » Ailleurs il ajoute : « Toutes les cir» convolutions disparaissent, et le cerveau s'é» galise à l'extérieur, lorsque dans l'hydro-

» céphale, la sérosité distend les ventricules
» à un certain dégré, et d'une manière gra-
» duée ; elles diminuent aussi, mais moins
» sensiblement, dans l'épanchement subit de
» l'apoplexie ».

Voilà donc le cerveau regardé par les plus savans anatomistes, comme susceptible d'être réduit en une membrane, et ses circonvolutions comme capables de s'étendre, et même de disparaître. Qu'a-t-il manqué à ces médecins pour ajouter que cette texture morbifique n'était pas une altération essentielle de l'organe, mais seulement une nouvelle forme que prenaient ses parties ? Il leur a manqué d'avoir sous les yeux des hydrocéphales conservant toutes leurs facultés intellectuelles.

Maintenant examinons si l'art peut opérer ce que la nature opère elle-même ; s'il a surpris son procédé, et s'il peut arriver aux mêmes résulats. Le docteur Gall a observé que toutes les circonvolutions étaient formées de deux lames adossées l'une à l'autre ; il a vu également que l'on pouvait les séparer ; et il a prononcé que l'anatomiste était le maître de déplisser le cerveau. Mais son procédé diffère essentiellement de celui qu'emploie la nature, comme je vais le démontrer. On se rappelle que la surface des ventricules est formée par une lame de fibres transverses ou de nerfs rentrans, qui, nés de tous les points de la surface du cerveau, s'entrelacent à la base des circonvolutions avec les fibres venues directement des pédoncules; (j'ai dessiné cette disposition que l'autopsie laisse entrevoir, maisque l'esprit seul conçoit bien dans les fig. 5 et 6 de la Pl. 2). On se souvient encore que, lorsque l'eau distend les ventricules, elle refoule la lame des nerfs récurrens vers les circonvolutions, de manière à amincir celles-ci, sans cependant empêcher que la membrane qui en résulte cesse d'être composée de nerfs longitudinaux, de nerfs transverses et d'une couche de substance pulpeuse ou grise. Lorsque l'épanchement est lent, comme dans l'hydrocéphale chronique, la distension se fait peu à peu, et il peut arriver que le cerveau soit converti en une poche, sans qu'une de ses fibres soit rompue : ce qui est le cas des individus qui jouissent encore de leurs facultés intellectuelles. Mais les choses ne se passent pas toujours ainsi. Dans l'apoplexie, par exemple, l'épanchement est si prompt, que le tissu nerveux, au lieu de se démêler, se déchire, d'où il suit que, dans le premier cas, la forme seule du cerveau était altérée, tandis que, dans le second, c'est son organisation.

Or, que fait l'anatomiste ? suivons le docteur Gall, ou plutôt voyons opérer le docteur Spurzheim son compagnon de voyage (1). Après avoir très-exactement dépouillé le cerveau de la pie-mère qui pénètre ses circonvolutions, si on rejete le cervelet en avant, et que l'on pénètre dans la partie postérieure des ventricules latéraux, en agitant doucement deux doigts dans cette cavité, on la voit bientôt s'étendre, et les doigts arriver jusqu'au sommet des circonvolutions, laissant toujours une membrane de même épaisseur. J'ai vu ainsi le docteur Spurzheim obtenir, et j'ai depuis obtenu moi-même plusieurs fois, une ampliation étonnante de ce ventricule, après avoir toutefois effacé, ou dédoublé l'une après l'autre chaque circonvolution. Déchirons cette membrane pour en examiner la

---

(1) Je me plais à payer ici un tribut d'estime et de reconnaissance au docteur Spurzheim. Ce médecin, dont la complaisance ne peut être égalée que par son savoir, se fait un plaisir de démontrer l'anatomie du cerveau avec une adresse merveilleuse.

surface intérieure. Elle est lisse, assez égale, mais elle laisse apercevoir des traces évidentes de déchirures, et l'on concevra que cela ne peut être autrement, sur-tout si on examine avec attention la fig. 6 de la Pl. 2. Je reviendrai dans un moment sur sa cause.

Ce déplissement, celui qui est le plus brillant, n'est pas celui qui séduit le plus l'homme que des prestiges n'éblouissent pas, celui qui veut se rendre raison de ce qu'il voit. La méthode suivante, aussi usitée par le docteur Gall, est, je crois, préférable pour amener à conviction. Prenez une portion quelconque du cerveau, et enlevez une assez grande épaisseur de sa portion intérieure ou blanche, dans une direction parallèle à la surface des circonvolutions ; vous apercevrez bientôt des traces ou apparences de sillons correspondans aux circonvolutions elles-mêmes. Il suffit alors, pour écarter ces deux lames adossées, d'appuyer légèrement sur les deux bords avec le manche d'un scalpel et le doigt. Aussitôt la circonvolution se dédouble, et les deux faces internes sont si lisses, ont une direction si régulière de filets et de vaisseaux, qu'il n'est plus permis de douter qu'elles n'étaient guère qu'intimement adossées. Ce procédé m'a toujours réussi sur un cerveau ferme, et particulièrement sur les circonvolutions des lobes postérieurs.

Comparons à présent ce qu'a fait l'anatomiste avec ce que fait la nature dans l'hydropisie lente. La nature refoule peu à peu les fibres transverses, les rapproche de la lame grise, tandis que l'anatomiste qui ne peut comprimer ce lascis est obligé de le briser. Ce n'est qu'au moment où il l'a anéanti que, parvenu dans la circonvolution elle-même, toutes les fibres transverses étant détruites, il dédouble à peu près sans déchirure. Il n'y a pas une moindre différence dans les résultats que dans les procédés, puisque la membrane obtenue par l'anatomiste, au lieu d'être composée de fibres longitudinales, de transverses, et de substance grise, ne contient plus que la substance grise, plus, une portion de fibres longitudinales, et quelques fibres transverses. Ce cas est à peu près aussi ce qui se remarque dans le cas d'apoplexie.

D'après ces différences dans les procédés et dans les résultats, l'anatomiste peut-il encore se flatter d'avoir déplissé le cerveau ? Je ne le crois pas. Cependant il faut convenir que c'est un grand pas de fait dans l'anatomie du cerveau, que d'avoir donné une idée, même grossière, de la structure de cet organe. Le docteur Gall a transformé une notion purement pathologique en une connaissance physiologique, c'est-à-dire qu'il a connu que l'extension du cerveau n'en était pas la désorganisation. Ce mot d'*extension* demande que je m'y arrête un peu. Le docteur Gall pense qu'il a le premier connu le *déplissement* du cerveau, tandis que d'autres ont noté sa *distension*. Cette distinction est-elle parfaitement juste ? Ne résulte-t-il pas, au contraire, de l'explication que je viens de donner de l'épanouissement du cerveau dans l'épanchement chronique, qu'il doit y avoir primitivement extension de ces fibres transverses et longitudinales, avant que la circonvolution elle-même se déplisse ?

Toutes les parties du cerveau ne sont pas également susceptibles d'être déplissées par l'hydropisie. On conçoit que celles qui reçoivent leurs fibres du pédoncule dans une direction perpendiculaire à leur surface, ne peuvent être déployées, puisqu'il n'y a au dessous d'elles aucune cavité. Aussi l'expérience a-t-elle appris que le lobe moyen du cerveau, et quelques-unes des parties inférieures n'en sont pas susceptibles. Cette remarque, faite par Morgagni, confirmée par Bichat, est aussi conforme à ce qu'a observé le docteur Gall qu'à sa doctrine elle-même. On peut se convaincre que les choses se passent ainsi sur une pièce très-curieuse, faite en cire, que présente le docteur Gall. C'est le cerveau de cette femme hydrocéphale de laquelle j'ai déjà parlé plusieurs fois.

J'ai insisté beaucoup sur cette partie de l'anatomie du cerveau, parce qu'elle est celle des découvertes du docteur Gall qui fixe le plus l'attention, et qu'elle est réellement celle qui doit lui concilier à plus juste titre l'estime et le suffrage des anatomistes.

Maintenant que j'ai fait connaître les deux ordres de nerfs dont se compose le cerveau, je vais dire un mot de leur usage respectif, au moins de celui que le docteur Gall propose de leur assigner. Ne pourrait-on pas admettre qu'il y a entre ces deux sortes de nerfs, les mêmes rapports de fonctions qu'entre les artères et les veines ? De manière qu'il y aurait des *nerfs artériels* chargés de porter d'un centre à toutes les parties (ce seraient ceux qui proviennent des pédoncules) et des *nerfs veineux*, qui reprendraient à la circonférence, aux extrémités mêmes des premiers. Malgré que le docteur Gall ne présente cette opinion que comme une hypothèse, je crois devoir lui opposer les réflexions suivantes. 1.° Les nerfs des commissures ne se rendent pas au point de départ des nerfs longitudinaux, de manière qu'il n'y a jamais un cercle complet, ce qui est indispensable pour admettre un mode quelconque de circulation. 2.° Il y a plusieurs commissures qui, ne communiquant pas ensemble, seraient autant de foyers distincts dans un même cerveau. Ce qu'il paraît impossible d'admettre.

J'ai omis jusqu'à ce moment de faire deux remarques que je crois de la plus haute importance, concernant la manière de disséquer le cerveau. La première consiste à dépouiller bien exactement cet organe de ses membranes et sur-tout de sa pie-mère, précaution sans laquelle il seroit imposible de répéter aucune des opérations que je viens de décrire; et à l'omission de laquelle je suis très-persuadé qu'il faut, en partie, attribuer que les anatomistes n'aient pas vu que les circonvolutions n'étaient que des plicatures. La seconde remarque, est une invitation aux anatomistes de faire abstraction du tranchant de leurs scalpels dans la dissection du cerveau. Cette méthode de couper empêchera toujours de faire de véritables progrès. Il faut l'abandonner entièrement. On ne doit employer le scalpel que pour racler doucement, ce qui décèle des directions de fibres auxquelles on n'avait jusque-là donné aucune attention. J'ai vu tous les bons effets qui résultent de cette méthode, et j'insiste sur son emploi. A la vérité, par elle on n'arrivera pas à connoître une foule de détails inutiles, auxquels on s'attache avec une complaisance et une attention également ridicules ; car quels avantages en peuvent jamais résulter ?

J'ai démontré que les corps pyramidaux étaient les points de départ des filets nerveux qui vont concourir à former les pédoncules, et par conséquent le point de réunion de la moelle épinière avec le cerveau. La disposition de ces éminences pyramidales mérite de nous arrêter un moment.

Si on les dépouille avec soin de l'enveloppe très-ferme qui les recouvre ainsi que la moelle allongée et la moelle épinière, on voit à leur sommet quelques faisceaux qui passent d'un côté à l'autre, dans une direction oblique, entièrement analogue à celle de l'éminence.

C'est là ce que l'on a appelé l'entrecroisement (*decussatio*) des pyramides. Cet encroisement que l'on ne peut révoquer en doute a été vu d'abord et bien décrit par un anatomiste français, Pourfour-Petit, lequel l'a fait graver dans ses *Lettres à un médecin des hôpitaux de l'armée* (Namur 1710). J'en ai fait copier la figure avec le plus grand soin, et elle forme la figure 2 de ma seconde Planche. Suivant lui « chaque corps pyramidal se divise à sa » partie inférieure en deux grosses manipu- » les de fibres, le plus souvent en trois et quel- » quefois en quatre; celles du côté droit passent » au côté gauche, et celles du côté gauche pas- » sent au côté droit, en s'engageant les unes » dans les autres ».

Il nous apprend encore, d'après Bonnet, que Cassius et Aretæus avaient pensé que les nerfs s'entrelaçaient à leur origine, et que Prosper Martian, Césalpin, et Hoffmann avaient partagé cette opinion.

Non seulement Petit a bien vu cet entrecroisement comme point d'anatomie, mais il en a tiré toutes les conséquences physiologiques et pathologiques possibles. Il rapporte plusieurs cas de blessures à la tête, dans lesquelles la paralysie survint du côté opposé à la blessure; ce qu'il explique avec raison par cet entrecroisement. Il rapporte même les résultats d'expériences tentées par lui pour confirmer cet entrecroisement.

D'après une mention aussi expresse, d'après une apparence aussi facile à démontrer, comment se fait-il que, parmi nos meilleurs anatomistes modernes, le plus grand nombre, ou n'en ait pas parlé, ou l'ait nié? Vicq-d'Azyr lui-même l'a confondu avec la commissure qui se voit au fond du sillon qui sépare en deux la moelle de l'épine.

Le docteur Gall enseigne de nouveau cet entrecroisement, et les préparations de son prévôt, que j'ai souvent répétées, ne me laissent aucun doute qu'il ait réellement lieu.

De toutes les paires de nerfs qui partent de la moelle allongée, celle destinée à former le cerveau, est la seule qui montre un semblable entrecroisement.

CHAPITRE XLVII.

Du cervelet.

Ce que j'ai dit du cerveau peut, en grande partie, s'appliquer au cervelet, et me dispensera d'entrer dans beaucoup de détails. Suivons la même marche.

A la partie postérieure et supérieure de la moelle allongée, on voit deux cordons très-forts, nommés par les uns éminences pyramidales postérieures; par d'autres, *corpora restiformia*, par d'autres, enfin, *processus de cerebello ad medullam spinalem* (Haller). Ces cordons placés sur les côtés de la plume à écrire, *calamus scriptorius*, montent en se dirigeant un peu en dehors. Ils se plongent bientôt dans le cervelet, ou plutôt ils le forment presqu'aussitôt après leur sortie de la moelle allongée. Mais comme le volume du cervelet l'emporte sur eux, la nature emploie à leur égard les mêmes moyens que pour fortifier les nerfs du cerveau. Un amas, un noyau de substance grise est placé au centre de ces nerfs du cervelet, et sert à les renforcer. Ce ganglion a été nommé par Vieussens, corps rhomboïdal ; par Vicq-d'Azir, corps dentelé, festonné. On le trouve en incisant le cervelet, à partir de la moelle allongée, en se dirigeant en arrière et en dehors. Fortifiés ainsi, les nerfs du cervelet s'épanouissent pour former une membrane repliée sur elle-même, et soutenue par huit ou neuf filets blancs, dont la coupe représente ce que l'on a appelé l'*arbre de vie*. Tous les faisceaux partis de la moelle allongée, renforcés par le corps rhomboïdal, et terminés à la surface du cervelet, y sont recouverts par une couche de la substance grise. De tous les points de cette surface ou terminaison des filets longitudinaux, partent des filets rentrans, absolument de la même manière que cela se voit dans le cerveau. Les nerfs convergens, en se réunissant, forment la commissure du cervelet, ou la protubérance annulaire, ou le pont de varole. Le docteur Gall assure y avoir compté jusqu'à treize couches de fibres transverses alternant avec autant de faisceaux de fibres longitudinales; mais cette dissection demande bien des soins. La commissure du cervelet manque dans les animaux ovipares, dont le cervelet lui-même n'a pas de de lobes latéraux, étant réduit à ses processus vermiformes.

Si on examine le volume des nerfs du cervelet à leur origine, on sera tenté de regarder cette portion de l'encéphale comme la véritable terminaison supérieure ou antérieure de la moelle de l'épine. Cette opinion a été celle de plusieurs anatomistes; et M. Cuvier semble incliner vers son adoption.

Quoique l'on ne distingue pas de cavité interceptée par le cervelet, on ne peut en révoquer l'existence, puisqu'elle devient quelquefois sensible dans des cas pathologiques. On connaît quelques exemples d'hydropisie du cervelet. Voici un cas singulier, rapporté par la Peyronie, dans les Mémoires de l'académie royale des Sciences, pour l'année 1741. Chez un homme, mort après trois mois de vives douleurs de la tête et du col, on trouva que le plexus choroïde du quatrième ventricule n'était qu'un amas de glandes fort gonflées et dures. Ces tumeurs réunies avaient la grosseur d'un œuf de poule. Le cervelet n'était plus qu'une membrane glaireuse de l'épaisseur d'une ligne, et qui enveloppait la tumeur. Cet exemple cependant, ainsi que ceux d'hydropisie que je pourrais citer, ne suffisent pas pour me démontrer que le cervelet a naturellement une cavité ; ce que l'on ne saurait y découvrir ; car lorsqu'il s'amasse de l'eau dans le quatrième ventricule, ou, comme dans ce cas, lorsqu'il s'y développe des hydatides, la paroi inférieure formée par la moelle allongée elle-même, ne pouvant céder, étend le cervelet qui est au dessus, et simule une cavité.

Il est très-remarquable que le cervelet est un organe primitivement impair, comme on le voit dans les volatiles où il est réduit à son plus grand état de simplicité. Il devient peu à peu symétrique, comme si les fonctions auxquelles il préside, d'abord simplement organiques dans les classes inférieures, se rapprochaient des fonctions animales dans les animaux les plus élevés.

On voit donc entre la marche générale des nerfs du cervelet, et celle des nerfs du cerveau, la plus grande conformité, ce qui est une preuve que les points saisis par le docteur Gall, ou sont la vraie indication de la nature, ou s'en rapprochent beaucoup. Car la nature suit une marche uniforme et toujours constante.

Je borne à ce peu de mots la description du cervelet pour m'occuper de quelques origines de nerfs. La partie mécanique de la description du cervelet a été exposée d'ailleurs de la manière la plus claire par le professeur Chaussier. Mais qu'il me soit permis d'observer combien de pareilles descriptions sont arides auprès de celles qu'animent des considérations sur le jeu d'un organe, ses fonctions et même ses lésions !

CHAPITRE XLVIII.

De l'origine des nerfs.

J'AI déjà considéré deux paires de nerfs qui partent de la moelle allongée, pour former, l'une le cerveau, l'autre le cervelet. Ces nerfs diffèrent de tous ceux du corps par leur forme et leur terminaison. Plus gros, plus courts que les autres, (au moins que le plus grand nombre), au lieu de se diviser et subdiviser en rameaux écartés et séparés l'un de l'autre, et jetés dans des parties différentes, ils restent unis, et s'épanouissent seulement en une sorte de toile membraneuse: voilà pour leur forme. Leur terminaison n'est pas moins différente. Au lieu de finir de s'user en quelque sorte dans leurs distributions, ils se réunissent par leur sommet, et s'abouchent d'un côté à l'autre, au moyen de fibres d'une autre direction, et probablement d'une nature également différente. Le défaut de ramifications à leurs extrémités ne peut empêcher de considérer le cerveau et le cervelet comme des nerfs, puisque nous en trouvons un exemple bien frappant dans les nerfs du corps. Le nerf optique, au lieu de se ramifier, s'épanouit en une membrane nerveuse, (la rétine), qui forme un cône, dont le tronc du nerf est le sommet et la base est le bord adossé au corps ciliaire. Cette distribution a-t-elle cependant jamais empêché de compter le nerf optique parmi les véritables nerfs?

Je ne me propose pas de donner une description exacte de tous les nerfs qui sortent de la tête par les trous du crâne. Ce travail serait inutile quant à quelques nerfs dont les origines sont bien connues, et prématuré relativement à plusieurs autres, auxquels les procédés du docteur Gall n'ont pu encore assigner le vrai point de départ.

Cependant on peut déjà assurer qu'il ne part aucuns nerfs du cerveau, ni du cervelet, ni de la protubérance annulaire, tandis que tous ont leur origine dans la moelle allongée. Cette proposition paraîtra bien générale, puisqu'elle est manifestement opposée au sentiment des plus grands anatomistes, et aux opinions qu'ils ont consignées dans leurs écrits : essayons de la démontrer.

Première paire. Il est difficile encore d'assigner la véritable origine du nerf olfactif, lequel est un tube creux dans les animaux, et paraît être la continuation du cerveau en entier. C'est aussi cette disposition qui a empêché les anatomistes qui n'avaient disséqué que des animaux, de le compter parmi les nerfs. En effet tous les anciens commençaient l'énumération des nerfs, par le nerf optique (Je n'ai pu encore démontrer la nature tubuleuse de ce nerf dans l'homme, mais son aspect, et l'analogie ne me laissent guère de doute qu'il ne soit creux).

Les anatomistes exacts ont indiqué trois racines à ce nerf. Une seule mérite de fixer notre attention, c'est celle qui se plonge dans la scissure de Silvius, et semble destinée à coutourner le pédoncule du cerveau, pour gagner la face postérieure et supérieure de la moelle allongée. Aussi est-il déjà probable qu'il vient des tubercules quadrijumeaux antérieurs. On peut assurer encore que ce nerf est celui de tous qui se détache le plus tard du cerveau.

Deuxième paire. Le nerf optique, quoique plus facile à suivre, n'a pas laissé moins d'incertitude aux anatomistes anciens, et donné naissance à moins d'erreurs. L'opinion la plus générale est qu'il part des couches optiques, qui ont tiré leur nom de cet usage présumé. Cependant on n'observe aucun rapport de volume entre ces deux parties, ce qui ne manquerait pas d'arriver si leur usage les rapprochait autant. Au contraire, les couches optiques sont toujours proportionnées au volume des hémisphères, et j'ai dit précédemment qu'elles ne devaient plus être envisagées que comme un amas de matière grise destiné à renforcer les nerfs du cerveau.

Déjà plusieurs anatomistes donnaient pour origine aux nerfs optiques, les tubercules quadrijumeaux. On peut suivre jusques-là les fibres de ce nerf; et si on les voit s'adosser aux couches optiques, il paraît que c'est une simple contiguité de surface. On peut cependant présumer que, dans ce point de réunion, il y a contact du nerf avec de la pulpe grise, ce qui y fait l'office de ganglion.

Toutefois les deux nerfs optiques se réunissent par leur côté interne au devant de l'*infundibulum*, pour se séparer bientôt et se terminer dans les deux globes oculaires. On a beaucoup agité la question de savoir s'il y a vraiment entrecroisement, ou simple rapprochement. L'une et l'autre opinions peuvent s'étayer de preuves assez fortes. Dans les poissons, ces nerfs passent l'un sur l'autre en se croisant, sans se confondre; or, l'analogie guide à penser que la même chose a lieu dans tous les animaux. D'un autre côté, aucun des autres nerfs ne s'entrecroise. Ceux-là seraient-ils les seuls? je crois qu'il faut regarder ce rapprochement comme une véritable commissure, ce qui est d'autant plus fondé en vraisemblance, que les autres nerfs paraissent en avoir d'analogues. Ainsi les racines internes du nerf olfactif ne semblent pas être autre chose, quoiqu'à la vérité on ne puisse montrer leur réunion : ainsi la cinquième paire a une commissure particulière dans les oiseaux, où l'absence de la protubérance annulaire rend leur origine dans la moelle allongée bien distincte.

Quoi qu'il en soit, on doit regarder, avec le docteur Gall, la portion de substance grise qui est derrière l'espace carré, comme un ganglion, ce qui est d'autant plus probable, que le nerf est plus gros après qu'il se sépare.

Cinquième paire. Je passe deux paires de nerfs dont l'origine dans la moelle allongée ne peut être révoquée en doute, pour arriver à la cinquième, et démontrer qu'elle ne tire pas sa source de la protubérance annulaire, mais de la moelle allongée elle-même.

Dans un cerveau bien frais, si on écarte doucement, d'un côté à l'autre, les fibres transverses du pont de varole, au dessus de ce nerf, on ne tarde pas à le voir se prolonger dans cette même protubérance, et on peut même le suivre jusqu'auprès de la moelle allongée. Cette dissection, assez délicate dans l'homme, est inutile dans les animaux où le cervelet n'a pas de lobes.

Tous les autres nerfs du corps aboutissent à la moelle épinière, ou, si l'on veut, en tirent leur origine. Des filets ascendans et descendans leur donnent naissance dans les animaux. Cette disposition est moins visible dans l'homme, où elle ne semble distincte que pour le nerf hypoglosse, comme l'a dessiné Petit. (*Voy*. fig. 2, Pl. 2). J'ai expliqué ailleurs les raisons qui portent à croire que tous les nerfs ont cette disposition rayonnée en arrivant à la moelle épinière. J'ai aussi dit pourquoi on ne la trouvait pas dans l'homme.

Je termine ici ce que j'avais à dire de l'anatomie du cerveau; je n'ai pas prétendu donner une description complète et détaillée de ce viscère. J'ai seulement voulu présenter aux anatomistes des éclaircissemens sur les points les plus importans de la nouvelle méthode anatomique. Si le mémoire que le docteur Gall se propose de donner à l'institut ne contient pas un traité complet d'anatomie du cerveau, je reprendrai les nombreuses dissections auxquelles je me suis déjà livré sur cet organe, et je m'efforcerai de la présenter avec assez de clarté et de détails, pour pouvoir être substituée aux traités ordinaires sur l'anatomie du cerveau.

Je n'ai point séparé mon opinion propre de celle du savant docteur Gall, parce que nous aurions trop rarement différé. Je pense, dans ces derniers cas, m'être assez prononcé en exposant mes raisons : cela doit s'entendre sur-tout du déplissement artificiel comparé à celui qu'opère la nature.

J'aurai encore l'occasion de dire un mot de ces opinions dans le Chapitre suivant, qui sera le dernier de cet ouvrage.

CHAPITRE XLIX ET DERNIER.

Récapitulation. Opinion sur chacune des bases de la doctrine, et sur son ensemble. Conclusion.

MAINTENANT que j'ai terminé l'exposé de la doctrine nouvelle sur le cerveau et ses fonctions, il me paraît nécessaire de fixer plus particulièrement l'opinion sur chacune de ses parties, et d'aider ainsi à porter un jugement sûr de son ensemble. Pour atteindre à ce but, il me suffira de présenter, avec le résumé des assertions principales, mon opinion particulière, pour en déduire ensuite sur l'ensemble de la nouvelle doctrine une opinion générale, qui doit se composer de tous les jugemens partiels.

1.° La première base de la doctrine nouvelle consiste à admettre que *toutes nos dispositions sont fondées sur notre organisation* et varient comme elle; que par conséquent *elles sont innées*. Nous avons vu que par là on se rendait raison de la différence des facultés assignées à toutes les classes d'animaux et à tous les individus; et je crois qu'après avoir précisé, ainsi que je l'ai fait, le sens qu'il fallait attacher au mot disposition, *cette proposition doit être regardée comme un axiome de philosophie.*

2.° Il s'agit en second lieu de savoir si *le cerveau peut être regardé comme un composé de plusieurs organes distincts, à chaoun desquels appartient une faculté de l'ame;* ou si ces facultés doivent être rapportées à l'ensemble de ce viscère.

La première de ces opinions a été appuyée sur tant de preuves tirées du raisonnement, fondée sur un si grand nombre de faits pathologiques, qu'elle est au moins devenue très-probable; elle donne d'ailleurs tant de facilité pour expliquer beaucoup de phénomènes, et répond si justement à la marche que suit la nature elle-même dans ses opérations, que tout tend à la faire admettre. Je vais plus loin et je dis, qu'aussi long-temps que l'on n'aura pas élevé contre elle des difficultés plus grandes que celles qui ont été présentées, elle pourra demeurer comme avérée. J'avais d'abord pensé (comme sans doute pensait Vicq-d'Azyr) que l'addition de diverses parties au cerveau augmentait l'énergie en général de ses fonctions, ainsi que cela aurait lieu dans un foie, par exemple, à mesure qu'il grossirait, suivant les espèces; mais je n'ai pas tardé à m'apercevoir que ces additions, envisagées ainsi, ne détermineraient pas des facultés différentes, mais seulement des accroissemens dans les mêmes facultés, ce qui est impossible, comme le prouve le raisonnement suivant. Pour que les masses ajoutées aux cerveaux ne fussent qu'un moyen d'augmenter l'énergie de leurs fonctions, il faudrait qu'à l'idée abstraite du cerveau fût attaché un nombre déterminé et invariable de facultés; comme l'idée de sécrétion de bile se rattache au foie pris abstractivement. Or, dans ce sens, tout animal, qui aurait un cerveau, aurait par cela même toutes les facultés; et les animaux, ou l'homme, ne différeraient que par les degrés de développement des mêmes facultés, ce qui est d'une absurdité révoltante. Il est donc indispensable d'admettre, avec le docteur Gall, que chaque partie ajoutée au cerveau est elle-même le siége d'une faculté que l'animal acquiert en la recevant.

On doit donc encore regarder cette idée comme une de celles qui sera la plus féconde en grands résultats; elle deviendra pour la science une source utile, de laquelle il découlera de nouveaux faits. Pénétrés de son importance, les anatomistes seront forcés à une observation plus rigoureuse des parties du cerveau; et les médecins examineront avec plus de méthode les altérations de l'esprit dans leur coïncidance avec le cerveau.

3.° Je ne me propose pas d'élever des doutes sur l'assertion du docteur Gall, que *le cerveau est l'organe de l'ame*, dans ce sens qu'il est la condition matérielle de sa manifestation. Je ne vois pas quels argumens on pourrait opposer à cette proposition. On ne manquera pas de dire, je le sais, que tout animal qui a un cerveau doit avoir une ame. L'argument est fort, et il serait sans réplique, s'il ne fallait pas, avant de disputer, bien déterminer le sens des mots que l'on emploie. Je me demande d'abord ce que c'est que l'ame? Ignorant entièrement sa nature, je réponds qu'elle est, pour moi, l'ensemble des facultés d'un individu, réponse qui lève toutes les incertitudes; car, convenant de donner pour attributions à l'ame la masse des qualités de l'homme, je ne puis trouver une application précise de ce mot hors de l'homme; donc l'homme a seul une ame. Mais c'est là, pour le dire en passant, une question à laquelle on doit peu s'arrêter, parce qu'elle tient de trop près aux opinions sur lesquelles reposent la religion, la morale et la société : je l'abandonne. Ne vaudrait-il pas mieux abandonner le mot *ame*, pour lui substituer toujours celui d'intelligence ?

4.° Peut-on assigner des localités dans le cerveau aux diverses facultés de l'ame? Nos moyens d'observations, soit anatomiques, soit physiologiques, concourent-ils à fortifier cette assertion ?

Je me suis étendu beaucoup sur l'anatomie du cerveau, parce qu'il m'a paru important de présenter en quelque sorte le point d'appui matériel de la nouvelle doctrine. J'ai parlé beaucoup de ces cordons nerveux qui divergent dans le grand ganglion du cerveau, et que le docteur Gall propose de regarder comme des organes particuliers, desservant des facultés différentes. Cette assertion ne m'a pas paru suffisamment prouvée, 1.° parce que le volume de ces cordons est trop variable, les uns ayant la grosseur d'une petite plume, et d'autres ne l'emportant pas de beaucoup sur des cheveux; 2°. parce que leur nombre, si on se borne aux gros, est trop petit, et qu'il est incontestablement trop grand si on comprend les simples filets sous le nom d'organes ; 3.° parce que cette division entre eux n'a lieu que dans l'espace de quelques lignes, tandis qu'auparavant d'arriver aux corps striés ils sont confondus, et que, depuis ce point jusqu'à la surface, ils sont encore moins distincts. L'anatomie comparée peut seule fixer la valeur de cette assertion, le cerveau de l'homme étant trop composé pour que l'on puisse jamais en démêler l'inextricable tissu. Il faudra donc descendre et voir cet organe se disséquer de lui-même, en s'analysant par la perte de quelques-unes de ses parties ; alors, rapprochant le nombre et la distribution de chacun de ces cordons, de la somme et de l'espèce de facultés départies à l'animal, on aura une grande masse de probabilités.

Un mot sur l'anatomie comparée du cerveau. On croit avoir déjà beaucoup fait dans l'étude de cet organe chez les divers animaux; et nos livres semblent, sur ce point, contenir bien des faits importans; cependant, examinés avec soin, ces travaux perdent presque tout leur prix. C'est une recherche à laquelle il faut se livrer sur un nouveau plan, et dans laquelle il faut avancer, soutenu par de nouvelles

velles vues. L'anatomie du cerveau ne doit plus porter sur ces différences de masses, mais sur ces variations de parties. C'est là ce que l'on devra au docteur Gall : il est le premier qui ait fait sentir combien il était important d'étudier le développement de chaque partie, plutôt que de s'attacher à l'ensemble, duquel on ne pouvait tirer aucunes lumières précises. La dissection de quelques cerveaux d'animaux m'a convaincu que cette partie de la science était encore à faire.

Comme on le voit, *nous sommes encore trop peu avancés dans l'anatomie du cerveau, pour oser décider jusqu'à quel point les cordons sortans des corps striés doivent être regardés comme des organes distincts, affectés à des facultés spéciales de l'intelligence.*

5°. Je dirai la même chose de la manière dont se prononcent les organes à la surface du cerveau. Cette partie repose sur une base encore trop peu assurée pour pouvoir être admise, même en principe ; car elle n'est que la suite de la proposition précédente. Or, aux difficultés que je viens d'émettre concernant la première, il y en a une foule d'autres qui viennent compliquer celle-ci. 1°. Dans l'hypothèse où chaque cordon des corps striés serait un organe pour une faculté de l'intelligence, il faudrait voir si les fibres se rendent ensemble vers un même point de la surface, ou s'écartent en s'entremêlant avec celles des cordons qui les entourent ; 2°. déterminer l'étendue et la forme de l'étendue que présente chaque cordon, le lieu où il aboutit, et les circonvolutions qu'il comprend ; 3°. constater si le plus grand développement d'un semblable organe se fait par son allongement, ou si, en s'élargissant, il refoule de côté et d'autre les organes qui l'avoisinent ; 4°. enfin si chaque organe aurait une direction tellement constante vers la surface, que l'on pourrait toujours assigner le lieu où il se rend. Si l'on se rappelle ce que j'ai dit dans les paragraphes précédens, on verra combien nous sommes encore loin de pouvoir résoudre les difficultés qui traversent l'admission de cette opinion et la rendent à peine probable.

6°. *Le crâne reçoit sa forme du cerveau, et doit déceler les variétés que présente la surface de cet organe.*

La première assertion (que le crâne reçoit sa forme du cerveau) est d'une évidence telle, pour ceux qui ont étudié la saine physiologie, que, même sans les raisons aussi variées que probantes qu'en donne le docteur Gall, on ne pourrait refuser de s'y rendre ; mais il n'en est pas de même de la seconde. Il est évident que les formes générales du crâne sont celles du cerveau lui-même; mais la difficulté subsiste dans toute sa force, puisqu'il faut regarder le crâne comme capable de reproduire au dehors la figure de l'organe subjacent. Je ne regarderai pas ici comme une objection ce que l'on a dit de l'épaisseur du diploé dans quelques animaux : on sait que ces animaux sont rangés hors de la classe propre aux recherches craniologiques. D'abord il faut placer ici ce que j'ai dit de la saillie des organes et y ajouter de nouvelles difficultés. 1°. Dans le cas où un organe serait plus bombé alors qu'il serait plus développé, pourrait-on penser que cette ampliation fût assez notable pour déplacer les deux tables du crâne? 2°. Ne voit-on pas tous les jours des points du crâne fort amincis par une excavation creusée dans la table interne, sans nulles traces au dehors? Cette remarque n'a pu échapper aux anatomistes, et je leur rappelle que c'est surtout au sommet de la tête, vers l'endroit assigné à la théosophie, que j'ai rencontré souvent une disposition semblable.) 3°. N'y a-t-il que le cerveau qui puisse rejeter le crâne en dehors, et ne conçoit-on pas que les fongosités, les exostoses peuvent ainsi le bomber en quelque point de son étendue ? (observation du célèbre Hufeland, conseiller privé du roi de Prusse, directeur du collège de médecine et de chirurgie de Berlin). 4°. Le même accroissement d'un organe ne peut-il pas être dû à son état pathologique ? 5°. Comme une partie de la surface ondulée du cerveau répond à des parties qui ne peuvent se laisser toucher ou apercevoir, il faut se résoudre à ignorer toujours le siége d'un ceratin nombre de facultés, de telle sorte que la doctrine pratique de l'intelligence laissera toujours une lacune. 6°. Lorsqu'un organe ne sera pas développé, n'arrivera-t-il pas que les organes voisins se refouleront sur lui de manière à se prononcer dans le lieu qui lui appartient, ou n'est-il pas probable qu'il ne se prononcera pas du tout, son ampliation se faisant par élargissement ? 7°. Ne faut-il pas, avant tout, déterminer l'étendue respective des organes dans l'état de développement moyen? 8°. Ajoutez à cela les difficultés que je présenterai bientôt sur le nombre et l'espèce de facultés auxquelles il faut chercher des organes.

Il est donc encore très-douteux que la surface du crâne puisse être regardée comme un indice certain de la forme du cerveau ; et par conséquent il est plus douteux encore que les moindres variations de celle-ci s'impriment au dehors du crâne.

9°. *Si une protubérance du crâne coïncide toujours avec une faculté, et se montre en raison de son énergie, on peut assigner à cette partie du cerveau le siége de cette faculté.*

Ce raisonnement est spécieux ; mais sans rappeler ici les doutes que j'ai émis sur la saillie des organes, j'ajouterai qu'il est bien difficile, ou même qu'il est impossible de reconnaître les parties qui se correspondent dans des cerveaux de formes et de volumes différens ; j'ai maintenant sous les yeux deux cerveaux humains, un de mouton, un autre de dindon, et je ne vois pas sur quels rapports on peut établir l'analogie de disposition des mêmes parties. J'ai déjà dit que l'on donnait à quelques organes chez l'homme une trop petite étendue, relativement à celle qu'on leur accordait chez les animaux; et d'ailleurs est-il un animal chez lequel le crâne soit exactement modelé sur le cerveau? J'avais remarqué l'évasement de l'occipital dans les oiseaux, et je le trouvais assez en rapport avec ce que le docteur Gall disait du développement du cervelet. Mais quand j'ai voulu voir moi-même, je me suis convaincu qu'il y avait chez eux une différence bien sensible entre les rapports des deux tables du crâne ; cette différence m'a frappé sur-tout pour l'occipital. En effet, comment accorder que le cervelet est plus petit, ses lobes ayant disparu, et que cependant il occupe une place aussi large ou même plus large que le reste de la tête ? J'ai donc trouvé dans plusieurs oiseaux une grande quantité de diploé entre les deux tables de l'occipital, et je n'attribue plus cette amplitude extérieure de l'os dans le mâle, qu'à la nécessité de donner une attache plus étendue à des muscles plus forts.

10°. *Les preuves qui établissent les organes ne sont pas les mêmes pour tous ; elles se multiplient pour ceux qui sont communs à l'homme et aux animaux.*

J'ai déjà dit, en parlant de l'instinct, qu'il n'était que la manifestation d'un organe très-actif, et que l'intelligence le modifiait en fournissant des motifs pour y résister, ou en le faisant varier : ainsi l'animal, qui a un organe très-prononcé, aura pour instinct la faculté attachée à cet organe. La même chose se voit chez l'enfant et chez l'homme qui n'ont reçu aucune éducation, et qui n'ont été détournés de leurs penchans par aucune collection de motifs. Or, ces individus rentrent presque dans la classe des animaux, et on peut prendre la disposition pour l'acte lui-même. Les organes doivent donc se manifester à peu près comme dans les animaux ; d'ailleurs ils n'ont pas ces motifs de dissimulation que fournit le monde : de là vient qu'ils ont servi au docteur Gall à reconnaître certains penchans ; mais auparavant de déterminer la parité d'organes, il faudrait voir, comme je l'ai dit précédemment, sur quoi repose l'identité de facultés. Ainsi cette facilité fournie par les animaux, pour vérifier les organes, suppose 1°. la parité des facultés dans l'un et l'autre ; 2°. une connaissance complète des localités respectives de leurs cerveaux ; 3°. enfin que dans l'un et l'autre la face externe du crâne est l'empreinte également exacte du cerveau.

D'où l'on peut conclure *que nous sommes encore loin d'être arrivés au point de tirer tout le parti possible de l'examen comparatif des animaux et de l'homme.*

11°. *La nature a elle-même assigné l'ordre qui lie les organes entre eux.*

J'ai souvent opposé mon opinion particulière à cette assertion ; c'est ici le moment de rappeler sur quelles bases reposent mes doutes. Le docteur Gall dit que les organes sont d'autant plus voisins de la moelle épinière, qu'ils sont plus nécessaires à l'animal. Cela me paraît juste quant à l'organe de l'amour physique (le cervelet), et même quant à celui de l'amour maternel ; mais, ces deux organes exceptés, qui pourrait concevoir la cause qui enchaîne les autres ? Je vais plus loin, et je dis que l'organe du meurtre, en tant qu'on le considère comme le moyen de se nourrir, est plus nécessaire au carnivore que l'organe de l'amour physique. Or, je vois 1°. que cet organe est assez éloigné de la moelle allongée; 2°. qu'il est entièrement rejeté sur le côté (caractère des organes d'une nécessité secondaire) ; d'un autre côté, quels rapports tiennent ensemble *les lieux, les tons, les personnes, les couleurs, les nombres, les mots*, etc. pour que ces organes se trouvent agglomérés dans un si petit espace ; et encore comment se fait-il que parmi eux, les uns appartiennent aux hommes seuls, tandis que les autres leur sont communs avec les animaux? Ne pourrais-je pas demander comment il se fait qu'il n'y ait dans l'ordre numérique aucune distance de l'organe des arts à celui de l'attachement amical, tandis que sur le cerveau ils sont fort éloignés? lequel est fautif de l'ordre successif, ou de la localité assignée à ces organes?

Concluons donc *qu'il n'y a encore aucun rapport de déterminé entre les organes.*

12°. *On ne doit chercher des organes que pour les facultés radicales ou primitives de l'intelligence.*

C'est ici la question la plus embarrassante de toutes celles que j'ai à discuter; cependant j'ai déjà émis mon opinion sur quelques-uns des points dont se compose cette question; ainsi j'ai nié que quelques facultés pour lesquelles le docteur Gall cherche des organes, fussent des qualités primitives; ainsi j'ai montré combien je me rendais volontiers à la doctrine philosophique, mais ce doute partiel et cette adoption en masse sont également loin de la précision que je veux mettre dans la discussion actuelle.

Les facultés spéciales de l'intelligence sont toutes celles qui établissent un rapport direct entre nous et les choses extérieures; ou mieux ce sont les dispositions en vertu desquelles nous devenons aptes à saisir certains rapports entre nous et le monde qui nous entoure; car on conçoit, d'après tout ce qui a été dit jusqu'ici, que nous ne pourrions avoir connaissance des tons, par exemple, si nous n'avions une disposition à en être affectés. Mais le docteur Gall n'a-t-il pas poussé trop loin cette idée, qu'il nous fallait des dispositions intérieures pour chaque ordre de chose, ou, ce qui revient au même, n'a-t-il pas regardé comme primitives des facultés complexes ? D'un autre côté, n'a-t-il pas regardé comme des facultés spéciales des qualités générales ou leurs résultats ?

Si j'examine avec attention les facultés pour lesquelles il a cherché des organes, je trouve peu de matière à la première accusation, mais beaucoup à la seconde. L'organe des faits (n. 3) est le premier que je regarde comme servant une faculté complexe, ou résultante de plusieurs autres, parce que je concois difficilement qu'un même organe puisse s'appliquer à des choses aussi variées. Il en est à peu près de même pour les arts (n°. 11), quoique l'on conçoive encore comment un même penchant primitif puisse être modifié de manière à donner l'aptitude pour tous les arts mécaniques. Je me contente de rappeler ici ce que j'ai dit ailleurs de l'organe des personnes (n°. 5) que j'ai peint comme si vague dans son objet, qu'on devait le regarder comme ne s'appliquant à rien, et n'exprimant pas une faculté simple. Je passe donc au second reproche, et je dis que plusieurs des facultés, pour lesquelles le docteur Gall cherche des organes, me paraissent dépendre des qualités générales.

S'il peut encore y avoir un organe unique pour les faits, au moins ne peut-il y en avoir un pour l'*éducabilité* ou *la docilité*. Cela ne pourrait même avoir lieu quand on regarderait cette faculté de s'élever comme ne tenant qu'à la manière dont l'individu coordonne les faits, ce qui ne me paraît pas juste; car la docilité suppose une réflexion assez étendue, laquelle, à son tour, se compose de perceptions variées, de souvenirs et de mémoires, de jugemens, même d'imaginations; que l'on se rende raison des phénomènes de l'éducabilité dans un animal, et l'on aura la preuve qu'elle comprend tous ces élémens. Je ne pousse pas plus loin cette discussion que j'ai déjà entamée dans plusieurs occasions: je conclus donc que l'organe, n°. 3, ne s'applique point à une faculté simple, quand on lui donne les faits pour attributions, et qu'au contraire il porte sur le produit de qualités générales appliquées à plusieurs organes, quand on lui accorde l'éducabilité, etc.

Les organes des mots et de la philologie, (nos. 9 et 10) me paraissent un double emploi, en ce que celui qui a la disposition pour les mots y joindra celle des langues s'il n'a un genre d'idiotisme. Je m'explique ; je regarde la seconde faculté comme n'étant que la première aidée par les qualités générales de l'ame, ce que j'ai suffisamment expliqué ailleurs.

L'organe de l'attachement amical, n°. 12, est encore un de ceux qui ne me semblent pas fondés sur des qualités simples et primitives : remarquez qu'il n'y a que les animaux susceptibles de qualités générales qui en soient capables ; ainsi le chien en montre plus que tous nos autres animaux domestiques ; le cheval plus que le bœuf. Je ne parle pas de ce penchant considéré dans l'homme, parce que trop de choses qui lui sont étrangères, ou le simulent ou le défigurent.

J'ai reproché précédemment au docteur Gall d'avoir quelquefois abandonné son excellente route d'observation, et les organes, (nos. 13 et 14, ceux pour la rixe et le penchant à tuer) m'ont paru fonder ce reproche. En effet si on considère les animaux des dernières classes, ceux qui sont peu susceptibles des qualités générales, on voit qu'en eux il n'y a point de différence entre l'un et l'autre penchans ; ce n'est qu'à mesure que l'on avance, que le penchant à tuer pour sa nourriture devient susceptible de combinaisons, et paraît se modifier : alors on découvre qu'un chien, par exemple, qui eût été fort dominé dans l'état d'abandon par le penchant à tuer, étant bien nourri, devient susceptible de rixes et engage volontiers des combats ; mais encore faut-il dire que dans cet animal, tout perfectionné qu'il est, le penchant à la rixe ne semble pas même bien distinct de celui à tuer pour sa subsistance, ou s'il en paraît séparé, c'est qu'alors il se joint à cet égoïsme naturel qui reconnaît pour cause le sentiment même de l'existence.

La ruse ou le savoir faire (n°. 15) ne m'a paru qu'une faculté générale de l'intelligence, et j'ai dit que l'on était toujours très-rusé dans ce que l'on savait bien ; qu'ainsi la ruse, pouvant s'appliquer à toutes les facultés, n'en était pas une primitive.

Mais pour ne pas trop étendre ces observations, qui rentrent presque toutes dans celles que j'ai déjà présentées, je me hâte de passer au pénultième organe, celui de la théosophie ou de la morale (n°. 26).

Cet organe a déjà été le sujet d'une discussion assez approfondie, dans laquelle j'ai cherché à démontrer qu'il n'y avait pas identité entre les deux choses qu'on lui attribuait; je ne reviendrai pas sur ce que j'ai dit alors, mais je demanderai ici s'il est bien certain que la religion ait un organe particulier, ou, ce qui est la même chose, si la religion ne découle pas, comme la morale, de l'ensemble des facultés de l'homme, ou simplement de l'étendue des qualités générales de son intelligence. Que l'on ne pense pas qu'ainsi je veuille nier que le sentiment de la religion soit naturel à l'homme : si l'on y prend garde, on verra qu'il tiendrait alors également à la constitution; dans l'un et l'autre cas, mon observation porte sur l'anomalie des religions, sur leur peu de ressemblance. Pas une seule en effet qui ait eu le même but d'adoration; l'une reconnaît plusieurs dieux, l'autre consacre, avec raison, le principe de l'unité, etc. etc.

Je terminerai ici mes observations sur les organes, cela suffit pour faire apprécier le degré de valeur de chacun d'eux. Je passe à quelques considérations générales sur le principe même des organes.

Je regarde l'idée, qu'a eu le docteur Gall de chercher des facultés primitives et de les distinguer des qualités générales, comme une des plus belles qui aient été conçues depuis long-temps ; je pense même que le docteur Gall a déjà saisi plusieurs de ces facultés radicales. En continuant les travaux sur un même plan, on ne peut manquer d'arriver aux plus grands résultats sur le mécanisme de nos idées.

Sa philosophie n'est pas moins admirable, en tant qu'on la considère comme la méthode de graduation des facultés primitives. Il reste donc à bien déterminer les vraies facultés primitives pour rendre la philosophie parfaite.

Mais il s'en faut beaucoup que je pense aussi favorablement de la craniologie, ou même de la découverte des localités affectées dans le cerveau aux diverses facultés ; je crois que presque tout est encore à faire, et je me suis suffisamment prononcé sur ce point pour n'avoir plus besoin d'y revenir.

La philosophie du docteur Gall doit encore être envisagée sous un autre rapport ; si on la compare à tous les systêmes, ou plutôt à tous les échafaudages hypothétiques de psycologie, on y trouvera entre eux et elle cette différence, qu'elle est basée sur des faits, qu'elle procède de faits, tandis que les idéologues n'ont bâti jusqu'à présent que sur des données

Pl. II.

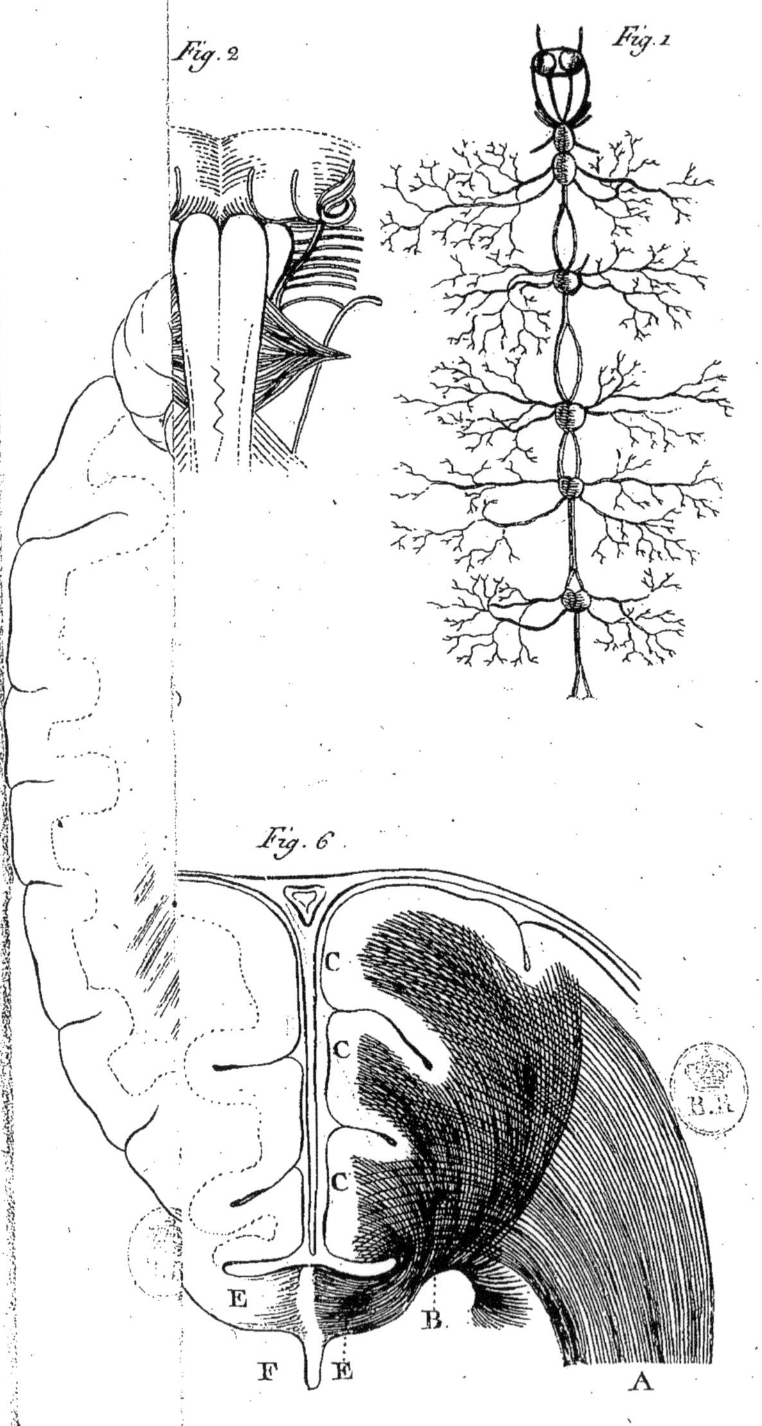

vagues, ce qui a amené la différence de leurs opinions sur le même sujet. Par là on a donc, en quelque sorte, affranchi l'intelligence humaine de l'asservissement où la tenait la métaphysique.

Or, il me semble que cette doctrine, dégagée de tout ce qu'elle a de pratique ou de la craniologie proprement dite, serait plus voisine de sa perfection : c'est aussi de la sorte que je l'envisage comme devant durer ; je crains même que tous les efforts faits par le docteur Gall pour l'appuyer sur des faits, ne servent qu'à la rendre suspecte, et n'empêchent de l'étudier avec tout le soin qu'elle mérite. Il suffirait donc de savoir par l'anatomie actuelle du cerveau, que la disposition rayonnée existe, et peut prêter à des divisions en organes, pour donner une base assurée à la méthode philosophique.

Enfin je me résumerai, en disant avec le célèbre Hufeland : « *La doctrine est vraie* » *théoriquement* » : à quoi j'ajouterai, que *cette doctrine me paraît une excellente méthode de philosopher l'intelligence.*

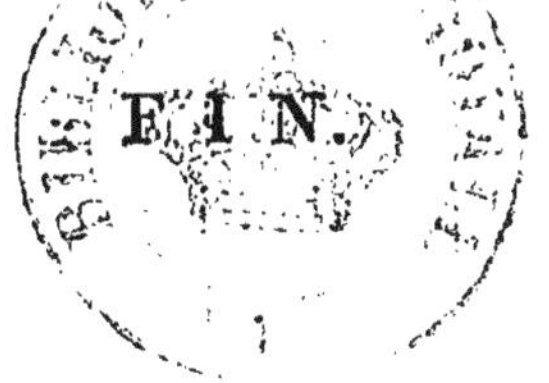

FIN.

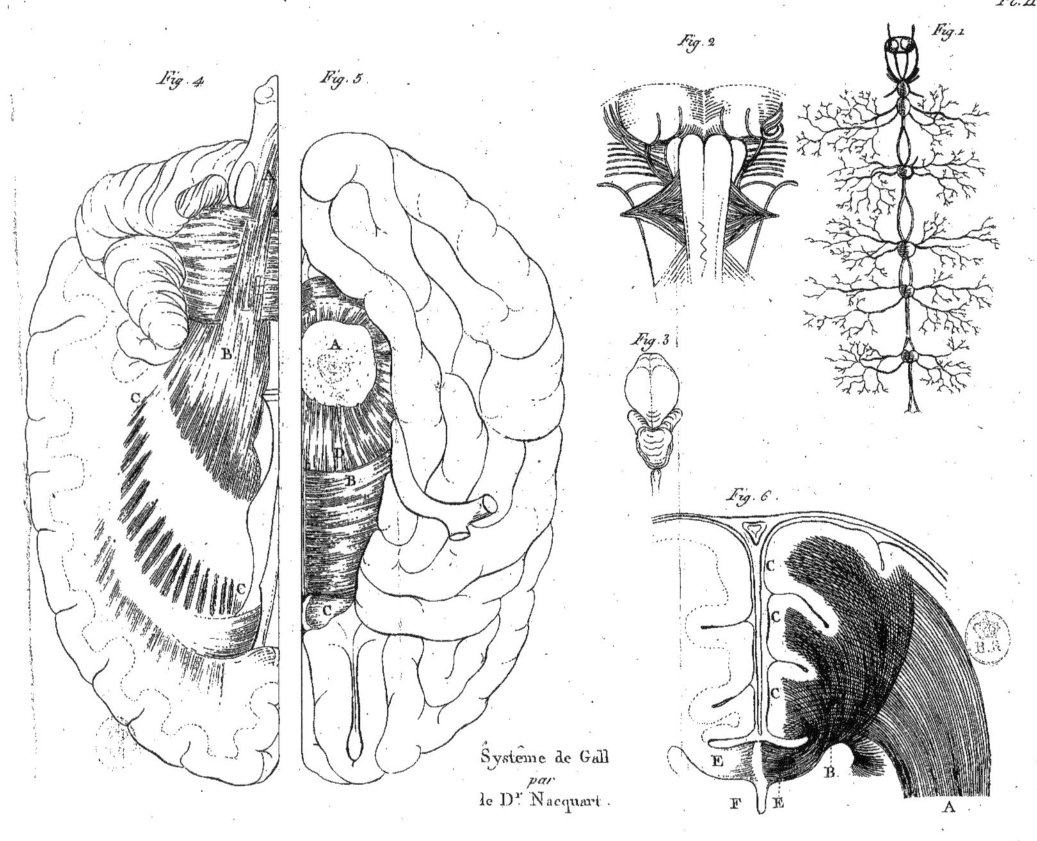

Système de Gall
par
le Dr Nacquart.

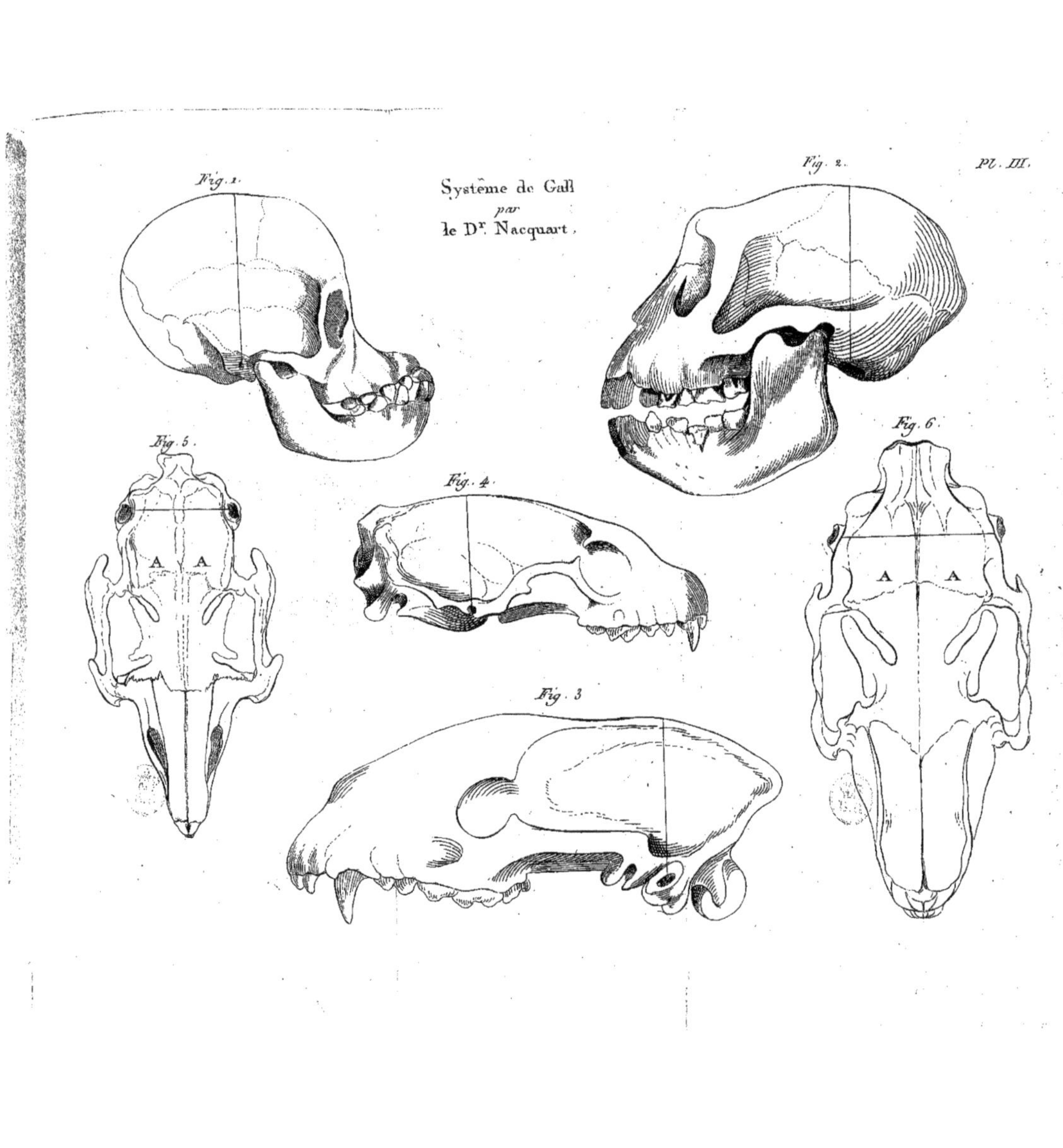
Fig. 1.
Système de Gall
par
le Dr. Nacquart.
Fig. 2.
Pl. III.
Fig. 5.
A A
Fig. 4.
Fig. 6.
A A
Fig. 3

NOTES

SUR LES PLANCHES.

LA PLANCHE I.re représente les organes du cerveau, tels qu'ils sont dessinés à la surface du crâne par le docteur Gall. Seulement la ligne perpendiculaire, tirée sur la fig. 2, est relative à ce qui a été dit Chap. 24.

La PLANCHE II.e montre plusieurs états du système nerveux. Dans la fig. I.re, on voit les ganglions, d'où naissent les paires de nerfs ; elle a été copiée des fig. 3 et 4 de la Pl. 9 de Lyonet.

La FIG. 2 représente la moelle allongée et une portion de la protubérance annulaire ; elle est destinée à montrer l'entre-croisement des éminences pyramidales. Cette figure est celle publiée par Petit en 1710 (Lettres d'un médecin de l'armée). Elle sert encore à montrer que, dans l'homme, quelques nerfs ont des filets ascendans et descendans.

La FIG. 3 montre le cerveau d'un oiseau, avec le cervelet réduit à son lobe moyen, quoique son volume, relativement au cerveau, soit très-grand. (*Voy.* Organe de l'amour physique).

La FIG. 4 est destinée à mettre dans tout son jour la continuation des fibres longitudinales venant des éminences pyramidales A, traversant la protubérance annulaire, qui forment ensuite les pédoncules du cerveau, B, et s'étendent et se multiplient dans le grand ganglion du cerveau, pour donner naissance à ces cordons CC que le docteur Gall regarde comme des organes particuliers pour nos facultés intellectuelles (J'en ai plusieurs fois compté 13 ou 14). De là les fibres longitudinales s'épanouissent pour donner naissance aux hémisphères. Cette fig. a été dessinée, d'après nature, avec le plus grand soin.

La FIG. 5 présente les *nerfs récurrens* ou fibres transverses B, au moins celles qui vont former le corps calleux. C est le bourrelet antérieur du corps calleux. Le pédoncule a été coupé en A. On voit les traces de ses filets longitudinaux D, dont la direction est opposée à celle des nerfs rentrans en B. Cette figure a été égalcment dessinée d'après nature.

La FIG. 6 est presque toute d'invention, non dans son objet, mais parce que l'œil ne découvre pas cette disposition que j'ai indiquée; on est en droit seulement de la soupçonner. On y voit, 1.° en A, les nerfs longitudinaux venant des pédoncules, et se rendant à toute la surface du cerveau CCC; 2.° en B, les nerfs récurrens ou transverses qui partent de tous les points de la periphérie, croisent les nerfs divergens, et se réunissent pour former le corps calleux EE. F représente une portion du *septum lucidum*. Cette figure prouve, 1.° que le cerveau n'est une membrane que dans les endroits où les deux ordres de fibres se croisent assez obliquement pour n'avoir qu'une épaisseur médiocre. De là vient que la voûte des ventricules s'étend par l'eau qui s'y accumule, tandis que les circonvolutions du lobe moyen ne sont jamais susceptibles de cette extension, parce qu'elles reçoivent directement, ou dans une dispositon rayonnée, leurs filets divergens; 2.° que le déplissement artificiel ne peut jamais représenter celui qu'opère un epanchement chronique, puisque le premier déchire cet inextricable lascis que forment les deux ordres de nerfs, tandis que le second les refoule l'un vers l'autre, et les étend; 3.° que, par conséquent, l'intérieur des ventricules ne peut, en aucun cas, présenter de traces des circonvolutions extérieures.

La **PLANCHE III** représente des têtes d'animaux sous trois rapports. 1.° La ligne droite qui partage tous les crânes, en passant par le trou auditif, se rapporte à l'observation du docteur Gall (page 259, Chapitre 24), et à la note correspondante. On y voit la manière dont le cerveau est diversement partagé, dans la fouine (fig. 4), animal le plus avide du sang (pag. 261), et dans les lièvre et lapin (fig. 5 et 6), en passant par les degrés intermédiaires qui se remarquent sur les têtes de la guenon (fig. 2), plus sur celle de l'orang-outang (fig. 1.re); et enfin cette ligne occupant à peu près le milieu dans l'homme (fig. 2 de la Pl. I.re). Cette planche sert encore d'explication à ce qui a été dit dans le Chap. 12, pag. 177 et suiv. Enfin j'ai fait dessiner avec le plus de soin deux têtes d'animaux analogues, quoiqu'avec des instincts différens, pour saisir les variétés de leurs crânes. L'une, fig. 6, est une tête de lièvre, l'autre fig. 5, une tête de lapin, vues par la face supérieure. L'organe des arts, n.° 11, Chapitre 21, est présenté chez le lapin, par le docteur Gall, comme situé aux endroits marqués AA. Le même endroit devrait être déprimé dans la tête de lièvre (fig. 6). Je crois qu'il sera toujours impossible de rendre ces variétés par le dessin, en supposant même qu'elles soient réelles. 3.° Quant à ce qui concerne la docilité, on doit observer ces têtes dans l'ordre suivant, conformément au texte du Chapitre 12, page 192 ; 1.° (fig. 3) tête de blaireau (*ursus meles*); 2.° celle de la fouine (fig. 4); 3.° celle de la guenon (*simia nemestrina*) (fig. 2); 4.° enfin celle de l'orang-outang (fig. 1.re). C'est à cette même planche que se rapporte ce que j'ai dit de la ligne faciale de Camper, Note 2, page 195.

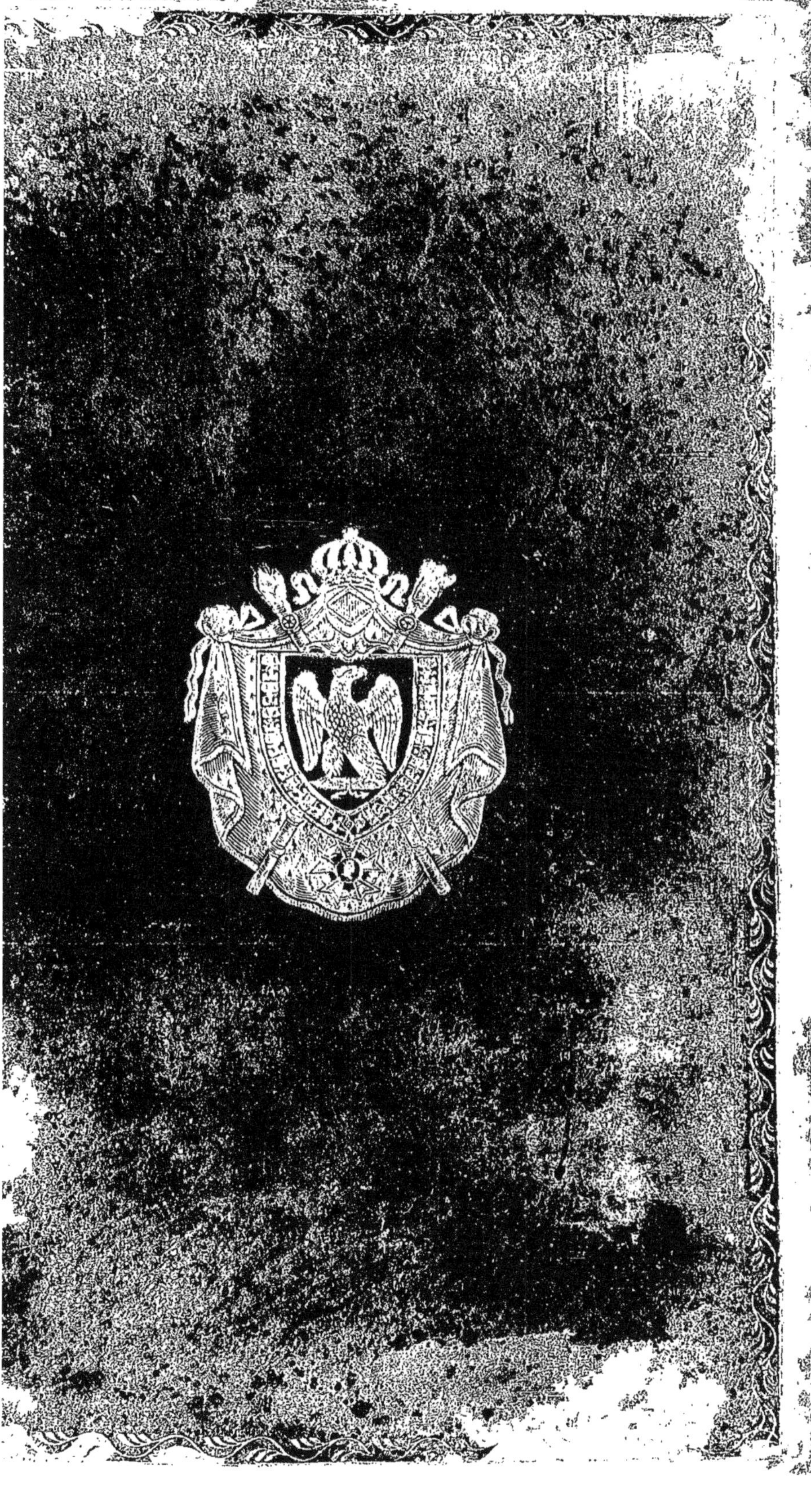

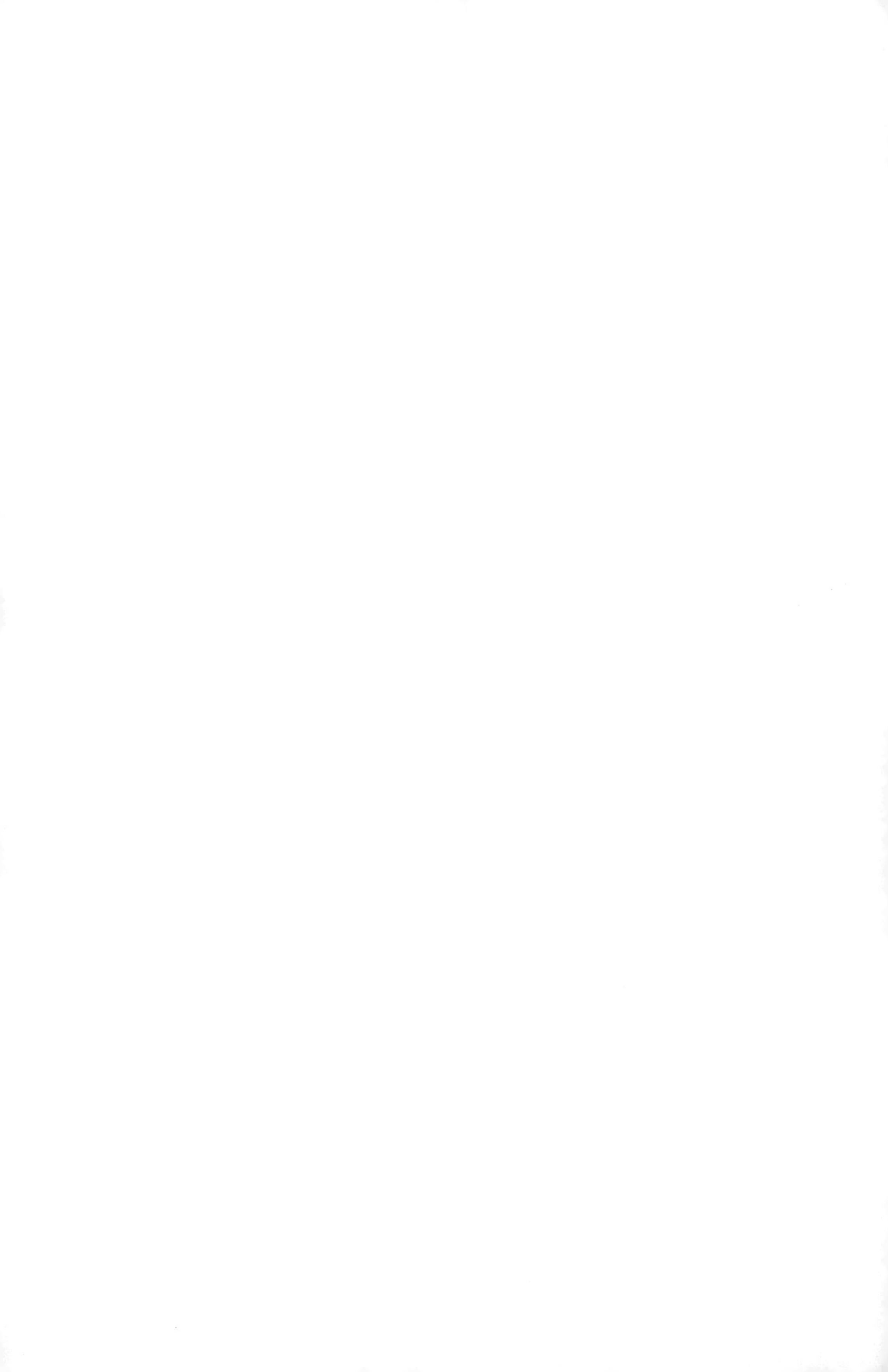

www.ingramcontent.com/pod-product-compliance
Ingram Content Group UK Ltd.
Pitfield, Milton Keynes, MK11 3LW, UK
UKHW020311200726
13857UKWH00001B/146